JN240232

Standard Human Nutritional Science

スタンダード人間栄養学

Practice of Applied Nutrition Science

これからの
応用栄養学演習・実習

―栄養ケアプランと食事計画・供食― 第2版

渡邉早苗
宮崎由子
吉野陽子
天本理恵
……………[編集]

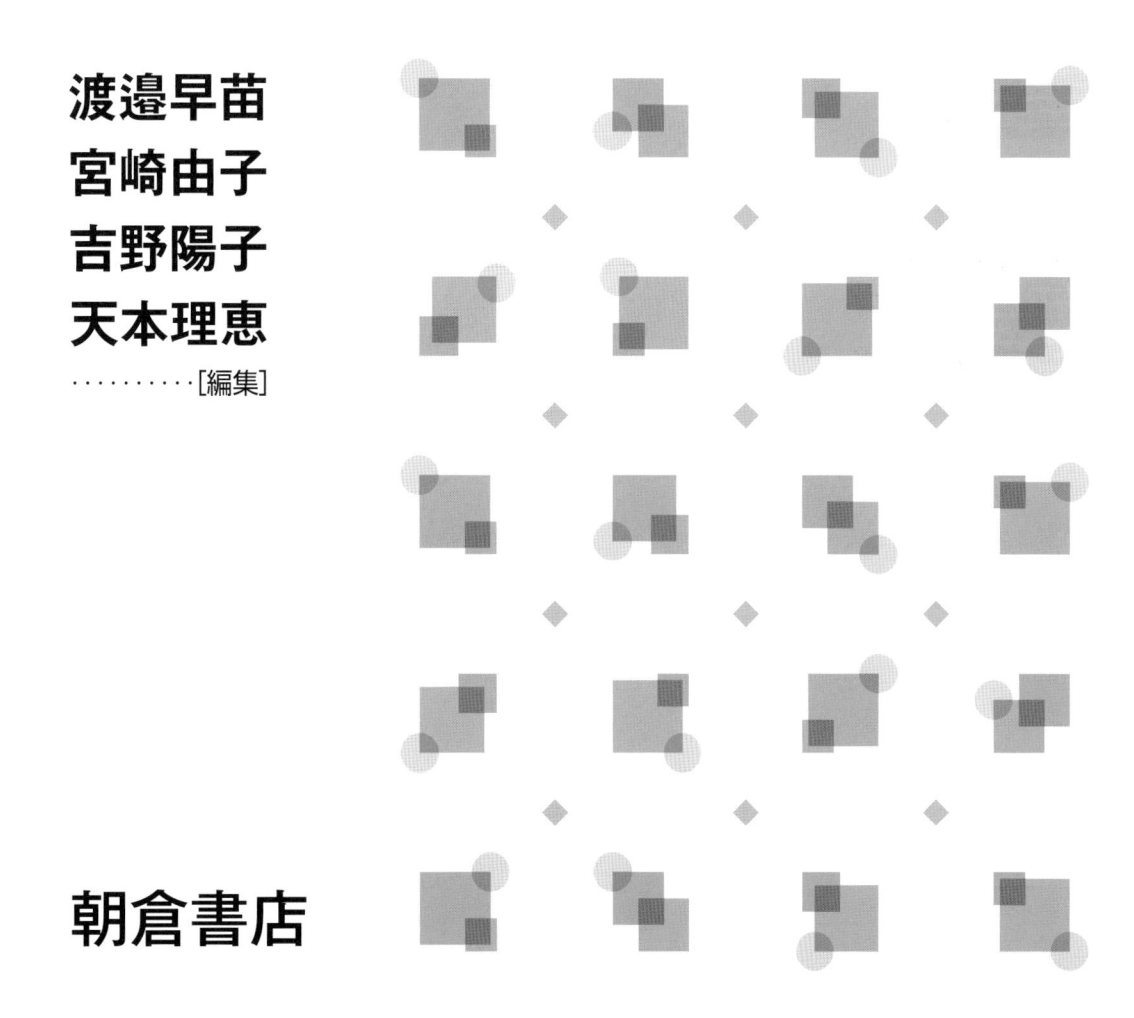

朝倉書店

序

　本書は，2012年4月1日初版第1刷を刊行して以来，今日まで改訂は行わず第13刷に至っている．この間，管理栄養士・栄養士を取り巻く様々な基準や指針，コアカリキュラムや管理栄養士国家試験出題基準などが改定し，新しく示されたが，増刷の折に内容を修正するのみに留まった．しかしながら，初版を上梓してから10年余りを経た今日では，執筆者の多くが現職を離れ，応用栄養学の演習・実習の担当者が交代した．

　そこで，管理栄養士国家試験出題基準の改定（2023年1月）項目に準じて内容を見直し，「日本人の食事摂取基準2025年版」が公表される時期に合わせて，2025年度からの教科書として第2版を刊行することとした．

　管理栄養士・栄養士が社会で活躍する場合の"対象者のアセスメントやケアプラン，食事計画能力"を養うための演習・実習の教科書は，栄養ケア・マネジメントを理論的な方法に従って実践できるスキルが習得できる内容でなければならない．

　本書は「第Ⅰ部」と「第Ⅱ部」から構成されており，「第Ⅰ部　演習・実習の実際」では，具体的な教材を掲載し（演習・実習に使用するワークシートは朝倉書店ホームページよりダウンロードできる），「第1章　栄養ケア・マネジメント」，「第2章　食事摂取基準」，「第3章　成長・発達・加齢」を記述した．第Ⅱ部は，「ライフステージ別栄養管理の実際」として，妊娠期から高齢期，障害者（児）までの各ライフステージと，スポーツや環境との関わりまでを，生理的特性・栄養ケア・マネジメント・対象者のプロフィール・2日分の食事記録・献立例・料理例などについて掲載した．

　既刊の講義用教科書（スタンダード人間栄養学『応用栄養学（第4版）』）を参考書として，本書を活用して，頂ければより効果的な演習・実習が展開できると考えている．

　本書がより多くの人々に使用されることを願いつつ，読者のご批判，ご教示をいただきながら，今後さらに使いやすい教材にしたいと願っている．

　2025年2月

編集者一同

編集者

渡邉	早苗	女子栄養大学名誉教授
宮崎	由子	前 龍谷大学農学部教授
吉野	陽子	相模女子大学栄養科学部教授
天本	理恵	西南女学院大学保健福祉学部教授

執筆者 (執筆箇所)

天本	理恵	西南女学院大学保健福祉学部教授 (序章, 第4章)
渡邉	早苗	女子栄養大学名誉教授 (第I部リード文, 第1章)
井部奈生子		戸板女子短期大学食物栄養科准教授 (第2, 3章)
宮崎	由子	前 龍谷大学農学部教授 (第II部リード文)
上田	洋子	至学館大学健康科学部准教授 (第5章)
吉野	陽子	相模女子大学栄養科学部教授 (第6章)
松尾嘉代子		長崎国際大学健康管理学部准教授 (第7章)
國本あゆみ		沖縄大学健康栄養学部講師 (第8章)
浅野真理子		甲子園大学栄養学部専任講師 (第9章)
小川眞紀子		ノートルダム清心女子大学人間生活学部准教授 (第10章)
今井	里佳	西九州大学健康栄養学部講師 (第11章)
阿曽	菜美	淑徳大学看護栄養学部准教授 (第12章)
大森	聡	富山短期大学食物栄養学科准教授 (第13章)
今村	友美	武庫川女子大学食物栄養科学部准教授 (第14章)
野口	律奈	帝京平成大学健康メディカル学部教授 (第15章)
相澤恵美子		仙台白百合女子大学人間学部健康栄養学科教授 (第16章)

目　　次

（イラスト作成：神﨑　史）

I

演習・実習の実際

　応用栄養学の教育目標は，①栄養ケア・マネジメントについて学ぶ，②食事摂取量・食行動と食環境を把握する，③食事摂取基準を理解する，④ライフステージ等における身体特性と栄養ケア・マネジメントについて学ぶ，の4つがある.

　栄養ケア・マネジメントとは，栄養状態を判定し，健康増進を含めて改善すべき栄養上の問題を解決するために，対象者の摂取栄養素適正量を算定し，適正な栄養補給と栄養教育に基づく栄養ケアを行い，その成果をモニターしていくというシステムである.

　また，栄養ケア・マネジメントとは，健康の保持・増進のためにヘルスケアサービスの一環として栄養上の課題に取り組むことで，個人を対象とし身体状況，栄養状態を評価（栄養アセスメント）し，対象者のニーズに適する栄養ケアプランを作成，実施，モニタリング，フィードバックすることである.

　栄養ケア・マネジメントの最終目標は，対象者の栄養改善，健康状態の保持・増進であり，QOL（quality of life）を向上させることである.

　対象者の把握や栄養アセスメントを理論的に的確に行う能力は，栄養ケア・マネジメントを行う基本であり，保健・医療・福祉の総合的な取り組みの中では，専門職として必要なことである.

　第I部では，序章として実際の演習・実習に使用する教材の例を掲載した．第1章では，栄養ケア・マネジメントの考え方を理解し，第2章では食事摂取基準策定の考え方や科学的根拠を知り，第3章では人の成長・発達・加齢を学ぶ．これらの学習を基礎に，第II部のライフステージ別栄養管理の実際につなげる.

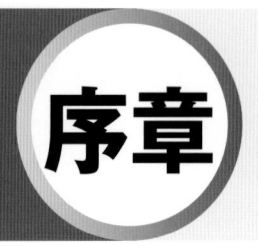

序章 演習・実習の実際 ●●●●●

1 ●●●●●● 演習・実習の目的

応用栄養学実習では，対象者別に身体特性や栄養特性に応じた栄養管理の考え方を理解し，栄養ケア・マネジメントができるような能力を養う演習・実習を行う．したがって，基礎栄養学，応用栄養学，調理学，給食の運営，給食経営管理論などを基礎とし，公衆栄養学，栄養教育論などと関連して学習することが必要となる．演習では，ライフステージごとに，または対象者がおかれた環境（スポーツ時，ストレス，災害時等）ごとに対象者の栄養アセスメントを行い，栄養ケアプログラムを作成し，食事計画（食事の立案）を行う．実習では，個別あるいは集団の食事計画の実施（調理・供食・試食）と献立の評価考察をすることで，実践的スキルを養うこととする．

管理栄養士・栄養士としての将来のために，実際の場面で栄養管理を展開できる技術を習得し，各職場における栄養管理の方法の概略を知り，対象を把握することで専門職としての資質を磨き，さらに価値観について理解を深めることができる．

2 ●●●●●● 演習・実習の進め方

学内における演習・実習では，対象者の把握には，入手可能な情報（記載された情報）は限られているので，グループワークなどを通して，複数の意見を聞き，問題点などを想定するとよい．表1〜表5，図1に例を示したので，適宜改変して使用する．

●表1● 対象者のアセスメント

	項目（単位）	対象者の値	基準値	評価
A（身体計測）	性 年齢 身体活動 身長（　） 体重（　） 体格指数（　） 標準体重（　） 腹囲			
B（臨床検査）	血圧（　） 赤血球数（　） ヘモグロビン（　） ヘマトクリット（　） 血糖（　） HbA1c（　） 総たんぱく質（　） アルブミン（　） T-Cho（　） TG（　） HDL-Cho（　） LDL-Cho（　）			
C（臨床診査）	既往歴 自覚症状 体重の変化 家族構成 食欲 観察結果			
D（食事調査）	摂取栄養素量 摂取食品群 嗜好 食習慣 飲酒習慣 運動習慣			
E（環境）	食品の入手 調理担当者 食の知識 経済的条件 地球環境			

1）対象者の把握

①身体状況の評価を行う：　対象者のプロフィールから栄養ケアプランに必要な情報（A 身体計測（身体状況），B 臨床検査（臨床成績），C 問診・観察（臨床診査），D 食生活状況，E 環境）を得て，アセスメントする（表1）．

②生活時間の記録を作成（日常より想定しても可）して，身体活動レベルから推定エネルギー消費量（簡易式）を算出する（表2）．

推定エネルギー消費量 kcal/日

= 1日の合計メッツ・時×体重 kg

なお，エネルギー消費量の算出には，歩数計法や心拍数法など（スマートフォン搭載もある）を使って簡易的に算出できる場合

●表2● 生活記録と推定エネルギー消費量（例）

開始	終了	内容	①分	①÷60分 時間（hr.）	メッツ値 （METs）	メッツ× 時間
0:00	6:00	睡眠	360	6	0.9	5.4
6:00	7:00	身支度	60	1	2.0	2
19:45	20:30	夕食	45	0.75	1.5	1.125
20:30	22:00	TV鑑賞	90	1.5	1.0	1.5
22:00	23:00	勉強	60	1.0	1.5	1.5
23:00	0:00	入浴	60	1.0	1.5	1.5
1日の合計			1440	24	42.18 メッツ・時	
推定エネルギー消費量＝42.18×体重 50 kg ＝ 2109 kcal/日						

●図1● 食事バランスガイド（コマ）との比較

1日目

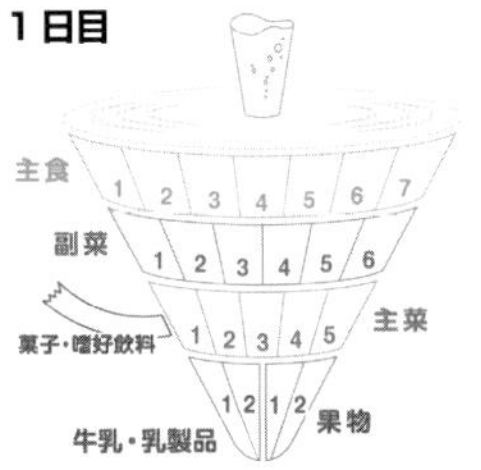

主食　副菜　菓子・嗜好飲料　主菜　牛乳・乳製品　果物

2日目

主食　副菜　菓子・嗜好飲料　主菜　牛乳・乳製品　果物

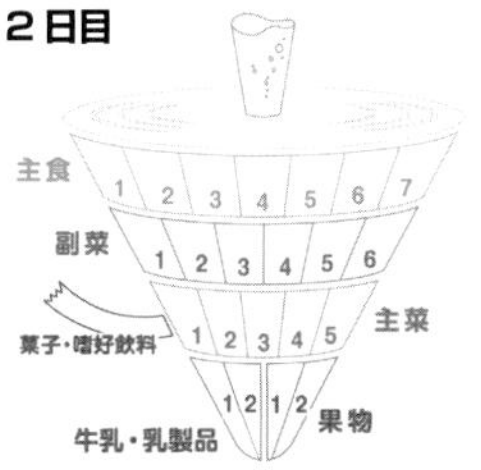

評価

●表3● 栄養素レベルのアセスメント

エネルギー, 栄養素（単位）	対象者の摂取量	食事摂取基準の指標	食事摂取基準との比較	評価
エネルギー（　　　）				
たんぱく質（　　）比率（％）				
脂質　（　　）比率（％）				
炭水化物（　　）比率（％）				
ビタミンA（　　）				
ビタミンB$_1$（　　）				
ビタミンB$_2$（　　）				
ビタミンC（　　）				
カルシウム（　　）				
鉄（　　）				
食塩相当量（　　）				
食物繊維（　　）				
P：F：C=				
穀類エネルギー比				
動物性たんぱく質比				
動物性脂質比				

●表5● 栄養ケアプログラム

対象者
1) アセスメント A B C D
2) 課題 ① ② ③
3) 目標
4) 短期目標およびプラン
5) 中期目標およびプラン
6) 長期目標およびプラン
7) 評価項目

●表4● 食品群別レベルとの比較

a；国民健康・栄養調査	b；食事摂取基準	c；東京都	食品群名		No.	食品群	対象者の摂取量	評価
1 穀類	1 穀類	1 穀類	第1群	乳・乳製品	1			
2 いも類	2 いも類	2 いも類		卵	2			
3 砂糖・甘味料類	3 砂糖・甘味料類	3 砂糖類	第2群	肉	3			
4 豆類	4 種実類	4 菓子類		魚介	4			
5 種実類	5 緑黄色野菜	5 油脂類		豆・豆製品	5			
6 緑黄色野菜	6 その他の野菜	6 豆類	第3群	緑黄色野菜	6			
7 その他の野菜	7 果実類	7 魚介類		淡色野菜	7			
8 果実類	8 きのこ類	8 獣鳥肉類		芋	8			
9 きのこ類	9 海藻類	9 卵類		果物	9			
10 藻類	10 豆類	10 乳類	第4群	穀類	10			
11 魚介類	11 魚介類	11 野菜類		油脂	11			
12 肉類	12 肉類	12 果実類		砂糖	12			
13 卵類	13 卵類	13 海草類		菓子	13			
14 乳類	14 乳類	14 調味料類		飲料	14			
15 油脂類	15 油脂類	15 調理加工食品類		調味その他	15			
16 菓子類	16 菓子類				16			
17 嗜好飲料類	17 嗜好飲料類				17			
18 調味料・香辛料類	18 調味料・香辛料類				18			
19 補助栄養素・特定保健用食品					19			

もある．精度は低い場合があるが，大まかなエネルギー消費量の算出には活用できる．

　③食事摂取状況（食事記録）の評価を行う：　対象者2日分の食事記録からアセスメントする（表3，4，図1）．

　④栄養ケアプランを作成する：　表1〜4，図1を参考にして栄養ケアプログラムを作成する（表5）．

2）食事計画（食事改善の計画と実施）

　栄養ケアプランを参考にして対象者の設定（給与）エネルギーと栄養量を決定する：　1日（1週間）の食事計画を立案する．設定（給与）栄養量から食事計画をする際には，対象者に適した食品構成を用いることで，容易に設定（給与）栄養量を満たす献立を作成することができる．したがって，指定された食品構成を使用してもよいが，食品構成を作成する場合は，少なくとも1週間当たりの食事から料理パターン（主食，主菜，副菜など）を決め，主食の種類と1回当たりの量を決める．

　次に主食の主要な食材（米，麺，パンなど）の1週間当たりの配分を決める．以下食品構成の作成手順（例）へ続く．

　①対象者の食事計画を行う上での意図（コンセプト）を考える．

●表6● 栄養比率の例

栄養素ベース (エネルギー産栄養素バランス)	たんぱく質エネルギー比	13〜20%
	脂質エネルギー比	20〜30%
	炭水化物エネルギー比	50〜65%
食物ベース	穀類エネルギー比	45〜60%
	動物性たんぱく質比	40〜50%

②設定（給与）栄養量の決定： 対象に合わせた設定（給与）エネルギー量を決定し，エネルギー産生栄養素の比率（P：F：C（たんぱく質エネルギー比率：脂質エネルギー比率：炭水化物エネルギー比率）比率）を決める．

次に穀類エネルギー比率などを決める．動物性たんぱく質比率（動たん比，AP比），必要であれば飽和脂肪酸のエネルギー比率なども決める．上記以外の栄養素量は，対象ごとに注目すべき栄養素が異なるのでそれらに配慮しながら設定する（表6参照）．

③食品構成の作成： 設定（給与）栄養量を食品構成に配分する．食品構成を設定する際は食品群別荷重平均栄養成分表を使用する（付表1）．食品群別荷重平均栄養成分表は各施設等で一定期間（1ヵ月，3ヵ月，半年等）日常の食品で使用した食品を，いくつかの食品群に分け，使用量を用いて食品群別換算を行い，食品群別荷重平均栄養量を算出したものである（表10，付表1参照）．

④食品群重量の3食（＋間食）への配分： 1日の食品構成（各食品群の重量）を朝食，昼食，夕食，間食などに配分する（表7）．

⑤食卓のレイアウト： 3食（＋間食）の料理名を記入する．材料，分量，料理名を決め，絵を描くこと（写真やネットから得たイラスト等も可）で皿数，飲み物などの確認をする（表8）．

⑥調理者への指示表の作成： 献立用紙に記入し，栄養価の算出を行う（表9）．

食品群別荷重平均栄養量の算出
食品群別荷重平均栄養量を算出するには，各施設で実際に用いた1年間の食品の重量から使用構成比率を算出し，ここから100g構成重量を求め，それぞれの栄養素量を算出する．食品群分類をいくつの群に分類するかを決定する必要がある．

●表7● 食品構成の3食（＋間食）への配分

給与（設定）エネルギー量kcal （%）	食品構成（g）												
	穀類	いも	魚介	肉	豆・豆製品	乳・乳製品	卵	緑黄色野菜	その他野菜	果物	砂糖	油脂	その他
給与（設定）量 1日分													
朝 （ ）													
昼 （ ）													
夕 （ ）													
間食 （ ）													

●表8● 食卓のレイアウト

	朝食	昼食	夕食	間食（夜食）
主食				
主菜				
副菜1				
副菜2				
汁				
その他				
盛りつけ図				

●表9● 食事計画表（献立用紙）

| ライフステージ： | | | | 性 | | 年齢 | | 朝食 | 昼食 | 夕食 | 間食 | （実施する食事に丸をつける） | |

食事計画の意図（コンセプト）：

設定（給与）栄養量： エネルギー量　　　kcal, たんぱく質　　　g, 脂質　　　g, 炭水化物　　　g, P：F：C＝　　：　　：

料理名	材料名	正味重量 g	食品構成（単位：g）													備考
			乳・乳製品	卵	魚介	肉	豆・大豆製品	緑黄色野菜	その他野菜	いも	果物	穀類	砂糖	油脂	塩分	
合計																

料理名	材料名	正味重量 g	栄養計算										備考
			エネルギーkcal	たんぱく質g	脂質g	炭水化物g		カルシウムg	鉄g	食塩相当量g	食物繊維g	ビタミン‥	
合計													

●表10● 食品構成表（食品構成の作成手順例）

①栄養量を設定する	エネルギー		kcal	たんぱく質	g		·····
②P：F：C比率を決める	P：		F：		C：		
③穀類の数値を設定する	食品	使用量g	エネルギーkcal	たんぱく質g	脂質g		·····
A；穀類エネルギー比 ％	米						
B； kcal	パン						
	麺						
	小麦粉，他の穀物						
	小計		C；	D；			
④動物性たんぱく質 食品数量を設定する	乳類 牛乳 その他の乳類						
E；動物性たんぱく質比 ％	卵						
F； g	魚介類						
	肉類						
	小計			G；			
⑤植物性たんぱく質 の使用量を決める	豆・大豆製品						
	小計						
⑥野菜，いも，果物 類の使用量を決める	食品	使用量g					
	野菜類 緑黄色野菜 　　　　その他の野菜						
	いも類						
	果物類						
	小計						
⑦脂質エネルギー比 ％	油脂類 （種実類を含む）						
	小計						
⑧エネルギーを合計して不足分を砂糖・調味料類で摂取するように使用量を決める							
⑨すべての栄養素等の量を合計して調整する							

〈食品構成の作成手順 例〉（表10，表6，7，9参照）

(1)穀類の使用量を決める： 穀類エネルギー比を設定し，穀類の使用量を決める．

A： 穀類エネルギー比は45～60%の範囲が望ましい．

B： エネルギー量を算出する．総エネルギー（kcal）×穀類エネルギー割合（%）

米での重量換算を中心に，各食品の使用量を決める（数日から数週間の平均として考える）．

C： 食品群別荷重平均栄養量（栄養成分）表よりエネルギーを算出する．

BとCを比較し，できるだけBに合うように使用量を調整する．使用量を決定したら，穀類のたんぱく質量Dおよび他の栄養素量を算出する．

(2)動物性たんぱく質比を設定し，動物性たんぱく質食品の使用量を決める．

E： 動物性たんぱく質比は40～50%（各ライフステージに合わせる）の範囲が望ましい．

F： 動物性たんぱく質量を算出する．

各食品の使用量を決める（数日から数週間の平均として考える）．

G： 食品群別荷重平均栄養量（栄養成分）表よりたんぱく質量を算出する．

FとGを比較し，できるだけFに合うように使用量を調整する．使用量を決定したら他の栄養素量を算出する．

(3)豆類（植物性たんぱく質食品）の使用量を決める．設定（給与）たんぱく質量からD（穀類たんぱく質量）とG（動物性たんぱく質量）を減じ，残りの半分程度を豆類（大豆・大豆製品が主）で補えるように使用量を決める．カルシウムの補給量としても考慮する．

(4)野菜の使用量は，成人1日350g（各ライフステージに合わせる）を目標にする．

いも類，果物類の使用量を決める．

(5)上記のエネルギー量，たんぱく質量，他の栄養素量の小計を算出する．

(6)脂質エネルギー比を設定し，エネルギーの不足分を考慮しながら油脂類の使用量を決める．

(7)エネルギーの不足分を砂糖および調味料類で摂取できるように使用量を決める．

(8)すべての食品群のエネルギーおよび栄養素量を合計し，エネルギー産生栄養素比率（P：F：C比率）を算出して，設定（給与）量と照合する．

食品構成の例として，幼児期と成人期では「東京都の食品類別荷重平均栄養成分表（事業所用）（保育所用）（付表1）と「同食品分類表」（付表2）ならびに学童期では，「学校給食摂取基準」（付表3）と「同標準食品構成表」（付表4）を参照し食品構成を作成する．

3）発注書の作成

作成した献立から実習する食事の発注書を作成する（表11）. 成分表の廃棄率の他に調理法の違いによる廃棄量も考慮すること.

●表11● 発注書

品　名	1人分 純使用量	＿人分 純使用量	＿人分発注量 （廃棄量込み）	備考 （廃棄率・切り身重量他）

実習No.　テーマ：　　　　　　　　（朝・昼・夕・間食）
【提出日　　／　　】【献立実施日　　／　　】〈　　班〉

発注書の書き方と注意事項

1. 発注は所定の発注書に記入する.
2. 献立の中で同一の材料があるときは，まとめて集計し注文する.
3. 発注は，「○人分」，「廃棄量」を必ず計算に入れる.

　　発注量＝正味重量（純使用量）＋廃棄量
　　　　　　　↓
　　発注量＝正味重量÷（100－廃棄率）×100
　　発注は，切りのよい数字で記入すること.（例：297 g＝300 g）

【乳製品】・チーズ：種類 ・バター：有塩・無塩のどちらか	【豆製品】・豆腐：絹・木綿の別 ・みそ：甘みそ，辛みそ， 赤みそ等の記入
【魚　介】・一尾か切り身か， 何g位のものが必要か ・指定のものがない場合の 代替品も記入	【野　菜】・しいたけ：干し・生の別 ・コーン缶：ホール，クリームの別
【果　物】・g，個数，種類も記入すること	
【　肉　】・薄切り，かたまり（サイズ）， 骨付きの別を記入 ・部位や脂身の有無 ・鶏肉の筋や脂肪の部位を使わな い場合は，その廃棄率を忘れず に計算すること ・合挽き肉の割合 ・鶏ささみの場合は本数指定か， g で可か	【穀　物】・パン：何枚切りか ・米：乾物量で記入 ・うどん，そば：乾物，ゆでの別 【その他】・こんにゃく，ごま：白・黒の別 ・寒天：粉，棒の別 ・しょうゆ： こいくち，うすくち，減塩の別 ・だし汁：蒸発分も含めて記入

4）献 立 考 察

調理，供食・試食後に，グループで献立についてのディスカッションを行い，献立の考察をする. 再度食事計画を行う場合には，献立の考察を生かすとよい.

1. 生理面から
①摂食能力に合っているか（形態，1食の量）
②嗜好は加味されているか
③味のバランスはよいか
④彩りはどうか
⑤水分量は適当か
⑥風味は適当か
⑦料理のポーション（切り方，大きさ，形，量）は適当か
⑧料理の温度は適切か

2. 心理面から
①料理と食器の組み合わせの視覚的効果があるか
②季節の食品や料理法が用いられているか
③メニューの記述の表現が的確か
④食卓のコーディネイト，椅子，テーブルの高さは適切か
⑤食事室の雰囲気（壁のデコレーション，バックミュージック）は心地よいか

3. 健康面・安全面から
①設定（給与）栄養量に合っているか
②必要栄養量は確保されているか
③食品選択に安全性が考慮されているか

4. 教育面から
①モデル献立として適切か
②実践性のある献立か

3 ‥‥‥ 実習後の課題への取り組み

　各ライフステージにおける演習・実習では，終了時に演習・実習内容をまとめるレポート作成を課するが，その際，演習・実習で取り上げられなかった項目などについて，課題としてさらに学習するように配慮すると，さらなる知識やスキルの定着が図れる．

〈実習後の課題例〉

妊娠期：　つわりに適する料理（レシピ作成），付加栄養量を考慮した食事計画

授乳期：　付加栄養量を考慮した食事計画，水分摂取の多い料理（レシピ作成），脂質の質に配慮した食事計画

乳児期：　調乳方法をまとめる．離乳食の考案（レシピ作成），ベビーフードを使用した離乳食献立の立案

幼児期：　幼児に適する間食の考案（レシピ作成），食物アレルギーに配慮した献立の立案

学童期：　学校給食のメニュー考案（レシピ作成）

思春期：　鉄分の多い料理考案（レシピ作成），カルシウムの多い料理考案（レシピ作成）

青年期：　加工食品を用いた料理考案（レシピ作成），バランスのよい食事計画

成人期：　減塩料理・低エネルギー料理考案（レシピ作成）

更年期：　ハーブを用いた料理考案（レシピ作成），骨の維持に配慮した料理の考案

老年期：　易消化食の食事計画，介護老人施設の給食献立作成

スポーツ選手：　高エネルギー，高たんぱく質の食事計画，種目別の特性に合わせた食事計画

ストレス時：　抗酸化ビタミンを多く含む料理考案（レシピ作成）

災害時：　提供可能な（フェーズ段階に合わす）食事計画，長期間の避難所生活に配慮した食事計画

障害者（児）：　味にメリハリのある料理の考案（対視覚障害者）

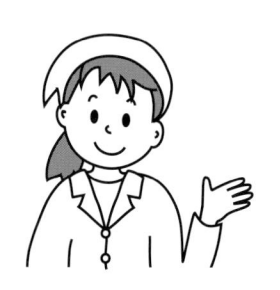

1 栄養ケア・マネジメント・・・

　健康は，どのライフステージにおいても，毎日の生活のための資源で，身体も心もバランスがよく，毎日が元気に過ごせることで，ゆたかな一生を過ごすことができる．特に，近年の食環境の変化により，人々は多種多様な食のサービスを選択することができるようになり，健康の維持・増進への関心が高まっている．

　成長期の発育・発達，成人期の生活習慣病，老年期の低栄養など，栄養ケア・マネジメントの必要性は増し，栄養・食の専門職が活躍する場が広がっている．

　一方，平均寿命の伸びは，同時に要介護・要支援認定者の増加をもたらした．障害者（児）や高齢者が住み慣れた地域で安心して過ごすことができるように，包括的および継続的な支援を行う地域包括ケアを実現するための中心的役割を果たすことが地域包括支援センターに求められており，食生活上の課題に対しては，ケアマネージャーが中心となって，栄養ケア・マネジメントが展開されている．

1.1 ・・・・ 栄養ケア・マネジメントの概念

　健康を保持・増進するために食生活上の課題に対し，QOL（quality of life：生活の質）の向上を目指して取り組む栄養管理プロセスで，個人を対象とした身体状況，栄養状態に応じて疾病の予防，健康の維持・増進および適正な栄養ケアを行うために，栄養上の問題を的確に把握し，改善に向けての栄養ケア計画を作成・実施・評価することである．栄養ケア・マネジメントは，PDCA（plan：計画，do：実行，check：確認，act：改善）サイクルの4つの段階を繰り返して，内容を継続的に改善することで，より良い成果が得られる（図 1-1）．

1）栄養ケア・マネジメントの定義

　栄養アセスメントに基づいて，適切なエネルギーおよび栄養素の必要量を算定し，栄養補給法と栄養教育の計画を立て，保健・医療・福祉などの多領域の専門職からの情報を共有しながら実施し，その成果をモニタリング・評価し，フィードバックすることで，対象者の QOL の向上につなげる．

1.2 ・・・・ 栄養ケア・マネジメントの概要

　栄養ケア・マネジメントの概要は，栄養スクリーニング ⇒ 栄養アセスメント ⇒ 栄養ケアプラン ⇒ 実施 ⇒ モニタリング ⇒ 評価の一連の作業である（図 1-2）．

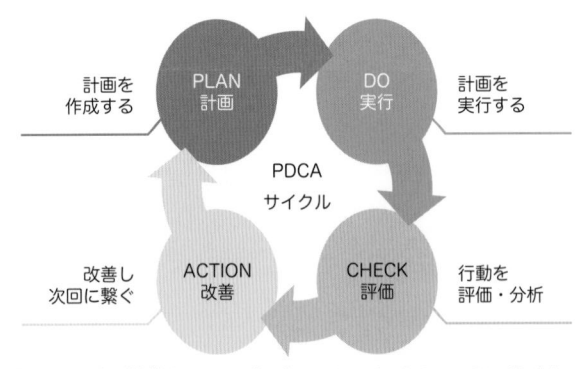

●図 1-1● 栄養ケア・マネジメントにおける PDCA サイクル

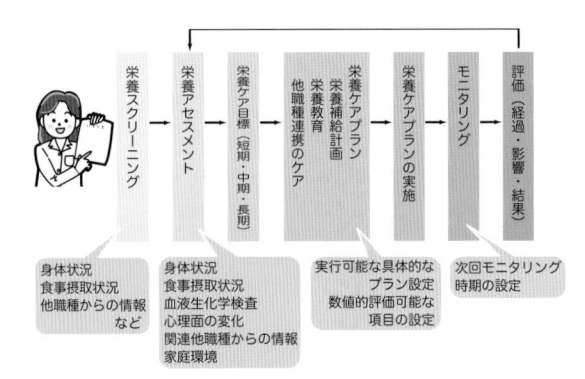

●図 1-2● 栄養ケア・マネジメントの概要

●表 1-1● 簡易スクリーニングにおける一定基準

指標	低リスク	中リスク	高リスク
体重減少率	変化なしまたは減少率 3％ 未満	3～5％ 未満減少/月	5％ 以上減少/月
		3～7.5％未満減少/3 カ月	7.5％以上減少/3 カ月
		3～10％未満減少/6 カ月	10％以上減少/6 カ月
BMI	18.5～29.9	18.5 未満	
食事摂取量	良好(76％以上)	不良(75％以下)	
褥瘡	なし	なし	あり

体重減少率＝{(通常体重(kg)－現体重(kg)}÷通常体重×100 (％)

●表 1-2● 簡易栄養状態評価表（MNA-SF）

【スクリーニング】	【評　点】
A 過去3カ月間で食欲不振, 消化器系の問題, 咀嚼・嚥下困難等で食事量が減少しましたか？	0＝著しい食事量の減少 1＝中程度の食事量の減少 2＝食事量の減少なし
B 過去3か月で体重の減少がありましたか？	0＝3kg 以上の減少 1＝わからない 2＝1～3kg の減少 3＝体重減少なし
C 自力で歩けますか？	0＝寝たきりまたは車椅子を常時使用 1＝ベッドや車椅子を離れられるが, 外出はできない 2＝自由に歩いて外出できる
D 過去3カ月間で精神的ストレスや急性疾患を経験しましたか？	0＝はい 2＝いいえ
E 神経・精神的問題の有無	0＝強度認知症またはうつ状態 1＝中程度認知症 2＝精神的問題なし
F BMI：体重 (kg) ÷身長 (m)²	0＝BMI が 19 未満 1＝BMI が 19 以上 21 未満 2＝BMI が 21 以上 23 未満 3＝BMI が 23 以上

スクリーニング値小計（最大 14 ポイント）

12～14 ポイント：栄養状態良好, 8～11 ポイント：低栄養のおそれあり, 0～7 ポイント：低栄養

※数値を加算し, 11 ポイント以下の場合, アセスメントに進み総合評価値を算出して低栄養状態指標スコアを得る.

●表 1-3● 高齢者のための栄養チェックリスト（DETERMINE）

	【質問項目】	【評点】はい
D isease	・病気または体調不良によって, 食べ物の種類や量が変わった.	2
E ating Poorly	・1 日に多くても 2 食しか食事していない.	3
	・果物や野菜, 乳製品をほとんど食べていない.	2
	・ビールやウイスキー類, ワインをほぼ毎日 3 杯以上飲んでいる.	2
T ooth Loss	・歯や口に, 食事か困難になるような問題を抱えている.	2
E conomic hardship	・節約するために, 食事を減らしている.	4
R educed Social Contact	・ほとんど一人で食事している.	1
M ultiple Medications	・1 日に 3 種類以上の薬を飲んでいる.	1
I nvoluntary Weight Loss/Gain	・この 6 カ月に 5kg くらいの体重変動があった.	2
N eed Assistance in Self Care	・体が不自由なために自分で買い物, 調理, 食事ができないことがある.	1
E lder Years ＞ Age 80	・あなたは 80 歳以上ですか？	1

合計点	0～2	良好！	3～5	すこし危険	5 以上	危険!!

1）栄養スクリーニング

　栄養ケア・マネジメントでは, 迅速に低栄養のリスクを持つ者や入所施設などで対象者が多人数の場合に, 簡易的な栄養スクリーニングで, 対象者を一定基準でふるい分け, 素早く介入することが大切である. 特に高齢者の低栄養状態は, 要介護・要支援に直結するリスクとなり, 早期発見・早期介入が必要となる.

　簡易スクリーニングにおける一定基準とは体重減少率や BMI の測定, 食事摂取量や褥瘡の有無などで, 比較的簡単に低栄養のリスク判定ができる（表 1-1）. その他にも, 簡易栄養状態評価表（MNA-SF）や高齢者のための栄養チェックリスト（DETERMINE）などがある（表 1-2, 表 1-3）.

2）栄養アセスメント

　栄養アセスメントは, 客観的データを中心に判断する栄養状態の評価方法である（表 1-4）. 栄養スクリーニングにおいてリスクが判明した対象者に対し, アセスメントの指標（パラメーター）を用いて客観的な栄養評価を行い, 栄養ケアプランの作成の資料とする. 静的アセスメントはある一時期の栄養状態を評価するもので, 動的アセスメントは栄養療法（静脈栄養法や経腸栄養法）を投与した場合に, 予後アセスメントは術後の栄養状態の評価に用いられる.

　栄養アセスメントは 5 つに分類（A：身体計測, B：臨床検査, C：身体所見, D：栄養・食事摂取に関する情報, E：対象者の環境）される. 静的アセスメントでは身体計測, 免疫機能, 半減期が長い血清アルブミンが指標となり, 動的アセスメントでは半減期の短い急速代謝回転たんぱく質

●表 1-4● 客観的栄養評価（ODA: objective date assessment）

身体計測	身長・体重・体格・体組成・体重減少率など
血液尿の生化学的検査	たんぱく栄養状態・糖検査・脂質検査・腎機能検査・電解質検査・免疫機能検査など
臨床診査	皮膚の状態・脱水・便秘・下痢・食欲・褥瘡の有無など
食事調査	食事摂取量・食習慣など

（RTP: rapid turnover protein），エネルギー代謝，窒素出納，握力などが用いられる．予後アセスメントはバズビーの予後判定指数が指標となる．

（1）身体計測（A：anthropometric method）

①**身長**：　成長期では栄養状態が悪くても身長は伸びる．高齢期の身長の減少は，骨粗鬆症や変形性脊椎症が疑われる．身長は日内変動があるため測定時刻を一定にし，自己申告で聞き取る場合は，記憶違いや過大申告などがあるため，実測することが望ましい．成長期は発育曲線（付表5，6 参照）やカウプ指数，ローレル指数，肥満度を算出して評価し，18 歳以上では BMI を算出して評価する．立位で測定できる場合には身長計を用いるが，円背や立位保持困難の場合には，指極間の測定，膝高計や巻尺を用いる5点（①頭→首の付け根，②肩→腸骨，③腸骨→大転子，④大転子→膝中央，⑤膝中央→かかと）測定または3点（側臥位または腹臥位にて頭部，体幹，下肢の3部位に分ける）測定がある．

　身長計による測定：　裸足となり身長計の足型上に直立し，両手は自然に垂らす．尺柱に後頭部，背部，臀部，踵部をしっかりと付けて，つま先を30〜40度に開いた状態で真っ直ぐ立つ．肩の力を抜いて正面を向き，視線が水平になるよう顎を引く（図1-3）．0〜2歳までは，乳児用身長計を使用して仰臥位（上を向いた状態）で測定する．介助者が固定板に頭頂部を密着させ，両膝を軽く押さえて下肢を伸展させて測定する（図1-4）．

　指極間距離の測定：　座位で腕を左右に水平に広げたときの両中指先端間の直線距離（指極）を測定する方法で指極（cm）＝身長（cm）であるが，誤差が大きいという難点がある（図1-5）．

　膝高計による測定：　踵から頸骨点までの高さを測り，チュームレア（Chumlea）の式[1]で推定する（図1-6）．

$$男：身長（cm）＝64.19－（0.04×年齢）＋（2.02×膝高（cm））$$
$$女：身長（cm）＝84.88－（0.24×年齢）＋（1.83×膝高（cm））$$

　巻き尺を用いる測定：　寝たきりの場合は，簡易的に横向きの状態で巻き尺（メジャー，JIS1 級）を用いて，5点の各位置を確認しながら測定する（図1-7）．

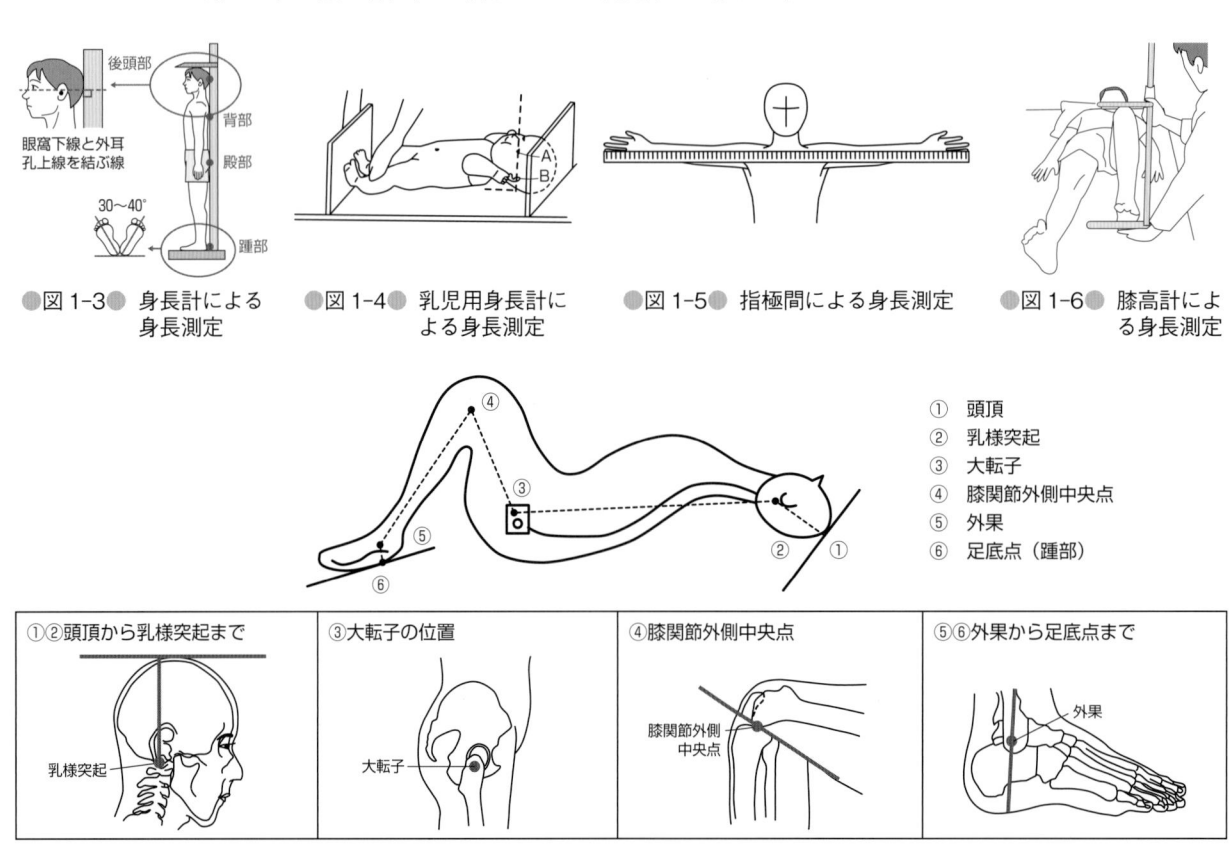

●図1-3● 身長計による身長測定

●図1-4● 乳児用身長計による身長測定

●図1-5● 指極間による身長測定

●図1-6● 膝高計による身長測定

① 頭頂
② 乳様突起
③ 大転子
④ 膝関節外側中央点
⑤ 外果
⑥ 足底点（踵部）

①②頭頂から乳様突起まで　　③大転子の位置　　④膝関節外側中央点　　⑤⑥外果から足底点まで

●図1-7● 5点測定法による身長の図り方（石原式身長測定法より）

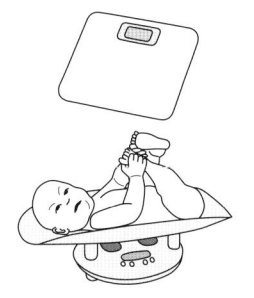

●図 1-8　乳児用体重計に
　　　　による体重測定

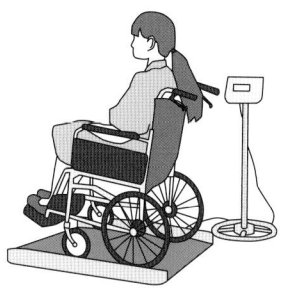

●図 1-9　車椅子用体重計
　　　　による体重測定

②**体重**：　成長期の発育状況や栄養状態，成人では筋肉や貯蔵脂肪量の評価ができる．エネルギー摂取量と消費量のバランスを評価し，身長に見合った適正体重をもとに，エネルギー摂取量の過不足を知ることができる．測定時刻や条件を同一にし，早朝空腹時，排尿後または就寝前に測定することが望ましい．

　体重計の足形上に立位で乗り，肩に力を入れずに両腕は自然に下に垂らす．衣服の重量を引いて正確な値を記録する．2歳未満の乳幼児は，原則，全裸で仰臥位か座位で秤の台かごに乗せる（図 1-8）．車椅子で測定する場合は，車椅子に乗車したまま測定できる体重計を使用し，車椅子の重さを差し引いた体重を記録する（図 1-9）．

　身長と体重の値より体格指数を求め適正体格の評価に用いる（表 1-5）．

③**周径囲**：　周径の測定は筋肉の肥大や萎縮の程度を簡易に評価する手段で，体組成の間接的な評価としても有効で

●表 1-5　体格指数

対象	指標	計算式	判定
乳幼児	カウプ指数	体重(g)／〔身長(cm)〕²×10	14 以下：やせぎみ 15～17：普通 　　3ヶ月～1 歳未満　　：16～18 　　1 歳～1 歳 6ヶ月　　：15.5～17.5 　　1 歳 6ヶ月～3 歳未満：15～17 　　3 歳～5 歳　　　　　：14.5～16.5 18 以上：太りぎみ
学童	ローレル指数	体重(kg)／〔身長(m)〕³×10	100 未満：やせ・100～115：やせぎみ 116～145：普通 146～160：太りぎみ・161～：肥満
学童	肥満度(%)	（実測体重(kg)－身長別標準体重(kg)）÷身長別標準体重(kg)×100 身長別標準体重＊＝a×実測身長(cm)－b ＊係数は付表 7 参照	＋50% 以上：高度肥満 ＋30%～＋50% 未満：中等度肥満 ＋20%～＋30% 未満：軽度肥満 －20%～＋20% 未満：普通
成人	BMI	体重(kg)／〔身長(m)〕²	18.5 未満：やせ・18.5～25 未満：普通 25～30 未満：肥満度 1・30～35 未満：肥満度 2 35～40 未満：肥満度 3・40 以上肥満度 4

ある．成長期では，頭囲，胸囲は発育の目安に，成人期では腹囲がメタボリックシンドロームの指標に，老年期では上腕周囲や下腿周囲長（ふくらはぎの周囲径；指輪っかテスト）がフレイル（虚弱状態）やサルコペニア（筋力低下）などの目安となる．測定には，巻き尺を使用する．

　頭囲：　乳幼児から小児では栄養状態と関連し，脳の発達状態を知ることができる．前方は左右の眉の直上，後方は後頭部の一番突出しているところを通る周径を計測する．前方はひたいの最突出部を通らないことに注意し毛髪は刈りこむ（図 1-10）．

　胸囲：　乳幼児から小児では臓器の発達を知ることができる．思春期以降ではフレームサイズの指標として用いられる．巻尺が左右の乳頭点（A）を通り，体軸に垂直な平面内にあるようにする（図 1-11）．

　腹囲：　内臓脂肪量との関連が認められており，肥満の分類に使用されている．へその位置で水平を保ち巻尺を一周させる．ウエスト周囲径（へそ囲）はメタボリックシンドロームの評価に用いられ，男性 85 cm 以上，女性 90 cm 以上は内臓脂肪蓄積のリスクが高いと評価する（図 1-12）．

　上腕囲（AC: arm circumference）：　全身の骨格筋肉量を間接的に評価する．腕を下げたままの状態で，肩甲骨肩峰突起から尺骨肘頭突起の中間点の位置で巻尺を一周させる（図 1-13）．

　指輪っかテスト：　両手の親指と人差し指で輪っかを作り，ふくらはぎの最も太い部分を囲む．指輪っかで隙間ができれば筋肉量の減少でサルコペニア（筋肉量の減少）の可能性がある（図 1-14）．

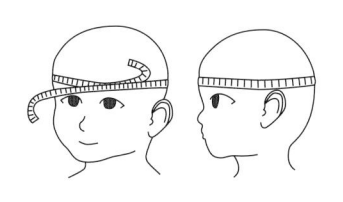

●図 1-10　頭囲の測定

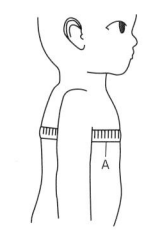

●図 1-11　胸囲の測定

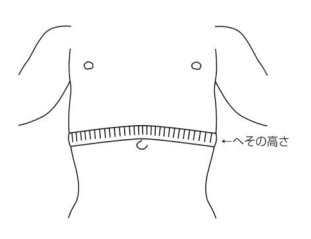

●図 1-12　腹囲の測定

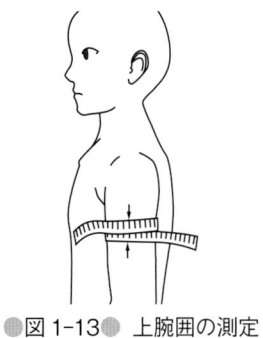

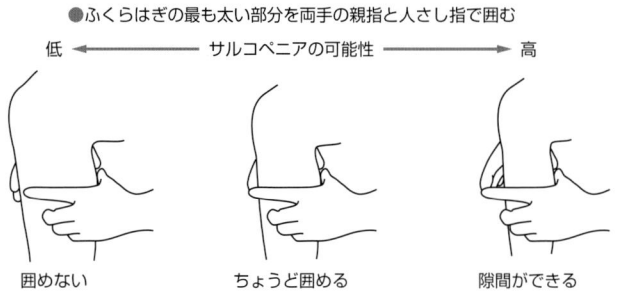

●ふくらはぎの最も太い部分を両手の親指と人さし指で囲む

低 ←———— サルコペニアの可能性 ————→ 高

囲めない　　　　　　　ちょうど囲める　　　　　　隙間ができる

●図 1-13● 上腕囲の測定　　　　　　　　　●図 1-14● 指輪っかテスト

④皮下脂肪厚：　皮膚の下の脂肪の量を測定することによって身体全体の脂肪量（率）を推定できる．皮膚をつまんで引っぱり，キャリパーで測定する（図1-15）．上腕三頭筋皮下脂肪厚（TSF: triceps skinfold））と肩甲骨下部皮脂厚（SSF: subscapular skinfold thickness）の2カ所（図1-16）またはへその横（図1-17）も加えた3カ所の測定をする．測定箇所が多くなると誤差も大きくなるため2カ所での測定が推奨されている．上腕三頭筋部は上腕囲を測定する位置の上腕三頭筋部の皮下脂肪を皮膚と一緒につまみ，その厚さをキャリパーで測定する．肩甲骨下部は肩甲骨下角の直下点で45度の角度で皮下脂肪と皮膚を一緒につまみ，その厚さを測定する．TSFは上腕筋囲（AMC: arm muscle circumference）や上腕筋面積（AMA: arm muscle area）を算出することで，身体の栄養状態の指標となる．

$$AMC（cm）= AC（cm）- \pi /10 \times TSF（mm）$$

$$AMA（cm^2）= AMC（cm）\times AMC（cm）/4\pi^* \qquad *\pi = 3.14（円周率）$$

体脂肪量（率）は，体重に占める脂肪の量や割合によって，栄養状態成を評価する指標で，成人男性25％，女性30％以上で要注意．簡便な測定方法は，キャリパー法やインピーダンス法である．（表1-6）．

体脂肪率推計式　　　体脂肪率（％）=（4.57/D* - 4.142）×100

D*：体密度，男性 = 1.0913 - 0.00116 ×（TSF + SSF），女性 = 1.0897 - 0.00133 ×（TSF + SSF）

除脂肪体重（LBM: lean body mass）は，体重から体脂肪量（BFM: body fat mass）を引いたものをいう．

近年では，高精度体成分分析装置（InBody測定）を用いて身体成分（水分，たんぱく質，ミネラル，脂肪）や筋肉・脂肪量を測定することができ，容易に栄養状態の問題点を把握できる計測機器もある．

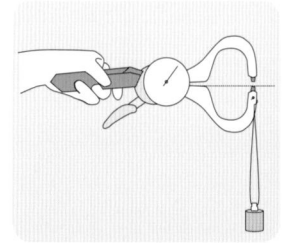
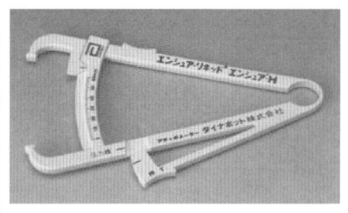

●図 1-15● 皮下脂肪厚計（アディポメーター，キャリパー）

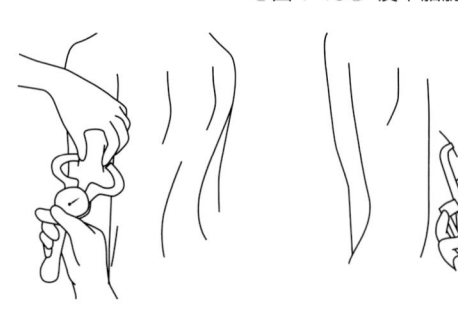
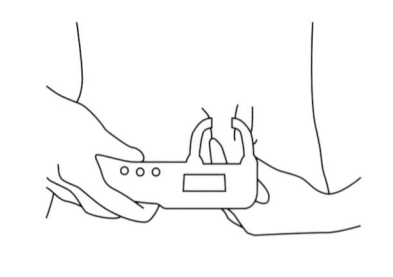

●図 1-16● TSF と SSF の測定　　　　　　　●図 1-17● へその横の測定

●表1-6● 主な体脂肪測定法

測定法	測定内容
皮下脂肪厚法（キャリパー法）	キャリパーを用いて皮下脂肪厚を測定する.
生体電気抵抗法（インピーダンス法） （BI：bioelectrical impedance 法）	身体に微弱な電流を流し，その電気抵抗値（インピーダンス）を基に皮下脂肪の厚さを解析する．水分摂取で変動する.
二重エネルギーX線吸収法 （DEXA：dual energy X-ray absorptiometry 法）	2種類の微量な X 線を身体に照射し，骨と軟部組織の差で体脂肪量を測定する.
コンピューター断面撮影法 （CT：computed tomography 法）	放射線を用いて身体の断面を撮影し，身体の部位による吸収量の違いから，PC 処理して画像化して体脂肪量を推定する.
磁気共鳴画像診断法 （MRI：magnetic resonance imaging 法）	磁力と電波を用いて，身体の細胞中の水素原子を，磁力と電波によって影響を与え画像化して体脂肪量を推定する.
水中体重秤量法 （UWW：under water weighing 法）	陸上と水中での体重の差から身体の密度（体重/体積）を算出し，推定式に体密度を代入して体脂肪率を推定する.
空気置換法 （ADP：air displacement plethysmograph 法）	密閉されたチャンバー内に入り，空気の圧力変化を測定して，身体の体積と密度を測定し体脂肪率を推定する.

（2）臨床検査（B：biochemical method）

　血液や尿中の生体成分の中から栄養状態を反映する指標を選択して栄養アセスメントに用いる．栄養素摂取量の過不足や代謝異常の有無を評価することができる．食事の影響を受ける指標については空腹時（12時間空腹）に採血・採尿を行う．採血・採尿条件，検体の保存方法，測定方法などが結果に影響するため，条件を整えて実施する必要がある.

①たんぱく質栄養状態の指標

　血清アルブミン：　半減期が14〜21日で長いため，長期のたんぱく質栄養状態を評価できる．低栄養に対するリスクの判定に用いられる．3.0 g/dL 以上3.5 g/dL 以下は中リスク，3.0 g/dL 未満は高リスクと評価する.

　血清トランスフェリン：　半減期は8〜10日で短期間の低栄養状態（低値）を評価できる．鉄欠乏性貧血（高値）の診断にも用いる.

　血清トランスサイレチン（プレアルブミン）：　半減期は2日，リアルタイムで栄養状態の経過観察ができる.

　レチノール結合たんぱく質（RBP）：　半減期は10〜12時間で術後の栄養状態を評価できる.

　C反応性たんぱく質（CRP）：　炎症は身体のたんぱく質を消耗させるので，炎症性マーカーとして用いられる.

　尿中クレアチニン：　クレアチニンは，筋肉量に比例して尿中に排泄されるので，クレアチニン身長係数（CHI）を算出することで，身体内の筋肉量を推定できる．60〜80％が中等度栄養障害，60％以下が高度栄養障害と評価する.

$$CHI（\%）＝クレアチニン排泄量（mg/日）÷\{標準体重（kg）×クレアチニン係数^*\}×100$$

　　　　　　クレアチニン係数*，男性23 mg/標準体重 kg，女性18 mg/標準体重 kg

②糖質代謝に関する指標

　血糖値：　採血時の血液中に含まれるブドウ糖の量を示す．空腹時で126 mg/dL 以上，ブドウ糖負荷試験で2時間値が200 mg/dL 以上で糖尿病の診断に用いる.

　ヘモグロビン A1c：　1〜2ケ月前の平均的な血糖値の状態を推測でき，血糖管理の指標となる.

　グリコアルブミン，フルクトサミン：　1〜2週間前の平均的な血糖値を反映し，血糖管理に用いる.

③脂質代謝に関する指標

　トリグリセライド（中性脂肪）：　エネルギーや糖質摂取過多で高値（基準値は150 mg/dL 未満）を示す.

　HDL コレステロール：　低 HDL 血症（40 mg/dL 未満）は，肥満，運動不足，喫煙が原因とされる.

　LDL コレステロール：　高 LDL コレステロール血症（140 mg/dL 以上）は，飽和脂肪酸の摂取過多が原因とされ，動脈硬化症の誘因となる.

●表 1-7● メタボリックシンドローム診断基準

必須項目；ウエスト周囲径 男性 85 cm 以上 女性 90 cm 以上 内臓脂肪面積 100 cm² 相当	以下の 3 つの項目の内 2 つ以上が該当する場合
	高血糖：空腹時血糖　110 mg/dL 以上
	高脂血：トリグリセライド 150 mg/dL 以上　かつ/または HDL コレステロール 40 mg/dL 未満
	高血圧：収縮期血圧 130 mmHg 以上　かつ/または　拡張期血圧 85 mmHg 以上

　高血糖や脂質異常，高血圧は，腹囲とともにメタボリックシンドロームの指標の 1 つである（表 1-7）.

　④**鉄栄養状態**：　WHO の診断基準では，男性 13 g/dL，女性 12 g/dL 以下を貧血としているが，高齢者の場合 11 g/dL が用いられる場合が多い．赤血球数，ヘモグロビン，ヘマトクリットから評価する.

（3）臨床診査（問診観察）（C：clinical method）

　栄養状態の良否により現れる身体諸症状（特に外見）を，対象者と直接対応して観察し，問診によって既往歴，体重の変化，自覚症状，生活状況（食欲，食物アレルギーの有無，飲酒習慣など）や社会状況（家族構成や職業など）に関する情報を聞き出して栄養状態を評価する.

　観察では，体格（肥満ややせ），頭髪・顔色（栄養障害による脱毛，軟弱化，顔面の蒼白・紅潮，むくみなど），結膜（白色では貧血が疑われる），爪（貧血ではスプーン状が出現），唇・口腔（正常の色調かビタミン欠乏症か，口唇炎・口内炎の有無など），問診では主観的情報と客観的情報を分けて記録する.

（4）食事調査（D：dietary method）

　日常の食事状況から摂取栄養量の過不足などを把握し，対象者の栄養改善に生かすための資料となる．正確な食品の種類と量を把握するには，写真やフードモデルの利用，専門職者による聞き取りなどで誤差を少なくし，高齢者の場合は，記憶力低下などに注意する．また調理中の成分の変化や日本食品標準成分表を用いた計算による誤差も考慮する．食事調査方法は以下がある（表 1-8）.食事記録はアセスメントに用いる以外にも，対象者が栄養指導を受けながら繰り返し記録することで，適切な食習慣が身に付き，栄養改善に繋がる手段でもある（図 1-18）.

●表 1-8● 食事調査の方法

食歴を聞く方法	①食物摂取頻度調査（FFQ: food frequency questionnaire）；習慣的な食品・料理・食品群などについて摂取頻度を回答してもらい，半定量的に栄養量を把握する.
	② 24 時間思い出し法；前日 24 時間に摂取した食品について，管理栄養士や栄養士による面接による聞き取りで，比較的正確に栄養量などを把握できる.
食事を記録する方法	①目安量や秤量して，1 日以上の摂取食品について全て記録する；食事時間，献立名，摂取食品の分量などを対象者が記録する．面接して確認するとより正確に把握できる. ②写真記録；対象者が食事前に，大きさ把握のためのスケールと一緒に撮影する.
食事を分析する方法	実際の食事を提供してもらい，科学的に分析して評価する.

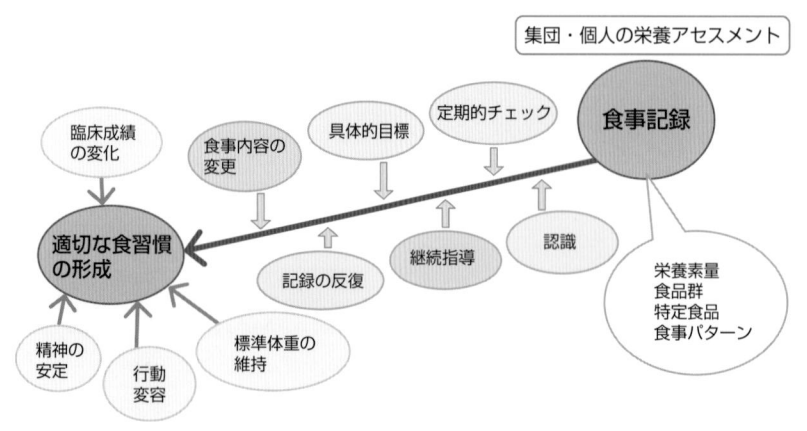

●図 1-18● 食事記録の活用による適切な食習慣の形成

（5）環境（E：environment）

　食事を整えるのに必要な諸項目（食品の入手方法，経済的条件，調理担当者，同居家族，食の知識，地域環境など）についても把握する．栄養改善を実効可能なものにするには，対象者の行動変容や介助者の意識も関わるので，食や健康に関わる知識・態度を確認し，フォーマルまたはインフォーマルの資源の利用を考慮することも必要である.

氏名：				殿	入所(院)日：	年 月 日
作成者：					初回作成日：	年 月 日
					作成(変更)日：	年 月 日

利用者及び家族の意向		説明と同意日
解決すべき課題（ニーズ）	低栄養状態のリスク（ 低 ・ 中 ・ 高 ）	年 月 日
		サイン
長期目標と期間		続柄

短期目標と期間	栄養ケアの具体的内容	担当者	頻度	期間
①栄養補給・食事				
②栄養食事相談				
③多職種の解決による課題				
特記事項				

栄養ケア提供経過記録

月 日	サービス提供項目

●図1-19● 栄養ケア計画書の例

計画担当介護支援専門員
（サービス担当者会議の招集,司会・進行管理）

利用者・家族	施設ケアプランの作成	担当医師
（希望する生活のあり方やサービス利用の意向）	（利用者・家族の意向の確認,長期・短期目標の決定）	（医学的管理に関する情報提供と意見）

サービス担当者（ケアチーム）
（それぞれの専門サービスの実施上の課題と解決方法,今後の方針の確認）

●図1-20● ケアカンファレンス

3）栄養ケア計画

栄養ケア計画は，対象者との面談を通して，本人のニーズを把握し，家族や他職種（医師，看護師，薬剤師，福祉関係者など）からの情報を得て，栄養アセスメントの結果をもとに，課題を抽出し文章化する．栄養ケア計画書（図1-19）は，ケアカンファレンス（図1-20）などを通じて関連職種間で合意され，対象者に説明し同意を得る．次に，栄養ケア計画が実施され，モニタリング（観察・監視）することで，栄養ケア計画が対象者に適していたかが評価される．適さない計画であれば修正してフィードバックする．

栄養ケア計画の作成にあたっては，(1) 栄養補給量および補給方法，(2) 栄養教育的なアプローチ，(3) 他職種と連携して取り組むべき課題など3つの側面から目標と期間を記す．

（1）栄養補給プラン

代謝状態，身体活動量をもとに必要栄養量および栄養素成分について決定する．補給方法は，経口摂取が可能なのか，経静脈もしくは経管栄養での管理が適するかの判断も必要である．栄養補給ルート，補給のタイミング，食形態についても検討する．

（2）栄養教育プラン

栄養ケア計画実施に向けての動機づけ，食事療法の実際，望ましい食習慣・食行動の変容に向けての教育および継続維持に向けての支援などを行う．

（3）他（多）職種連携のプラン

栄養ケア計画実施に向け，関連する専門職種が連携し協力しながら栄養ケアを進める．他（多）職種として，主治医，看護師，薬剤師，臨床心理士，理学療法士，言語聴覚士，歯科衛生士，保健師，医療ソーシャルワーカー，ホームヘルパー，ケアマネージャーなどが挙げられる．栄養アセス

●表1-9● 他職種協働の栄養ケアプログラム推進に向けての留意事項

・他の専門職の業務を理解し，専門性を尊重する
・組織で用いられる専門用語，共通言語をマスターする
・客観的に物事を捉える（主観に流されないこと）
・情報共有ツールの報告書は組織の記録方法（POMRなど）に即して簡潔にわかりやすく記載する
・日常のコミュニケーションを大切にする
・管理栄養士（栄養士）としてのスキルアップを図り専門性を高める

短期目標（1〜3カ月程度）
現状で即実行可能であり，短期間で達成可能な目標を設定し，具体的なケアプランを作成する．達成感・満足感を得ることで，プログラム継続への意識づけとなるようにする．

中期目標（6カ月程度）
最終目標（ゴール）に達するためのプロセスとして，短期目標を積み重ね栄養状態の改善および食行動・食習慣の変容と安定化を目指していく．評価者が達成状況を誉め評価することで，さらに意欲が喚起される．

長期目標（1〜2年程度）
ヘルスケアの一環としての栄養ケアの最終ゴールである．最終到達目標をクリアすることで，健康上の問題が解決され，QOLの向上につながり主観的健康観も高まる．栄養ケアプログラムの最終到達目標を，対象者に具体的にイメージとしてもたせることも重要である．

●図1-21● 栄養ケア計画における目標と期間

メントにより抽出された課題に対し，いつまでに，どのように改善するかという目標を明確化することで，より具体的なケア計画が作成できる．目標設定にあたっては，以下の3点について留意することが必要である（表1-9）．

① 達成目標と達成時期を明確化する：　抽出された課題に沿って，達成目標と達成時期の具体化が必要であり，主として，短期目標，中期目標，長期目標に分けて目標を設定する．

② 具体的で定量的評価が可能なものとする：　短期および中期目標は，所定期間で達成可能であり，具体的に定量的評価が可能なものとする．対象者と相談して数値目標を設定し，本人が経過を記録し，確認することでセルフコントロール意識も高まる．

③ 最優先事項および優先順位を検討する：　緊急性の高い健康上の課題が最優先される．管理栄養士（栄養士）のみで判断せず，カンファレンスなどを通じて関連職種が連携して目標設定することで，解決方法および優先順位がより明らかになる．

4）実施・チェック

栄養ケア・マネジメントの実施にあたっては，対象者との関係性の構築，スタッフとの連携を図りながら進めることが重要である．実施にあたっては，対象者の医療的問題，身体的・精神的問題や経済的問題などさまざまな領域が関連してくる．したがって，管理栄養士のみでプログラムを遂行することは困難であり，関連他職種との連携が必要である．関係職種から必要に応じて情報提供を受け，他（多）領域からサポートすることで，対象者にとって最も有効なプログラムの実行が可能となる．管理栄養士（栄養士）は各専門職をまとめ，調整する役割も担う必要がある．栄養ケアの実施にあたっては，抽出された課題に沿った実践可能な具体的プランとなるよう，各種サービスや資源（表1-10）を活用する．あわせて，ケア計画の維持・継続に向け，公的補助および経済状況なども十分に配慮して経費に破綻をきたさないように留意する．

●表1-10● ライフステージに沿ったおもな資源

	乳幼児期	学童期	青年期	成人期	老年期
主な公的サービス	医療保険 　　　　　　　　　　　　　　　　介護保険 心身障害者扶養共済制度 障害児（者）地域療育等支援事業 特別扶養手当などの支給 　　　　　　　　知的障害者生活支援センター ホームヘルプサービス，ショートステイ 　　　養護学級・高等養護学校				
フォーマル	社会福祉法人運営の各種施設（デイサービス，配食サービスほか） 医療法人運営の各種施設（訪問看護ステーション，老人保健施設，デイケアほか） 民間非営利法人（NPO）：配食サービス，移送サービスほか				
インフォーマル	家族，親戚，近隣，友人，同僚，ボランティアなど				

5）モニタリング

栄養ケア・マネジメントにあたっては，計画どおりに実施されているかどうかを定期的にモニタリングして栄養ケアの達成状況を確認することが重要である．提供されている栄養ケアの質や量に問題がないか，現在の栄養ケア計画を継続してよいか，対象者の状況に変化が生じ，計画の修正や新しい計画が必要な状態にないか，などを見直す機会である．モニタリングの結果により，計画の修正・変更を即時に実行することで，より効果的な栄養ケア・マネジメントが可能となる．

さらに，モニタリングによる結果をフィードバックすることが重要である．効率的な栄養ケア・マネジメントを進めるためには，他の関連職種に情報提供し連携と協力体制の維持を図ることが必要である．栄養スクリーニング・栄養アセスメント・モニタリングのプロセスを円滑に行うための補助ツール（栄養ケアプログラム報告書）として，対象者（利用者）の栄養状態等について一体的に記載する様式がある（表1-11）．POS（problem oriented system）やPOMR（problem oriented

基礎データ（情報収集）	現病歴，既往歴，食生活状況，身体所見，臨床検査成績，生活習慣，社会的背景，家庭環境など
問題リスト	基礎データに基づき問題点を整理する
初期計画	問題解決に向け栄養ケア目標を設定し，ケア計画を記載する． ・診断計画（栄養評価に必要な情報収集に向けての計画） ・治療計画（栄養管理目標など，栄養治療のための計画） ・教育計画（栄養指導，教育の計画）
経過記録	計画立案後，継続的にケアを実施し定期的にモニタリングと評価を行い，その過程を記録する． 問題リストごとに，S，O，A，P の項目に整理して記録する． S：主観的情報（subjective data） 　食習慣，嗜好，心理状態，生活環境など患者が訴えた情報 O：客観的情報（objective data） 　診療録の情報，栄養摂取量，身体計測など医療者側の情報 A：評価（assessment） 　S，O より導き出された問題点を抽出，栄養ケア目標に対し評価および考察する P：計画（plan） 　A の結果に基づき，診断計画，治療計画，教育計画を具体的に示す

medical record）などが用いられている．栄養ケアプログラム報告書を作成し，関連職種に情報提供することが重要である．

6）サービスの評価・継続的な品質改善

　評価は目標達成の最終的評価だけでなく，プログラム実施過程で継時的に行う必要がある．目標達成状況を段階的に評価し，プログラムの修正を加えながらゴールに向けてプログラムを継続することが重要である．あわせて，栄養ケアプログラムの有効性，効率性，経済性について総合的に総括することも必要である．評価の種類は，①経過評価，②影響評価，③結果評価，④総合評価，⑤経済評価に分類できる（図 1-22）．

　栄養ケアプログラム作成にあたり，栄養ケアの結果（アウトカム）を確認するために評価デザインをどのようにするかをプログラムに盛り込む必要がある（表 1-12）．アウトカムは予測される成果や結果，ゴールのことであり，アウトカム評価とは，一時点におけるアウトカム指標を定量化することである．

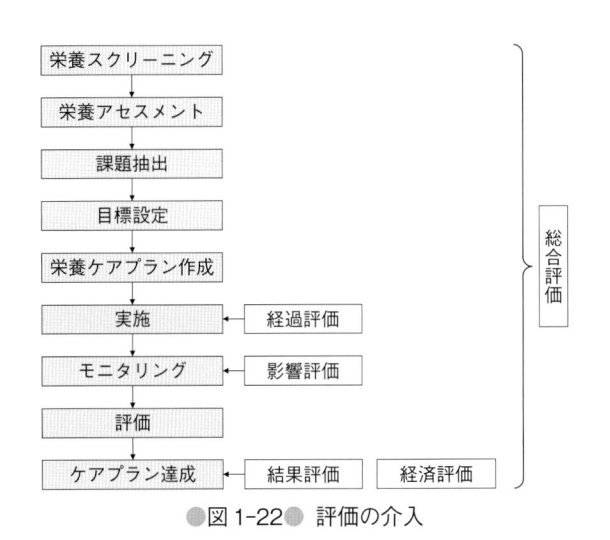

●図 1-22● 評価の介入

●表 1-12● 評価の種類と方法

評価の種類	方法
経過評価 （プロセス評価）	ケアプログラム実施途中の一定時点（1 週間後頃）において進捗状況や資源活用（コスト，マンパワーなど）状況を評価し，プログラムをこのまま継続してよいか，修正が必要かを検討する
影響評価 （短期目標）	プログラム実施過程で，短期目標の修正や変更が必要な場合は，速やかにプログラムの見直しや変更を行う
結果評価 （中・長期目標）	プログラムで設定した目標が達成されたかどうかを評価する
総合評価	栄養ケアプログラム実施結果より，臨床的，教育的，QOL，経済的側面から判断して最終的にどの程度改善できたか，プログラム内容が対象者にとって最適であったか否かを総合的に評価する
経済評価 （費用効果）	目標達成に要した費用について評価する．合併症出現，検査回数，入院治療日数，医療品利用数などをもとに分析し評価する

2 食事摂取基準 ●●●●●●●●

2.1 ···· 策定の基本的事項と留意点

　食事摂取基準は5年ごとに改定される．活用するに当たっては，基準値だけでなく，策定の基本的事項や策定の考え方，留意事項等を十分に理解し用いることが重要である．

1）策定方針

　「日本人の食事摂取基準（2025年版）」は，国民の健康の保持・増進，生活習慣病の発症予防を目的として厚生労働省が策定した2025（令和7）年度から2030（令和12）年度までの5年間使用する指標である．「健康な個人及び健康な者を中心として構成されている集団とし，生活習慣病等に関する危険因子を有していたり，また，高齢者においてはフレイルに関する危険因子を有していたりしても，おおむね自立した日常生活を営んでいる者及びこのような者を中心として構成されている集団は含むものとする」としている．具体的には，歩行や家事などの身体活動を行っている者であり，体格指標（body mass index: BMI）が標準より著しく外れていない者としている．

2）指標の概要

　栄養素の指標は，3つの目的からなる5つの指標で構成されている．①摂取不足の回避を目的とする指標は，「推定平均必要量」「推奨量」「目安量」，②過剰摂取による健康障害の回避を目的とする指標は，「耐容上限量」，③生活習慣病の発症予防を目的とする指標は，「目標量」である（図2-1）．なお，食事摂取基準で扱う生活習慣病は，高血圧，脂質異常症，糖尿病及び慢性腎臓病（chronic kidney disease: CKD）を基本とするが，我が国において大きな健康課題であり，栄養素との関連が明らかであるとともに栄養疫学的に十分な科学的根拠が存在する場合には，その他の疾患も適宜含める．

目的	指標
摂取不足の回避	推定平均必要量，推奨量 これらを推定できない代替指標：目安量
過剰摂取による健康障害の回避	耐容上限量
生活習慣病の発症予防	目標量

●図2-1● 栄養素の指標の目的と種類[2]
※十分な科学的根拠がある栄養素については，上記の指標とは別に，生活習慣病の重症化予防及びフレイル予防を目的とした量を設定

3）策定した食事摂取基準

①推定平均必要量（estimated average requirement: EAR）

　ある母集団における平均必要量の推定値を示し，ある母集団に属する50％の人が必要量を満たすと推定される摂取量である．

②推奨量（recommended dietary allowance: RDA）

　ある母集団のほとんどの人（97～98％）が1日の必要量が充足していると推定される1日の摂取量である．推奨量は，推定平均必要量が示されている栄養素に対して設定され，原則として「推定平均必要量＋標準偏差の2倍（2SD）」として算出される．実際には，標準偏差は推定値を用いて，「推奨量＝推定平均必要量×（1＋2×変動係数）＝推定平均必要量×推奨量算定係数」で求められる．

③目安量（adequate intake: AI）

　十分な科学的根拠が得られず「推定平均必要量」「推奨量」が算定できない場合に用いる．ある性・

年齢階級に属する人々がある一定の栄養状態を維持するのに十分な量を示し，国民健康・栄養調査結果の性・年齢階級別摂取量の中央値を用いる．

④耐容上限量（tolerable upper intake level: UL）

ある母集団に属するほとんどすべての人々が，健康障害を起こす健康障害をもたらすリスクがないとみなされる習慣的な摂取量の上限の量である．過剰摂取による健康障害を防ぐため十分な科学的根拠が得られる摂取量に安全性を考慮して示されている．

⑤目標量（tentative dietary goal for preventing life-style related diseases: DG）

生活習慣病の発症予防を目的として，現在の日本人の目標とすべき摂取量である．生活習慣病の重症化予防およびフレイル予防を目的とした量を設定できる場合は，発症予防を目的とした量（目標量）とは区別して示されている（図2-2）.

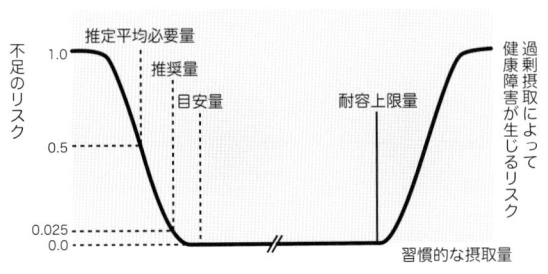

●図2-2● 食事摂取基準の各指標を理解するための概念図[2]

4）策定の留意事項

食事摂取基準は主に栄養生化学的な視点から策定されている．しかし，食習慣やエネルギー・栄養素摂取量の健康影響を考えるためには，栄養生化学的な視点だけでなく，行動学的な視点や栄養生理学的な視点も欠かせない．食事記録法を含むほとんどの食事調査法に過小申告が存在することが報告されていることなども理解しておく必要がある．

2.2 ···· 活用に関する基本的事項

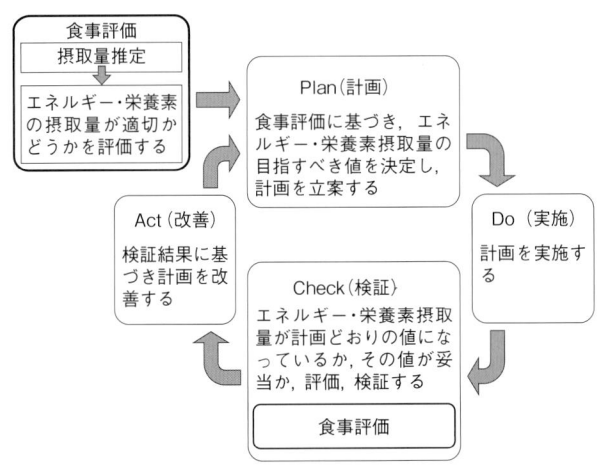

●図2-3● 食事摂取基準の活用とPDCAサイクル[2]

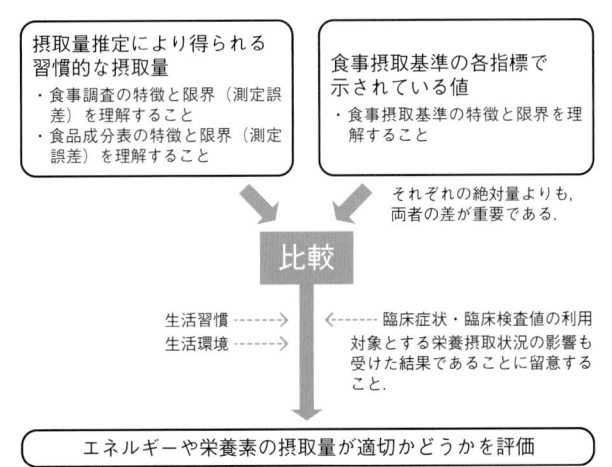

●図2-4● 食事摂取基準を用いた食事評価の概要[2]

1）活用の基本的考え方

健康な個人または集団を対象として，健康の保持・増進，生活習慣病等の発症予防および重症化予防のための食事改善に食事摂取基準を活用する場合は，PDCAサイクル **Plan（計画）→ Do（実施）→ Check（検証）→ Act（改善）** に基づく活用を基本とする．その概要を図2-3に示す．

エネルギー・栄養素の摂取量が適切であるかどうかを推定するためには，個人あるいは集団を対象として各種食事調査の実施をして，食事摂取基準の各種指標と比較して食事評価を行う．食事評価に基づき，食事改善計画の立案，食事改善を実施し，それらの検証を行う．必要に応じて見直し，改善を行い，向上を図ることが必要である．

2）食事摂取状況のアセスメントの方法と留意点

エネルギーおよび各栄養素の摂取状況の評価は，食事調査による摂取量推定によって得られる摂取量と食事摂取基準の各指標で示されている値を比較することで行うことができる．摂取量推定によって得られる摂取量には測定誤差が伴うため，十分配慮する．

また，食事調査からエネルギーおよび各栄養素の摂取量を推定する際には，食品成分表を用いて栄養計算を行う．そのため，食品成分表の栄養素量と実際にその摂取量を推定しようとする食品の中に含まれる栄養

素量は必ずしも同じではなく，そうした誤差の存在を理解した上で対応しなければならない．さらに，エネルギーや栄養素の摂取量が適切かどうかの評価は，生活環境や生活習慣等を踏まえ，対象者の状況に応じて臨床症状や臨床検査値も含め，総合的に行う必要がある．なお，臨床症状や臨床検査値は，対象とする栄養素の摂取状況以外の影響も受けた結果であることに留意する（図2-4）.

3）指標別に見た活用法の留意点

食事摂取基準は，エネルギーや各種栄養素の摂取量についての基準を示すものであるが，指標の特性や示された数値の信頼度，栄養素の特性，対象者や対象集団の健康状態や食事摂取状況などによって，活用においてどの栄養素を優先的に考慮するかが異なるため，これらの特性や状況を総合的に把握し，判断することになる．栄養素の摂取不足の回避については，十分な科学的根拠が得られる場合には推定平均必要量と推奨量が設定され，得られない場合にはその代替指標として目安量が設定されていることから，設定された指標によって，数値の信頼度が異なることに留意する．

エネルギーについては，エネルギーの摂取量および消費量のバランス（エネルギー収支バランス）の維持を示す指標として提示したBMIを用いることとする．実際には，エネルギー摂取の過不足について，体重の変化を測定することで評価する．

4）目的に応じた活用上の留意点

食事摂取基準で示される摂取量は，すべて各性・年齢区分における参照体位を想定した値である．参照体位と大きく異なる体位を持つ個人または集団に用いる場合には注意を要する．また，栄養素については，身体活動レベルⅡ（ふつう）を想定した値である．この身体活動レベルと大きく異なる身体活動レベルを持つ個人または集団に用いる場合には注意を要する（表2-1）.

集団を対象とした食事改善を目的として食事摂取基準を用いる場合の基本的事項は，表2-2のように示されている．

●表2-1● 性・年齢階級別参照体位および基礎代謝量 [2]

年齢等	参照身長 [1]		参照体重 [1]		基礎代謝基準値		基礎代謝量	
	(cm)		(kg)		(kcal/kg 体重/日)		(kcal/日)	
	男性	女性 [2]	男性	女性 [2]	男性	女性	男性	女性
0～5（月）	61.5	60.1	6.3	5.9				
6～11（月）	71.6	70.2	8.8	8.1				
6～8（月）	69.8	68.3	8.4	7.8				
9～11（月）	73.2	71.9	9.1	8.4				
1～2（歳）	85.8	84.6	11.5	11.0	61.0	59.7	700	660
3～5（歳）	103.6	103.2	16.5	16.1	54.8	52.2	900	840
6～7（歳）	119.5	118.3	22.2	21.9	44.3	41.9	980	920
8～9（歳）	130.4	130.4	28.0	27.4	40.8	38.3	1140	1050
10～11（歳）	142.0	144.0	35.6	36.3	37.4	34.8	1330	1260
12～14（歳）	160.5	155.1	49.0	47.5	31.0	29.6	1520	1410
15～17（歳）	170.1	157.7	59.7	51.9	27.0	25.3	1610	1310
18～29（歳）	172.0	158.0	63.0	51.0	23.7	22.1	1490	1130
30～49（歳）	171.8	158.5	70.0	53.3	22.5	21.9	1580	1170
50～64（歳）	169.7	156.4	69.1	54.0	21.8	20.7	1510	1120
65～74（歳）	165.3	152.2	64.4	52.6	21.6	20.7	1390	1090
75以上（歳）	162.0	148.3	61.0	49.3	21.5	20.7	1310	1020

1：0～17歳は，日本小児内分泌学会・日本成長学会合同標準値委員会による小児の体格評価に用いる身長，体重の標準値を基に，年齢区分に応じて，当該月齢及び年齢区分の中央時点における中央値を引用した．ただし，公表数値が年齢区分と合致しない場合は，同様の方法で算出した値を用いた．18歳以上は，平成30・令和元年国民健康・栄養調査における当該の性及び年齢区分における身長・体重の中央値を用いた．
2：妊婦，授乳婦を除く．

2.3 ···· エネルギー・栄養素別食事摂取

1）エネルギー

食事摂取基準では，エネルギー収支バランスの維持を示す指標としてBMIが採用されている．目標とするBMIの範囲は男女共通で，18～49歳で18.5～24.9，50～64歳で20.0～24.9，65歳以上で21.5～24.9と示された．必要量を過不足なく摂取するだけでなく，エネルギー摂取量と消費量が同じになるように心がける必要がある．特に，65歳以上の高齢者では，生活の質の維持にも十分

●表 2-2● 食事改善（集団に用いる場合）を目的にした食事摂取基準を用いる場合の基本的事項[2]

目的	用いる指標	食事摂取状況のアセスメント	食事改善の計画と実施
エネルギー摂取の過不足の評価	体重変化量 BMI	・体重変化量を測定 ・測定された BMI の分布から，BMI が目標とする BMI の範囲を下回っている，あるいは上回っている者の割合を算出	・BMI が目標とする範囲内に留まっている者の割合を増やすことを目的として計画を立案 〈留意点〉一定期間をおいて 2 回以上の体重測定を行い，その変化に基づいて計画を変更し，実施
栄養素の摂取不足の評価	推定平均必要量 目安量	・測定された摂取量の分布と推定平均必要量から，推定平均必要量を下回る者の割合を算出 ・目安量を用いる場合は，摂取量の中央値と目安量を比較し，不足していないことを確認	・推定平均必要量では，推定平均必要量を下回って摂取している者の集団内における割合をできるだけ少なくするための計画を立案 ・目安量では，摂取量の中央値が目安量付近かそれ以上であれば，その量を維持するための計画を立案 〈留意点〉摂取量の中央値が目安量を下回っている場合，不足状態にあるかどうかは判断できない
栄養素の過剰摂取の評価	耐容上限量	・測定された摂取量の分布と耐容上限量から，過剰摂取の可能性を有する者の割合を算出	・集団全員の摂取量が耐容上限量未満になるための計画を立案 〈留意点〉耐容上限量を超えた摂取は避けるべきであり，超えて摂取している者がいることが明らかになった場合は，問題を解決するために速やかに計画を修正，実施
生活習慣病の発症予防を目的とした評価	目標量	・測定された摂取量の分布と目標量から，目標量の範囲を逸脱する者の割合を算出する	・摂取量が目標量の範囲に入る者又は近づく者の割合を増やすことを目的とした計画を立案 〈留意点〉発症予防を目的としている生活習慣病が関連する他の栄養関連因子及び非栄養性の関連因子の存在とその程度を明らかにし，これらを総合的に考慮したうえで，対象とする栄養素の摂取量の改善の程度を判断．また，生活習慣病の特徴から考え，長い年月にわたって実施可能な改善計画の立案と実施が望ましい

に配慮し，個々人の特性を十分に踏まえた対応が望まれる．推定エネルギー必要量（kcal/日）の算出は，以下の方法で行う．

推定エネルギー必要量＝基礎代謝基準値×参照体重×身体活動レベル基準値

基礎代謝基準値は，日本で測定された成人や 6〜17 歳の研究結果から決定された（表 2-1）．体重が参照体重と大きく異なる場合は，年齢，性別，身長を加味した式を用いて推定することができる．小児の場合は，成長に伴う組織の増加を考慮する必要があるため，体重増加に必要なエネルギー蓄積量を追加し，妊婦では胎児と母体の組織の増加に相当するエネルギーを，授乳婦では泌乳に必要なエネルギーおよび産後の体重変化に相当するエネルギーを付加する．

2）たんぱく質

窒素出納法で得られたたんぱく質維持必要量（g/kg 体重/日）を用いて以下の方法で算定されている．

成人・高齢者の推定平均必要量（g/日）＝たんぱく質維持必要量×参照体重

＊良質な動物性たんぱく質における維持必要量 / 日常食混合たんぱく質の利用効率

目標量の上限は，1 歳以上の全年齢区分において男女とも 20%E と示されている．

3）脂　　質

脂質の摂取量は，2018（平成 30）年から 2019（令和元）年の国民健康・栄養調査における結果を参考にしている．脂肪エネルギー比率の目標量（1 歳以上）は，20〜30%E（中央値 25%E）で，飽和脂肪酸の過剰摂取を介して発症する生活習慣病を予防することにある．上限は，飽和脂肪酸の目標量の上限を考慮して，下限は，必須脂肪酸の目安量を下回らないように設定された．

4）炭 水 化 物

炭水化物の目標量は，炭水化物（特に糖質）がエネルギー源として重要な役割を担っていることから，たんぱく質および脂質の残余として目標量 50〜65%E（中央値 57.5%E）（範囲）が設定されている．食物繊維の摂取量不足は生活習慣病の発症率または死亡率に関連しているため，摂取量が少なくならないように，炭水化物の質に留意が必要である．

エネルギー換算係数
たんぱく質 4 kcal/g
脂質 9 kcal/g
炭水化物 4 kcal/g
アルコール 7 kcal/g

5）エネルギー産生栄養素バランス

エネルギー産生栄養素バランスは，「エネルギーを産生する栄養素（energy-providing nutrients, macronutrients），とそれらの構成成分が総エネルギー摂取量に占めるべき割合（%E）」としてこれらの構成比率を示す指標である．エネルギー産生栄養素バランスを決めるには，たんぱく質の量

を初めに決め，次に脂質の量を決め両者を差し引いた残りを炭水化物とアルコールとしている．

6）ビタミン

脂溶性ビタミンは摂取量の日間変動が比較的に大きい栄養素であるから，習慣的な摂取量や習慣的な給与量を把握した上で，食事摂取基準で定められた値と比較するように努めることが望まれている．ビタミン A は成長促進や視力維持に必要な成分であるが，成人においてはレチノールの過剰摂取による肝臓障害を対象に耐容上限量が設定されている．ビタミン D は日照により皮膚で産生されることを踏まえ，目安量が設定された．ビタミン B_1，ナイアシンおよび葉酸は欠乏の症状あるいは不足を予防できる最小摂取量をもって推定平均必要量とした．葉酸は，妊娠を計画している女性，妊娠の可能性がある女性および妊娠初期の妊婦は，胎児の神経管閉鎖障害のリスク低減のために，通常の食品以外の食品に含まれる葉酸を 400 μg/日摂取することが望まれる．

7）ミネラル

ナトリウム，カリウム，マグネシウムおよびリンについては，通常の食品からの摂取では，欠乏症は生じないと考えられる．ナトリウム（食塩相当量）については，摂取実態と実行可能性を踏まえた上で，高血圧および CKD の発症予防の観点から目標量（上限）が設定されている．カリウムは，WHO が提案する高血圧予防のための望ましい摂取量（3510 mg/日）と，日本人の摂取量に基づき，3 歳以上で目標量（下限）が設定されている．カルシウムの耐容上限量は，日本人の通常の食品からの摂取では，超えることはまれであるが，サプリメント等を使用する場合に注意すべきである．

微量ミネラルの必要量の算定は，マンガンを除き，欧米諸国で得られたデータをもとに推定平均必要量および推奨量が設定された．女性の鉄の必要量は月経の有無および月経に伴う血液損失量に大きな影響を受けるため，貧血の有無等を個別に把握する等，食事摂取基準は柔軟に用いることが勧められる．

2.4 ···· 対 象 特 性

1）妊婦・授乳婦

妊娠期および授乳期は，本人に加えて，児のライフステージの最も初期段階での栄養状態を形づくるものとして重要である．推定平均必要量および推奨量の設定が可能な栄養素については，非妊娠時，非授乳時のそれぞれ値に付加すべき量として食事摂取基準が設定されている．妊娠期間を妊娠初期（〜13 週 6 日），妊娠中期（14 週 0 日〜27 週 6 日），妊娠後期（28 週 0 日〜）に分けて設定している．妊婦個々の体格や妊娠中の体重増加量および胎児の発育状況の評価を行うことが必要となる．授乳期は，哺乳量（0.78 L/日）を泌乳量として用いられている．

2）乳 児

乳児の年齢区分は，0〜5 カ月と 6〜11 カ月の 2 つに区分されているが，特に成長に合わせて詳細な年齢区分が必要と考えられるエネルギーおよびたんぱく質については，0〜5 カ月，6〜8 カ月，9 カ月以上 1 歳未満（9〜11 カ月）の 3 つの区分とした．

乳児の推定エネルギー必要量は母乳栄養児と人工乳栄養児の場合では異なり，体重から推定する下記の式により求める．

乳児の推定エネルギー必要量
乳児の総エネルギー消費量に関しては，FAO/WHO/UNU の報告に基づき，表記の回帰式から推定できるとされている．

母乳栄養児 ： 総エネルギー消費量（kcal/日）＝ 92.8×体重（kg）−152.0

人口乳栄養児： 総エネルギー消費量（kcal/日）＝ 82.6×体重（kg）−29.0

3）小 児

小児は 1〜17 歳とし，年齢区分は 1〜2，3〜5，6〜7，8〜9，10〜11，12〜14，15〜17（歳）ごとに示している．成長曲線に照らして成長の程度を確認する．各月齢区分に与えられた値はあくまでもその月齢区分を代表する一点に過ぎないことに留意し，対象とする乳児の成長に合わせて柔軟

に活用することが望まれる．保育所や学校給食においては，性年齢別の食事摂取基準に従って学校給食摂取基準等が設定されているので，その基準に沿って実施する．

4）高 齢 者

高齢者では，基礎代謝量，身体活動レベルの低下により，エネルギー必要量が減少する．同じBMI（体重）を維持する場合でも，身体活動レベルが低いとエネルギー摂取量はさらに少なくなり，たんぱく質や他の栄養素の充足がより難しくなる．身体活動量を増加させ，多いエネルギー消費量と摂取量のバランスにより望ましいBMIを維持することが重要である．

65歳以上の高齢者について，フレイル予防を目的とした量を定めることは難しいが，身長・体重が参照体位（表2-1）に比べて小さい者や，特に75歳以上であって加齢に伴い身体活動量が大きく低下した者など，必要エネルギー摂取量が低い者では，下限が推奨量を下回る場合があり得る．この場合でも，下限は推奨量以上とすることが望ましい．

2.5 ···· 生活習慣病とエネルギー・栄養素との関連

「日本人の食事摂取基準（2025年版）」では，高血圧，脂質異常症，糖尿病，CKDに加えて，生活機能維持・向上に関わる疾患等として，フレイル，骨粗鬆症についても示された．

1）高 血 圧

ナトリウム（食塩）の過剰摂取が血圧上昇と関連があることは，多くの研究によって明らかとされてきた．食塩相当量の目標量は18歳以上の男性では7.5 g/日未満，女性では6.5 g/日未満と設定されている．さらに高血圧およびCKDの重症化予防のための食塩相当量の量は，男女とも6.0 g/日未満と示されている．

エネルギー過剰摂取は，肥満を生じる．肥満は高血圧の発症・増悪に関連している．カリウム，カルシウム，マグネシウム，n-3系脂肪酸，食物繊維，たんぱく質，炭水化物等について，栄養素摂取と高血圧との関連について，特に重要なものと示されている．

2）脂質異常症

脂質異常症は，高コレステロール血症，低コレステロール血症，高トリグリセライド血症の3つのタイプに分けて栄養素摂取量との関連を示している．飽和脂肪酸は，高LDLコレステロール血症の主な危険因子の1つであり，循環器疾患（動脈疾患を含む）の危険因子でもあることから，生活習慣病の発症予防の観点から3歳以上で目標量（上限のみ）が示されている．

3）糖 尿 病

糖尿病治療の目標は，高血糖の是正を中心に，全身の代謝状態を良好に維持することにより，合併症や併存症の発症と重症化を予防し，糖尿病のない人と変わらない寿命とQOLを確保することにある．1型，2型を問わず糖尿病の治療においては，食事療法が良好な血糖値の維持，そして，その後の合併症予防の基本となる．特に肥満を伴う2型糖尿病では，総エネルギー摂取量の適正化を通して肥満を解消することで，高血糖のみならず種々の病態の改善が期待される．また，インスリンの作用は糖代謝のみならず，脂質およびたんぱく質代謝など多岐に及ぶことから，食事療法を実践する際には，個々の病態に合わせることが必要である．

4）C K D

CKDは，さまざまな原因によって生じる複合的疾患であり，たんぱく質制限の治療効果が，患者背景や併用する治療法によって異なる可能性がある．また，食塩相当量や摂取エネルギー量等も患者の背景に合わせた治療効果の評価が課題となる．特に重症度によって栄養素等摂取量との関連が異なる場合もあることに留意が必要である．

3 成長，発達，加齢 ● ● ● ● ●

3.1 ···· 成長，発達，加齢の概念

1）成　　長

　ヒトのライフサイクルは，誕生したときから死に至るまでと考えられるが，誕生する以前には排卵・受精・細胞分裂という過程によって，誕生に向けて育まれている．したがって，胎生期から始まり，乳児期，幼児期，学童期，思春期，成人期（含む更年期），高齢期がヒトの一生となる．

　身長が伸び，体重が増え，体格が大きくなることを成長という．成長速度は，各緒器官によって異なる．身長は，新生児では平均50 cmであったものが，1歳児では約75 cmで，1年間でおよそ25 cm伸びる．一生のうちで最も身長が伸びるのは生後1年間である．次に伸びるのは9～12歳頃の間で，1年間で約10 cmも身長が伸びる．身長と頭長との比の変化をみると，出生時は4：1であったものが，2歳では5：1，6歳では6：1，12歳では7：1，成人期では8：1となる（表3-1）．

●表3-1● 身体の成長*

	新生児	1歳	2歳	6歳	12歳	14歳	成人
身長（cm）	50	75	90	115	153	161	164
体重（kg）	3	9	13	21	45	52	60
身長：頭長	4：1		5：1	6：1		7：1	8：1

＊男女平均値：新生児～2歳はパーセンタイル値，6～14歳は令和4年度学校保健統計，成人は日本人の食事摂取基準2025年版の参照体位18～64歳の平均値．

　一方，体重は標準体重で考えると，新生児の体重は約3 kg，1歳児では3倍の9 kgとなり，1年間で約6 kg増加する．幼児期や学童期の体重増加は，1年間で約2～3 kgだが，思春期には約5～6 kgで，20歳以降は標準体重を維持することが健康の保持・増進によいとされる．

　ヒトの生や健康のあり方は，次の世代に循環していく．幼児期の健康状態が学童期に，成人期の健康状態が高齢期に影響をもたらすように，ライフステージ別に健康が分断されるのではなく，過去の健康状態の上に現在の健康状態が成り立っていることに留意する必要がある．

　生涯にわたって健康な生活を送るためには，胎児期から高齢期に至るまでの人の生涯を経時的に捉えた健康づくりの重要性が高まっている．個人のみならず世代間の課題であり，さらには社会的損失をもたらす世界規模での課題でもある．

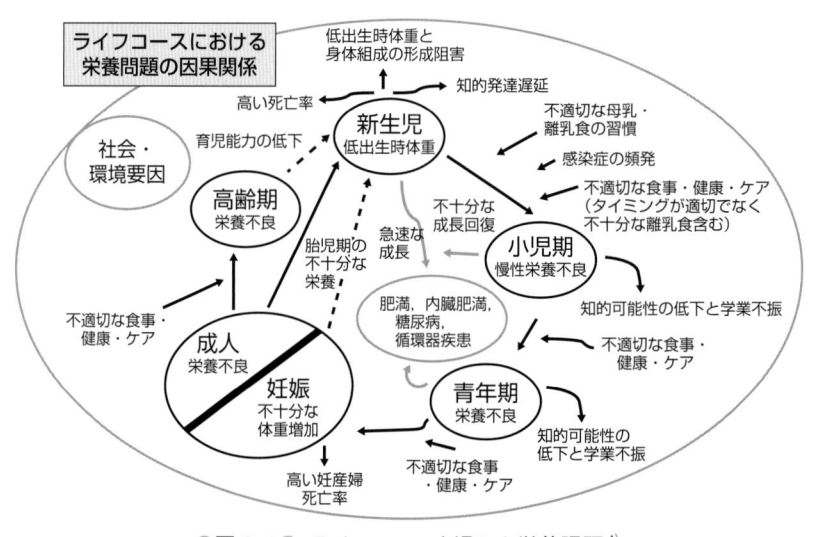

●図3-1● ライフコースを通した栄養課題[1]

ライフコースの中でみられるこれら栄養問題の因果関係を示したものが図3-1である．ある時点で栄養不良に陥り，改善への努力がなされないと，次のライフステージおよび次のライフサイクルに大きく影響する．例えば低栄養であった場合，深刻な健康問題にもなる．慢性栄養不良は胎児期から2〜3歳までの間に起こることが知られており，この時期の正常な発育を確保するために，適切な母乳と離乳食の習慣を推進することが重要となる．

2）発　　達

　発達は，各組織が機能的に成熟するまでの過程であり，精神的機能の成熟や運動機能が発達することで，複雑な思考や機能が働くようになることをいう．

　発育は成長と発達を合わせた広義の意味で用いられる．乳幼児の発達過程は，頭部から下部の方向へ，また，身体の中心から末梢の方向へ進む．まず首がすわり，お座りができるようになり，その後，つかまり立ち，自立歩行の順にできるようになる．上肢の運動は，肩や肘の運動から始まり，手首，手掌，そして指先へと発達する．学童期以降になると，自我に目覚めるようになり，筋肉や骨格の発達に伴って，運動能力や体力の発達が著しくなる．

　乳幼児の体格や栄養状態の評価にはパーセンタイル曲線（付表5，6）やカウプ指数（表3-2）が用いられる．成長・発達に伴う心身の変化と栄養学童の発育速度は，ほぼ一定（年間で身長5 cm，体重3 kg 程度）で，学童期の体格や栄養状態の評価には毎年の学校保健統計調査により，身長・体重の年齢別年間増加量，肥満度（表3-3），ローレル指数（表3-4）などが用いられる．

●表 3-2● カウプ指数（体重（kg）／身長（m）^{2}）

15〜18 未満	正常
18〜20 未満	肥満ぎみ
20 以上	肥満

SW：令和3年度平均身長の場合の標準体重参照（文部科学省）

●表 3-3● 肥満度（%）＝100 ×（体重（kg）−SW）／SW

± 20%以内	標準体重
＋ 20〜30%まで	軽度肥満
＋ 30〜50%まで	中等度肥満
50%以上	高度肥満

SW：Standard Weigth 標準体重

●表 3-4● ローレル指数（体重（kg）／身長（m）^{3} × 10）

100 未満	痩せすぎ
100〜115 未満	痩せている
115〜145 未満	普通
145〜160 未満	太っている
160 以上	太りすぎ

　思春期に入ると，発育は再び急激な加速現象（思春期スパート）となり，身長は，スパート終了後はほとんど伸びなくなり，一般に男性のほうが女性より体格が大きくなる（表2-1参照）．成人の体格の評価には，BMI が用いられる．

　身体機能や精神の発達とともに乳幼児の社会性が育まれる．2歳頃から言語の発達に伴い，ほかの子とかかわりをもとうとし，徐々に社会性を発揮するようになる．学童・思春期では，自我に目覚め，自主性が発達し，抽象的な思考ができるようになる．思春期では，ときに社会的な規範を逸脱することで不満の解消を図ることもある．

　2005年の発達障害者支援法の施行により，我が国における発達障害の定義が確立し，早期発見，保育，教育，就労等，発達障害者の各ライフステージに応じた支援が示された．発達障害とは広汎性発達障害，学習障害（LD），注意欠陥多動性障害（ADHD）の3つに分類される．これらは，主に先天性の脳機能障害が原因で，乳幼児期に生じる発達の遅れや精神障害，知能障害を伴う場合もある症状である．発達障害の症状はさまざまで，近年は就職後に仕事や対人関係のつまづきをきっかけに診断を受けるケースも増えており，これらの支援も課題となっている．

3）加　　齢

　人生100年時代が本格的に到来するにあたり，胎児期から高齢期に至るまでの人の生涯を掲示的に捉えた健康づくりの重要性が高まっている．

　加齢は，生まれてから死ぬまでの時間経過をいい，加齢（aging）と老化（senesence）が同義語として扱われることもある．加齢に伴い身体の細胞や器官に退行性の変化が生じることを老化という．老化は，筋力，神経伝導速度，肺活量，病気に対する抵抗力などの生体機能が低下することで，

このような機能低下は，一般に生殖年齢以降に始まり，早い，遅いの個人差はあるがすべての人にみられる．

　近年，高齢者の栄養問題は，低栄養（PEM）から生じるフレイル（脆弱性：frailty）で，日常生活動作（Activities of Daily Living：ADL）の低下，要介護状態，入院など，フレイルと健康障害の関連が明らかにされつつある（図3-5）．一方，サルコペニアはフレイルを誘発し，フレイルとサルコペニアは双方向に影響しあい，ともに機能障害や要介護状態と関連するようになる．サルコペニアの誘因となる栄養の問題は，必ずしも低栄養のみではないが，適切な栄養の摂取により，フレイルやサルコペニアの発症や進展を予防することは高齢者のQOLに係わっている．高齢者は，咀嚼能力の低下，消化・吸収率の低下，運動量の低下に伴う摂取量の低下などがみられ，個人差の大きいことが特徴である．さらに，多くの者が，何らかの疾患を有していることも特徴として挙げられる．そのため，年齢だけでなく，個人の特徴に十分に注意を払うことが必要である．このような状況を踏まえ，食事摂取基準2025年版では，フレイルや骨粗鬆症の予防の観点から低骨密度・骨粗鬆症と骨折のリスク要因が示されており（表3-5），きわめて重要な課題となる．

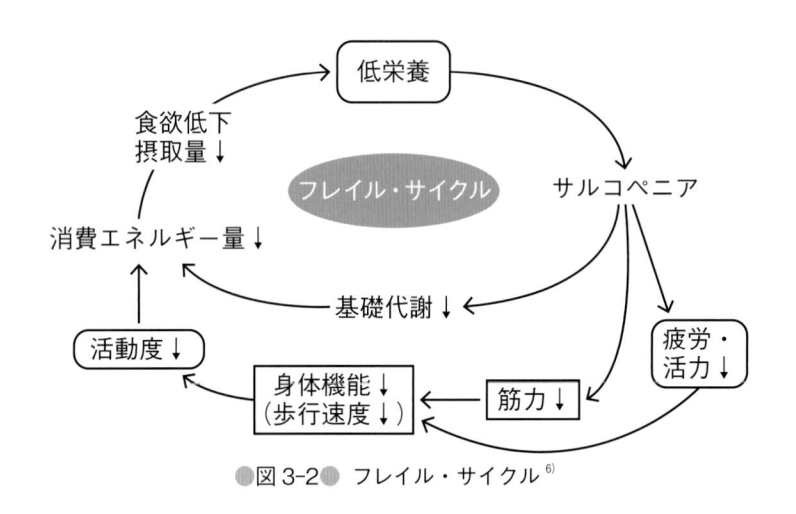

●図3-2● フレイル・サイクル[6]

●表3-5● 低骨密度・骨粗鬆症と骨折のリスク要因[6]

低骨密度・骨粗鬆症のリスク要因	
個体側要因 　高齢 　女性 　やせ・低体重・フレイル 　続発性骨粗鬆症の起因疾患・薬剤	行動学的要因・環境要因 　喫煙 　カルシウム摂取不足 　ビタミンD摂取不足 　たんぱく質摂取不足 　日光被爆不足 　運動不足
骨折のリスク要因	
個体側要因 　低骨密度 　骨折既往・既存骨折 　骨折の家族歴 　転倒既往 　やせ・低体重・フレイル 　骨質劣化指標（低TBS, 高AGE）	行動学的要因・環境要因 　喫煙 　飲酒 　転倒しやすい生活環境

TBS: trabecular bone score
AGE: advanced glycation end-product

Ⅱ

ライフステージ別栄養管理の実際

　現代社会では，人生100年時代を迎え，生活の質（QOL）の向上をはかり，健やかで心豊かに生活できる健康長寿社会への実現が求められている．人の一生は，胎児期から始まり，乳児期，幼児期，学童期，思春期，青年期，成人期，更年期，高齢期へと至る．各ライフステージにおける健康課題は多様化しているため，対象者の身体特性を考慮した的確な栄養管理が必要である．

　健康日本21（第三次）（2024〜2035）の健康づくり運動では，健康寿命の延伸と健康格差の縮小を目標に策定され，健康の保持・増進，生活習慣病の発症の予防や重症化予防に加え，高齢者の低栄養予防（フレイル）を視野に入れた目的に応じたライフステージ別の栄養教育が求められている．このような環境のなかで，管理栄養士・栄養士は対象者のニーズを知り，対象者に適した具体的な栄養計画を提案していかなければならない．

　第Ⅱ部では，第4章から第16章において，各ライフステージの身体特性・栄養特性について復習し，日本人の食事摂取基準（2025）に基づき栄養計画を提案する能力を演習する．具体的には，妊娠期は，初期・中期・後期・つわりに適した栄養摂取量を知り，具体的な献立に展開する．授乳期では乳汁分泌を促進する食事計画など母子ともに健全な生活を送るための栄養管理を習得する．乳児期では調乳や離乳食の進め方，幼児期では偏食や食物アレルギーに対応した食事計画，また保育園給食の実際に関する取り組みを学ぶ．学童期では学校給食摂取基準に基づいた食事計画に加え，食教育を実施する．思春期では中学生・高校生の欠食対策などの食育の重要性を学び，青年期では一人暮らしに伴う食生活の偏りや摂食障害等の精神面からの対応など健全な食行動を確立することが重要である．成人期では生活習慣病対策を目視し，各種生活習慣病の栄養管理に関するガイドラインや，飲酒の面では，「健康に配慮した飲酒ガイドライン（2024）」を参考にして健康寿命の延伸を導く栄養管理を習得する．更年期では身体特性を把握した食事計画，高齢期では低栄養予防やフレイル予防を視野に入れた栄養教育を学ぶと共に，介護老人施設における摂食嚥下障害対策の食事計画に取り組み，健康格差の縮小をはかることを学ぶ．

　また，運動・スポーツ時における食事管理の重要性については管理栄養士の役割が認められ始めたので，その対策も必須である．障害者（児）では特別支援学校の給食を参考にして，誰一人取り残さない健康づくりのために，より実効性をもつ取り組みに役立てる．

4 妊娠期の栄養管理の実際 ●

　妊娠期は，母体のみならず胎児の人間としてのスタート期間に相当し，期間は約10カ月である．この期間の栄養ケア・マネジメントの適否が，母体の健全な維持や胎児の発育，さらには分娩後の母乳分泌や乳児の健康な成長に影響を及ぼす．

1）妊娠の成立と維持

　妊娠の成立とは，受精後，受精卵が子宮腔内へと運ばれ，そこで着床した時点をさす．分娩予定日は，最終月経日の初日を0日とし，満280日（妊娠40週0日）として算出され，妊娠成立時は計算上妊娠3週目頃となる．妊娠期間は，妊娠初期（妊娠13週6日まで），妊娠中期（妊娠14週～27週6日），妊娠後期（妊娠28週以降）に区分される．

　妊娠初期は，分割した胚が子宮内膜に着床し，原始器官が発生する時期である．初期には胎盤のもととなる胎児由来の絨毛組織からヒト絨毛性ゴナドトロピン（hCG）が大量に分泌されるため，このホルモンが妊娠のマーカーとして使われることが多い．

　妊娠中期は，母体と胎児の物質交換の場となる胎盤が完成し，胎児の原始器官の分化も進み，ヒトとしての基本構造や機能が整う期間である．胎盤が完成すると，ここから妊娠の維持に必要な数種のホルモンが分泌される．

　妊娠後期は，胎外生活に適応するための身体の各器官が完全に整い，機能を充実させる期間である．

2）胎児の成長

　妊娠10週未満（受精から8週未満）の胎児を胎芽と呼ぶ．胎芽期，妊娠初期までは，器官分化が著しい時期であり，薬剤や放射線などの催奇形因子の影響を受けやすく注意を要する．妊娠10週以降から出産までを胎児と呼ぶ．胎児は子宮腔内で羊水に満たされた卵膜に包まれ，臍帯静脈を通じ胎盤から酸素や栄養素の供給を受け発育する．妊娠16週では体重が100g程度となり，四肢の運動も活発になるため，母体は胎動を感じるようになる．この時期は超音波法による性別の判定も可能となる．妊娠40週頃には体重は約3000g，身長は約50cmとなり，胎外生活に必要な生体の生理機能が完成している．

3）母体の生理的変化

　妊娠後期になると母体の基礎代謝は，非妊娠時に比べ20～30%亢進する．母体循環血流量は非妊娠時より40～50%増加するが，血漿量に比べ赤血球の増加が少ないため，ヘモグロビンやヘマトクリット値は低下し，見かけ上は貧血になりやすい．また，分娩に備え白血球数，フィブリノーゲンは増加し，出血時間の短縮が起こり，血液は凝固しやすくなる．

　さらにインスリン抵抗性の亢進が起こり，正常妊娠であっても脂質異常症の状態となりやすい．妊娠とともに母体の血液量，細胞外液，皮下脂肪，乳腺が増加し，妊娠後期の体重は，非妊娠時に比べて9～12kg程度増加する．

　分娩は，陣痛の間隔が10分置きあるいは1時間に6回となった時点を開始とし，第1期（陣痛の開始から子宮口全開大になるまで），第2期（子宮口全開大から胎児娩出まで），第3期（胎児娩

出後，胎盤が娩出されるまで）で胎盤が娩出された時点を終了とする．分娩所要時間は，初産婦が経産婦よりも一般的に長い．分娩が円滑に進むためには，母体の娩出力と産道の柔軟性，胎児の大きさや姿勢など3つの要素が必要とされる．

1）摂取栄養量

妊娠期の食事摂取基準では，非妊娠時の年齢・階級別食事摂取基準に，①胎児の成長に利用される量，②胎児の成長に伴う蓄積物，③胎児付属臓器（胎盤・臍帯）の増加に伴う分，④母親の子宮等の増大に伴う分等を考慮し，妊婦の最終的な体重増加量を 11 kg に対応するよう補正して必要なエネルギーと栄養素の付加量を算定した．

妊娠初期，中期，後期の区分で付加量が設定されているのは，エネルギー量（PAL の低い・ふつう・高い），たんぱく質・ビタミンA・鉄（推定平均必要量，推奨量）である．エネルギー量については，妊婦の身体活動レベルは初期と後期に減少するが，基礎代謝量は後期に増加し，エネルギー蓄積量は中期と後期は，初期の4倍近くになる．たんぱく質・鉄は，胎児の成長や母体の血液などの増加分として必須である．ビタミンA は，細胞の成長や分化にも関わっているため，心臓，肺，腎臓などの器官の正常な形成や維持においても重要な役割を果たしているが，レチノールを過剰に摂取すると，胎児奇形をきたすおそれがある．β-カロテンなどは，過剰摂取の心配はない．

妊娠期として推定平均必要量と推奨量に付加量が設定されているのは，ビタミンB$_1$，ビタミンB$_2$，ビタミンB$_6$，ビタミンB$_{12}$，葉酸，ビタミンC，マグネシウム，亜鉛，銅，ヨウ素，セレンである．なかでも，葉酸は，妊娠により造血のために必要量が増大し，神経管閉鎖障害予防の観点からも重要である（後述）．

唯一カルシウムは，妊娠中は活性型ビタミンD やエストロゲンなどが上昇し，カルシウム吸収率が高くなるため，推奨量を摂取している場合には，付加量は必要ないとされた．

●表 4-1● 妊娠期に必要なエネルギー，栄養素と付加量

	推定エネルギー必要量 kcal			たんぱく質 g		ビタミンA μgRAE		リン mg	鉄 mg	
	低い	ふつう	高い	EAR	RDA	EAR	RDA	AI	EAR	RDA
妊娠初期	＋50	＋50	＋50	＋0	＋0	＋0	＋0	800	＋2.0	＋2.5
中期	＋250	＋250	＋250	＋5	＋5	＋0	＋0	800	＋7.0	＋8.5
後期	＋450	＋450	＋450	＋20	＋25	＋60	＋80	800	＋7.0	＋8.5
授乳期	＋350	＋350	＋350	＋15	＋20	＋300	＋450	800	＋1.5	＋2.0

	n-6/n-3 系脂肪酸 g	VD μg	VE mg	VK μg	ビタミンB$_1$ mg		ビタミンB$_2$ mg		ナイアシン ngNE	
	AI	AI	AI	AI	EAR	RDA	EAR	RDA	EAR	RDA
妊婦	9　1.7	9.0	5.5	150	＋0.1	＋0.2	＋0.2	＋0.3	＋0	＋0
授乳婦	9　1.7	9.0	5.5	150	＋0.2	＋0.2	＋0.5	＋0.6	＋3	＋3

	ビタミンB$_6$ mg		ビタミンB$_{12}$ μg	葉酸 μg		パントテン酸 mg	ビオチン μg	ビタミンC mg		マグネシウム mg	
	EAR	RDA	AI	EAR	RDA	AI	AI	EAR	RDA	EAR	RDA
妊婦	＋0.2	＋0.2	4.0	中・後期のみ +200	中・後期のみ +240	5	50	＋10	＋10	＋30	＋40
授乳婦	＋0.3	＋0.3	4.0	＋80	＋100	6	50	＋40	＋45	＋0	＋0

	カリウム mg	亜鉛 mg		銅 mg		ヨウ素 μg		セレン μg		マンガン mg	クロム μg
	AI	EAR	RDA	EAR	RDA	EAR	RDA	EAR	RDA	AI	AI
妊婦	2000	中・後期のみ +2	中・後期のみ +2	＋0.1	＋0.1	＋75	＋110	＋5	＋5	3.0	10
授乳婦	2000	＋2.5	＋3	＋0.5	＋0.6	＋100	＋140	＋15	＋20	3.0	10

	モリブデン μg		Ca	
	EAR	RDA	EAR	RDA
妊婦	＋0	＋0	＋0	＋0
授乳婦	2.5	3.5	＋0	＋0

EAR：推定平均必要量，RDA：推奨量，AI：目安量，VD：ビタミンD，VE：ビタミンE，VK：ビタミンK
妊娠期・授乳期ともに，カルシウムには付加量はない，RDA650 mg を摂取すること

2）栄養ケア・マネジメント

①やせと肥満

妊娠前のBMI が 18.5 未満の場合，胎児は低出生体重児や胎児発育不全（FGR）児，切迫流産や早産，貧血となるリスクが高く，逆にBMI が 25.0 以上の場合は，妊娠糖尿病，妊娠高血圧症候群

妊娠前の体格	体重増加指導の目安
低体重（やせ）BMI：18.5 未満	12～15 kg
普通体重 BMI：18.5 以上 25.0 未満	10～13 kg
肥満（1 度）BMI：25.0 以上 30.0 未満	7～10 kg
肥満（2 度以上）BMI：30.0 以上	個別対応（上限 5 kg までが目安）

の発症，巨大児や帝王切開分娩のリスクが高くなり，インスリン抵抗性の亢進による糖代謝異常と脂質異常症があげられる．栄養ケアでは体重管理が重要で，個人差を考慮した，ゆるやかな体重増加指導を行う必要がある．

②貧血

妊娠性貧血は妊娠経過中に認められる貧血でヘモグロビン（Hb）11 g/dL 未満あるいはヘマトクリット（Ht）33% 未満をいい，分娩時の微弱陣痛や産後の大出血，子宮復古の遅れなど，母体に悪影響を及ぼすことが多い．妊娠期の貧血のほとんどは鉄欠乏性貧血であるが，葉酸やビタミンB_{12}の摂取不足により巨赤芽球性貧血を発症することもある．

妊娠中期以降は非妊娠時よりも小腸からの鉄の吸収率は高い．ヘム鉄（主に動物性食品）を中心に摂取し，非ヘム鉄（主に植物性食品）では，たんぱく質を同時に摂取することが大切である．やせの妊婦の場合，普段から小食の場合が多いため，適度に動きエネルギーを消費して，食欲増進を図ることが大切である．

③つわり・妊娠悪阻

妊娠4～16週に発症するつわりは，嘔吐，食欲不振，唾液の分泌過多，食嗜好の変化，胃腸障害などの消化管症状である．妊婦の約70～80%にみられ，平均4週間ほどで消失するが，悪化すると妊娠悪阻に移行する可能性がある．妊娠悪阻では，経口摂取が困難な場合には輸液管理が必要となる．

④妊娠糖尿病

妊娠糖尿病とは，「妊娠中に初めて発見または発症した糖尿病に至っていない糖代謝異常」であり，妊娠中の明らかな糖尿病，糖尿病合併妊娠は含めない．血糖値の正常維持が重要であり，食事療法による血糖コントロールが主体になる．食事療法を2～3週間実施し，結果が良好でなければインスリン療法を開始する．経口血糖降下剤は胎児に移行するため妊娠時には使用しない．

・摂取エネルギー量（非妊娠時 BMI＜25 の場合）

	妊娠初期（kcal）	妊娠中期（kcal）	妊娠後期（kcal）
日本糖尿病学会	標準体重 kg×30 + 50	標準体重×30 + 250	標準体重×30 + 450
日本産婦人科学会	←	標準体重×30 + 200	→

・摂取エネルギー量（非妊娠時 BMI＞25 の場合）：妊娠全期間を通じて標準体重×30（kcal）

⑤妊娠高血圧症候群

高血圧を伴う疾患で，病因はさまざまである．素因や環境などの因子により発症し，妊娠による体内環境の変化に対する母体の適応不全症候群と考えられる．子宮・胎盤循環障害と母体の血管内皮細胞障害による血管攣縮（れんしゅく）を伴うため，周産期死亡，胎児発育不全，胎児仮死の発生率が高くなる．安静と食事療法が大切で，食事療法で改善しない場合には薬物療法の適応となり，最終的には外科的療法（帝王切開術）が行われることになる．

⑥二分脊椎症

神経管閉鎖障害の1つで，遺伝などを含めた多くの要因が複合して発症する．神経管下部の閉鎖障害を二分脊椎といい，脊椎や皮膚の欠損が起こり，神経組織に障害を来し，膀胱（ぼうこう），直腸の機能障害，下肢の運動障害を起こすことがある．妊娠を計画している女性，または妊娠初期の女性に対して食品からの摂取に加え，付加的にプテロイルモノグルタミン酸（葉酸：folic acid）400 μg の摂取が望ましいとされている．

⑦妊娠前からはじめる妊婦のための食生活指針

「なにを」「どれだけ」「どのように」食べたらよいのかを平易に伝えるための指針（妊産婦のための食事バランスガイド）ならびに妊娠・授乳期の食事摂取基準の付加量および10項目の食生活指針を示すことを目的に作成されたものである（付表8参照）．食生活指針の内容には，神経管閉鎖障害の予防のための葉酸の摂取や，ビタミンA（レチノール）の過剰摂取への注意，妊婦への魚介類の摂取と水銀に関する注意事項などが含まれている．

4.3 ···· 対象者のプロフィール

A（身体状況）
28歳，初産婦
妊娠週数 26週（中期）
身長 166 cm
非妊娠時体重 54 kg　現在体重 61.6 kg
腹囲 89 cm　　子宮底長 25 cm

B（臨床成績）

尿糖・尿たんぱく -	
浮腫 ±	
血圧 113/64 mmHg	

赤血球数 336×10⁴/μL　　血小板数 21.6×10⁴/μL
白血球数 9800/μL　　　　出血時間 1分15秒
ヘモグロビン 13.3 g/dL　　血液凝固時間 4分30秒
ヘマトクリット 33.50%
MCV 93.8 fl

赤血球数 $336\times10^4/\mu L$　血小板数 $21.6\times10^4/\mu L$
白血球数 $9800/\mu L$　出血時間 1分15秒
ヘモグロビン 13.3 g/dL　血液凝固時間 4分30秒
ヘマトクリット 33.50%
MCV 93.8 fl

C（臨床診査）
妊娠15週まで，つわりがひどく食事の摂取が難しい状態であった．水分および栄養補給は点滴に頼る日も多かった．この間，体重は非妊娠時から7 kg減少した．
妊娠16週ごろからつわりの症状が軽快し，食欲が増強してきた．
最近，手足にしびれがあり，軽い浮腫を起こしている．
足のこむらがえりをよく起こし痛みがある．
強度の便秘症が続いている．

D（食生活状況）
妊娠15週までは，食事の摂取が困難で，経口的には，おかゆかうどん，ヨーグルトを食べて過ごす日が多かった．
朝食はパンと果物に飲み物（主にカフェオレ）の摂取が多く，昼食は会社の食堂の定食を摂取することが多い．
昼食だけの摂取では足りず，15時頃と17時頃，間食として洋菓子（ケーキ，クッキーなど）をよく摂取する．
最近，食欲が増強してきているので，夕食の摂取量も多い．つわりの時に何も食べることができなかった反動により主菜の肉を多めに摂る献立に偏っている．
妊娠前は珈琲をブラックで1日6杯程度飲んでいたが現在は胎児のことを考え，カフェオレに変更している．
水やお茶の摂取よりも牛乳たっぷりのカフェオレの摂取が多い（3〜4回/1日）．

E（環境）
職業はデスクワークの多いOL．通勤には自家用車を使用している．
食材の購入調理担当者は，妊婦自身である．食材費にお金をかける経済的な余裕はあまりない．

4.4 ···· 対象者の2日分の食事記録

	1日目	食品番号	食品名	重量 g
朝食	ロールパン	1034	ロールパン	100
		13035	クリームチーズ	20
		7125	ブルーベリー・ジャム	20
	りんご	7148	りんご	80
	カフェオレ	16046	コーヒー・インスタント	5
		13003	普通牛乳	200
昼食	カレーライス	1088	めし・精白米（水稲）	250
		11019	和牛・もも・脂身つき - 生	50
		2017	じゃがいも - 生	50
		6212	にんじん・根，皮つき - 生	30
		6153	たまねぎ・りん茎 - 生	40
		14006	調合油	5
		12004	鶏卵・全卵 - 生	30
		17065	こしょう・混合，粉	0.3
		17012	食塩	0.5
		17026	洋風だし	3
		17051	カレールウ	20
		17036	トマト加工品・ケチャップ	5
	わかめサラダ	9041	乾燥わかめ - 素干し，水戻し	2
		6263	ブロッコリー・花序 - 生	40
		6061	キャベツ - 生	30
		6182	トマト - 生	30
		6312	レタス - 生	15
		17040	フレンチドレッシング	20
	ヨーグルト	13025	ヨーグルト・全脂無糖	100
		7125	ブルーベリー・ジャム	5
間食1	シュークリーム	15073	シュークリーム	100
	カフェオレ	16046	コーヒー・インスタント	5
		13003	普通牛乳	200
間食2	サブレ	15095	サブレ	50
	ミルクココア	16049	ココア・ミルクココア	10
		13003	普通牛乳	150
夕食	ご飯	1088	めし・精白米（水稲）	180
	ヒレカツ	11162	豚中型種・ヒレ・赤肉 - 生	70
		17065	こしょう・混合，粉	0.3
		17012	食塩	0.5
		1015	薄力粉・1等	3
		12004	鶏卵・全卵 - 生	4
		1077	パン粉 - 生	8
		14006	調合油	10
		17003	ウスターソース・濃厚ソース	10
		6061	キャベツ - 生	30
	ほうれんそうのごま和え	6267	ほうれんそう・葉 - 生	60
		5017	ごま - 乾	5
		3003	車糖・上白糖	2
		17008	うすくちしょうゆ	4.5
		17021	かつお・昆布だし	200
	豆腐と油揚げのみそ汁	4033	絹ごし豆腐	30
		4040	油揚げ	5
		6227	葉ねぎ・葉 - 生	3
		17021	かつお・昆布だし	200
		17044	米みそ・甘みそ	12

栄養価
エネルギー 2850 kcal，たんぱく質 86.8 g，脂質 104.4 g，炭水化物 370.4 g，食物繊維 26.8 g，食塩 9.6 g，ビタミンA 1037 μgRAE，Ca 1264 mg，Fe 10.6 mg

	2日目	食品番号	食品名	重量 g
朝食	トースト	1026	食パン・市販品	70
		14020	ソフトタイプマーガリン	10
	ヨーグルト	13025	ヨーグルト・全脂無糖	100
		3003	車糖・上白糖	5
	バナナ	7107	バナナ - 生	150
	カフェオレ	16046	コーヒー・インスタント	5
		13003	普通牛乳	200
昼食	ご飯	1088	めし・精白米（水稲）	180
	じゃがいものみそ汁	2017	じゃがいも - 生	50
		6153	たまねぎ・りん茎 - 生	30
		6227	葉ねぎ・葉 - 生	3
		17021	かつお・昆布だし	200
		17044	米みそ・甘みそ	12
	メンチカツ	11077	輸入牛・もも・赤肉 - 生	30
		11156	豚中型種・もも・赤肉 - 生	40
		6153	たまねぎ・りん茎 - 生	20
		14006	調合油	1
		17065	こしょう	0.3
		17012	食塩	0.5
		12004	鶏卵・全卵 - 生	5
		1077	パン粉 - 生	4
		13003	普通牛乳	5
		14006	調合油	15
		6061	キャベツ - 生	30
		6182	トマト - 生	30
		17003	ウスターソース・濃厚ソース	10
間食	ドーナツ	15078	ドーナツ・ケーキドーナツ	100
	カフェオレ	16046	コーヒー・インスタント	5
		13003	普通牛乳	200
夕食	ご飯	1088	めし・精白米（水稲）	180
	あさりのお吸い物	10281	あさり - 生	20
		6227	葉ねぎ・葉 - 生	3
		17020	昆布だし	150
		16001	清酒・上撰	0.5
		17012	食塩	0.5
		17008	うすくちしょうゆ	1
	鮭のバターソテー	10134	しろさけ - 生（切り身）	70
		14017	有塩バター	5
		17065	こしょう・混合，粉	0.3
		17012	食塩	0.3
		6312	レタス - 生	15
		6183	トマト・ミニトマト - 生	15
		17042	マヨネーズ・全卵型	5
夜食	ミルクココア	16049	ココア・ミルクココア	10
		13003	普通牛乳	150
	チョコレート	15116	ミルクチョコレート	10

栄養価
エネルギー 2370 kcal，たんぱく質 71.4 g，脂質 77.9 g，炭水化物 329.5 g，食物繊維 19.9 g，食塩 6.2 g，ビタミンA 401 μgRAE，Ca 961 mg，Fe 6.4 mg

4

妊娠期の栄養管理の実際

31

つわりに適する献立例（昼食）

冷しゃぶそうめん	そうめん（乾）	150 g	①きゅうり，にんじんは線切り，れんこんは縦半分に切って，横にして薄切りにし，ねぎは小口切りにする．れんこんは変色しないように酢水につける．しょうがはすりおろす．大豆もやしと線切りにしたにんじん，薄切りしたれんこんは軽くゆで，冷ます．②豚肉とそうめんはそれぞれゆでて水にとって冷ます．③つけ汁の調味料を合わせる．④器にそうめんを載せ，その上に豚肉と野菜を盛る．薬味にねぎとしょうがと，もみのり（のりを揉んで）を添える．☆そうめんではなく，細めんのうどんでもよい．
	豚もも肉（しゃぶしゃぶ用）	60 g	
	きゅうり	20 g	
	にんじん	20 g	
	れんこん	20 g	
	大豆もやし	10 g	
	葉ねぎ	2 g	
	のり	0.5 g	
	つけ汁 かつお・昆布だし	40 mL	
	みりん	3 mL	
	うすくちしょうゆ	8 mL	
	しょうが（おろす）	3 g	
かぼちゃとヨーグルトのサラダ	かぼちゃ（西洋）	60 g	①かぼちゃは皮ごと一口大に切り，軟らかくゆでる（電子レンジでもよい）．皮が硬い場合には，皮をむくと良い．②ミニトマトは半分に切る．リンゴは皮をむき銀杏切りにする．レーズンは硬い場合は湯通しする．③かぼちゃ，ミニトマト，レーズン，りんごをAの調味液で和える．
	ミニトマト	50 g	
	レーズン	5 g	
	りんご	20 g	
	A ヨーグルト（全脂無糖）	5 g	
	砂糖	3 g	
	マヨネーズ	12 g	
	食塩	0.1 g	
	こしょう	0.05 g	
フルーツジュース	りんご	40 g	①果物は薄く切る．②ミキサーに①と氷，グラニュー糖を入れ，なめらかになるまで撹拌する．☆果物の種類は好みでよい．
	バナナ	20 g	
	いちご	60 g	
	グラニュー糖	9 g	
	氷	100 mL	

栄養価

エネルギー 695 kcal，たんぱく質 22.6 g，脂質 15.3 g，炭水化物 110.6 g，ビタミン B₁ 0.71 mg，ビタミン B₂ 0.50 mg，葉酸 157 μg，カルシウム 267 mg，鉄 2.2 mg，食塩 4.8 g（つけ汁全部含む場合）

※つわり時にはつわりの症状をやわらげ，さっぱり頂ける炭酸水を使ってレモンスカッシュ（右下）をつくるなどしてもよい．

葉酸の多い献立例（昼食，夕食）

ご飯	ご飯	180 g	
ほうれん草とトマトの中華スープ	ほうれん草	20 g	①トマトは皮を湯むきして，くし型に切り，種を軽くとる．②ほうれん草は塩ゆでし，2 cm 程度の長さに切る．③鍋に中華だしを入れ，煮立ったら①と②を入れ，軽く煮て塩とこしょうで調味する．そこに溶き卵を回し入れて，卵が浮いてきたら火をとめる．
	トマト	40 g	
	鶏卵	20 g	
	中華だし汁	160 mL	
	食塩	0.5 g	
	こしょう	0.3 g	
鶏と野菜の中華炒め	若鶏 むね肉	60 g	①鶏胸肉は塩，こしょうと酒で下味をつける．②アスパラガスは塩ゆでし 3 cm の長さに切る．③セロリは筋をとり，2〜3 cm の長さに切る．④ブロッコリーも小房にし，ゆでる．⑤鍋に油をしき，みじん切りにしたしょうがを加えて火にかける．香りがたったら，鶏肉を入れてしっかり焼く．⑥鶏肉が焼けたら，そこに②，③，④の野菜を入れ軽く炒め，そこに中華だしとAの調味液を入れて手早く炒める．最後に水溶き片栗粉でとろみをつける．
	食塩	0.3 g	
	こしょう	0.3 g	
	酒	3 mL	
	アスパラガス	20 g	
	セロリ	10 g	
	ブロッコリー	25 g	
	しょうが	3 g	
	調合油	3 mL	
	A 中華だし汁	30 mL	
	酒	5 mL	
	食塩	1 g	
	うすくちしょうゆ	2 mL	
	片栗粉	1 g	
モロヘイヤ納豆	モロヘイヤ	100 g	①モロヘイヤは軽くゆでて，ざるにとって冷まし，水気をしっかり切って刻む．②納豆にしょうゆを加え，①を和える．
	糸引き納豆	50 g	
	こいくちしょうゆ	5 mL	
イチゴヨーグルト	いちご	100 g	
	ヨーグルト（全脂無糖）	100 g	

栄養価

エネルギー 617 kcal，たんぱく質 31.8 g，脂質 13.0 g，炭水化物 82.4 g，ビタミン B₁ 0.64 mg，ビタミン B₂ 0.84 mg，葉酸 384 μg，カルシウム 249 mg，鉄 3.9 mg，食塩 2.7 g

※モロヘイヤは夏野菜のため，入手できない場合には，葉酸の値は減るが，納豆だけでもよい．

鉄分の多い献立例（昼食，夕食）

豚レバー入りドライカレー	ご飯	180 g	①たまねぎ，にんじん，セロリ，にんにくはみじん切りにする．レーズンは硬ければ湯通しし刻む．②レバーは水（あれば牛乳）につけて，血抜きおよび臭みをとり洗って細かく切る．（軽く湯通し（2 分）して細かく切ってもよい）③鍋にオリーブ油とにんにくを入れ火にかけ，香りが出てきたらたまねぎを透き通るまで炒め，にんじん，セロリを入れて炒める．④③にひき肉と②のレバーを加えて炒め，レバーを木べらでつぶしながら炒める．カレー粉を振り入れる．ブイヨンとホールトマト，ケチャップ，赤ワインを加え，汁気がほぼなくなるまで煮る．⑤塩，こしょうで味付けする．⑥器にご飯を盛り，⑤のカレーをかける．みじん切りしたパセリ，レーズンとアーモンドスライスを散らす．☆ローリエ，ナツメグ，クミンを少量加え，煮込むと風味が増す．
	牛ひき肉	50 g	
	豚レバー	30 g	
	たまねぎ	25 g	
	にんじん	20 g	
	セロリ	10 g	
	にんにく	5 g	
	オリーブ油	5 mL	
	ブイヨン	200 mL	
	トマト（ホール缶）	100 g	
	カレー粉	2 g	
	赤ワイン	5 mL	
	ケチャップ	10 g	
	塩	1 g	
	こしょう	0.3 g	
	パセリ（みじん切り）	0.3 g	
	アーモンド（スライス）	0.5 g	
	レーズン	5 g	
いかとあさりの魚介サラダ	いか	30 g	①いかは皮をむき，輪切りにする．あさりは砂抜きする．フライパンにいかとあさり，白ワインと少量の水を入れ，蒸し煮する．あさりの殻が開いたら，火を止めて冷ます．（蒸し汁はとっておく）②トマトは湯むきして乱切りにする．きゅうりは小口切りにする．エンダイブは洗って一口大にちぎる．③Aと①の蒸し汁（5 mL 程度）を混ぜ合わせてドレッシングをつくる．④器に②の野菜を盛り，その上に①の魚介を盛って，③のドレッシングをかける．
	あさり（むき身の重量 20 g，殻付きがよい）	50 g	
	白ワイン	3 g	
	トマト	50 g	
	きゅうり	30 g	
	エンダイブ（なければサニーかグリーンレタス）	20 g	
	A オリーブ油	4 mL	
	バルサミコ酢	8 mL	
	食塩	0.5 g	
	たまねぎ（みじん切り）	0.5 g	
	練りわさび	0.5 g	
プルーンヨーグルトジュース	バナナ	40 g	①プルーンは 1/2〜1/3 に切り，バナナも 3〜4 cm に切る．②冷凍ブルーベリー，①のプルーン，バナナ，ヨーグルト，牛乳，はちみつをミキサーにかける．（氷を適量入れて，ミキサーにかけると冷たく頂ける．バナナの変色を防ぐためにレモン汁を 2 mL 程度加えるとよい）
	プルーン（乾）	15 g	
	ブルーベリー（冷凍）	25 g	
	普通牛乳	80 mL	
	ヨーグルト（全脂無糖）	70 g	
	はちみつ	5 g	

栄養価

エネルギー 852 kcal，たんぱく質 31.1 g，脂質 25.5 g，炭水化物 114.4 g，ビタミン B₁ 0.48 mg，ビタミン B₂ 1.73 mg，葉酸 362 μg，ビタミン B₁₂ 35.8 μg，カルシウム 303 mg，鉄 9.4 mg，亜鉛 8.1 mg，食塩 4.4 g

つわり時には，品数を少なく，さっぱりいただける献立を提供する．鉄を多く含むレバーは調理方法に工夫を凝らし，妊婦さんが美味しくいただける献立を考える．同時にレバーを食べることができない妊婦さんの鉄補給献立も考えよう．

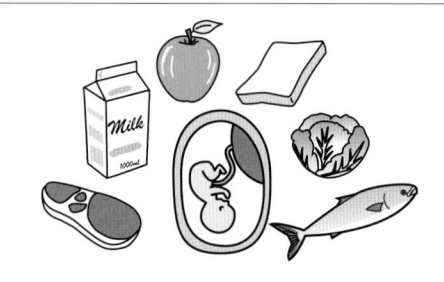

レモンスカッシュの分量：

レモン果汁	15 g	①シロップをつくる．鍋にグラニュー糖と水を入れ，1/3 量まで煮詰めて，冷ましておく．②グラスにレモン汁と①のシロップと氷を入れよくかき混ぜる．③②に炭酸水を加え軽く混ぜて，レモンのスライスを飾る．
グラニュー糖	20 g	
水	45 mL	
炭酸水	100 mL	

妊娠初期の献立例（昼食）

料理名	食材	分量	作り方
しょうが焼きとろろ丼	押し麦	8 g	①麦ご飯は精白米の重量の 1.5 倍，麦の重量の 2 倍の水を加え，炊く．
	精白米	70 g	②Aの調味液（しょうがおろす）に食べやすく切った豚肉を漬けこむ．
	豚もも肉	60 g	③キャベツ，ピーマンは線切りにする．塩ゆでし，お湯をしっかりきって，塩，こしょうで軽く味をつけておく．
	A〔こいくちしょうゆ	10 mL	
	みりん	8 mL	④②を薄切りしたたまねぎを入れて炒める．
	しょうが	5 g	⑤長いもは盛り付ける直前にすりおろし，だし汁とうすくちしょうゆで味をつける．
	調合油	3 g	⑥麦ご飯を器に盛り，その上に②の野菜を載せて，その上に③の豚肉と玉ねぎ，さらにその上に⑤のとろろをかけて頂く．
	キャベツ	40 g	
	たまねぎ	20 g	☆しょうが焼きと，とろろご飯は別々に食してもよいが，妊娠初期のつわりで品数を抑えたいときには，丼ものがおすすめである．
	ピーマン	10 g	
	食塩	0.5 g	
	こしょう	0.03 g	
	長いも（おろす）	50 g	
	かつお・昆布だし汁	20 mL	
	うすくちしょうゆ	2 mL	
わかめと卵のスープ	乾燥わかめ	1 g	①わかめは水で戻しておく．
	鶏卵	25 g	②鍋に中華だしを入れ，千切りにした根深ねぎを軽く煮る．そこに溶き卵を加え，調味する．
	食塩	0.5 g	③器に水を切ったわかめを入れ，②を注ぐ．
	こしょう	0.03 g	
	根深ねぎ	2 g	
	中華だし汁	150 mL	
ブルーベリースムージー	ブルーベリー（冷凍）	20 g	①ヨーグルトは凍らせる．
	ヨーグルト（全脂無糖）	100 g	②バナナとヨーグルト，水と①の凍らせたヨーグルトを一緒にミキサーにかける．
	水	50 mL	
	バナナ	100 g	

栄養価
エネルギー 654 kcal，たんぱく質 25.1 g，脂質 11.8 g，炭水化物 104.3 g，ビタミン B₁ 1.10 mg，ビタミン B₂ 0.52 mg，葉酸 114 µg，カルシウム 196 mg，鉄 2.6 mg，食塩 3.4 g

妊娠後期の献立例（夕食）

料理名	食材	分量	作り方
ご飯	白ご飯	200 g	
生揚げとにらのおみそ汁	生揚げ	30 g	①生揚げは熱湯をかけて油抜きし，さいの目に切る．
	にら	10 g	②にらは 1 cm 程度の長さに切る．
	みそ	12 g	③だし汁を煮立てみそを溶き，そこに生揚げとにらをいれて軽く煮立てて，器に注ぐ．
	かつお・昆布だし	160 mL	
さばのおろし煮	まさば	80 g	①さばは小骨を抜き，小麦粉をまぶして 170℃の揚げ油でからりと揚げる．
	薄力粉	5 g	②大根はすりおろす．ねぎは小口切りにする．
	調合油	8 mL	③鍋に調味料を煮立て，しょう汁と①のさば，②の大根（軽く水気を切る）を入れ，一煮立ちしたら火を止める．
	かつお・昆布だし	70 mL	
	砂糖	3 g	④器に盛り，ねぎを散らす．
	食塩	0.5 g	
	うすくちしょうゆ	5 mL	
	清酒	5 mL	
	しょうが（すりおろす）	3 g	
	大根（すりおろす）	50 g	
	葉ねぎ	3 g	
ひじきとしらたきの白和え	ひじき（干・鉄釜）	5 g	①ひじきは水で戻しておく．
	こんにゃく・しらたき	100 g	②しらたきは 5 cm 程度に切り，下ゆでする．
	絹ごし豆腐	50 g	③①と②の水分をしっかりとばす（から炒りしてもよい）．
	炒りごま	9 g	④豆腐は水気を切る．
	砂糖	3 g	⑤すり鉢でごまをすり，そこに④の豆腐と砂糖，塩を入れすり混ぜる．
	食塩	0.5 g	⑥⑤に③のひじきとしらたきを入れよく和える．
			☆塩分に制限がない場合には，ひじきとしらたきを砂糖 3 g，醤油 2 mL，みりん 2 mL，だし汁 100 mL で，和える前に一度煮ておくと美味しく頂ける．
きゅうりとわかめの酢の物	きゅうり	40 g	①きゅうりは表面に塩をつけ板ずりし，洗って輪切りにする．
	食塩	0.4 g	②わかめは水で戻す．しらすは硬い場合は湯通しして冷ます．
	乾燥わかめ	1.5 g	③水分をよくふいた①のきゅうりと②のわかめ，シラスを混ぜ A の調味液で和える．器に盛り，その上に針しょうがを添える．
	しらす干し	3 g	
	しょうが	1 g	
	A〔食塩	0.5 g	
	かつお・昆布だし	5 mL	
	穀物酢	5 mL	

栄養価
エネルギー 796 kcal，たんぱく質 30.0 g，脂質 28.9 g，炭水化物 92.9 g，ビタミン B₁ 0.41 mg，ビタミン B₂ 0.43 mg，葉酸 107 µg，カルシウム 433 mg，鉄 7.8 mg，食塩 5.3 g

妊娠中期の献立例（昼食）

料理名	食材	分量	作り方
あさりとほうれんそうのパスタ	スパゲッティー 乾	80 g	①生しいたけは石づきをとり，そぎ切りに，ほうれんそうは 2 cm 程度の長さに切る．
	あさり（水煮）	50 g	②にんにくはみじん切りにする．
	ほうれんそう	30 g	③スパゲティは 1%の塩が入った沸騰水でアルデンテにゆでる．
	生しいたけ	20 g	④フライパンにオリーブオイルとにんにくを入れ火にかける．にんにくの香りが油に移ったら，あさりを入れ，炒め，さらにしいたけとほうれんそうを炒める．
	オリーブ油	10 g	
	にんにく（みじん切り）	2 g	
	しそ葉	0.5（1/2 枚）	⑤器に盛り，青じその線切り，のりの細切りを散らす．
	焼きのり（カットののりでもよい）	0.5 g	しょうゆ，塩とこしょうで調味し，ゆでたての③を加えて，炒める．
	こいくちしょうゆ	6 mL	☆味が薄い場合には，③のゆで汁を適量加えるとよい．
	食塩	1 g	
	こしょう	0.5 g	
牛肉とトマトの和え物	牛肉 もも肉（薄切り）	50 g	①鍋にたっぷりの湯を沸かし，香りつけの長ネギ（青い部分），しょうがを少量加え（分量外），牛肉を 1 枚ずつ広げて入れる．色が変わったら冷水にとり，食べやすい大きさに切る．
	トマト	30 g	②トマトは湯むきし，種をとり，くし型に切る．
	きゅうり	10 g	③きゅうりは縦半分にし，斜めに薄く切る．
	大豆（水煮）	5 g	④A はすべてみじん切りにする．
	A〔根深ねぎ	5 g	⑤④と B の調味料を合わせ，よく混ぜる．
	しょうが	0.5 g	
	にんにく	0.5 g	⑥①の牛肉，②のトマト，③のきゅうりと大豆の水煮を合わせ，⑤で和える．
	とうがらし（乾）	少量	
	B〔こいくちしょうゆ	6 mL	
	穀物酢	4 mL	
	ごま油	0.8 mL	
	砂糖	0.5 g	
もずくスープ	もずく	50 g	①鶏がらスープに洗ったもずくを入れ，調味して器に盛り，ごまとねぎを散らす．
	鳥がらだしスープ	150 mL	
	葉ねぎ	3 g	
	炒りごま	2 g	
	酒	2 mL	
	うすくちしょうゆ	3 mL	
	食塩	0.5 g	
	こしょう	0.03 g	
トリプルカルシウムゼリーブルーベリーソースかけ	ヨーグルト（全脂無糖）	65 g	①ゼラチンを水でふやかして湯煎で溶かす（レンジでも OK）．
	普通牛乳	35 mL	②鍋に牛乳を入れて人肌程度に軽く温め，スキムミルクを少しずつ入れて溶かし砂糖を加える．
	脱脂粉乳	2 g	
	グラニュー糖	8 g	③②に①の溶かしたゼラチンを加えて混ぜる．
	ゼラチン/ゼラチン用水	2 g/10 mL	④ボウルにヨーグルトをこして入れ，そこに③を入れてよく混ぜる．これをカップに流し入れる．
	水	20 mL	
	ブルーベリーソース〔ブルーベリー・ジャム	8 g	荒熱をとって（バットに氷をしき，その上で冷ます），冷蔵庫で冷やし固める．
	レモン果汁	0.8 mL	⑤鍋にレモン汁以外のソースの材料を入れ，軽く煮立て，火を止めてレモン汁を加える．（ソースは好みのジャムで作るとよい）
	グラニュー糖	0.8 g	
	水	8 mL	※妊娠高血圧症候群や妊娠糖尿病の場合には低脂肪のヨーグルトや牛乳を用いると低脂肪，高 Ca のデザートになる．

栄養価
エネルギー 664 kcal，たんぱく質 33.1 g，脂質 19.5 g，炭水化物 81.5 g，ビタミン B₁ 0.37 mg，ビタミン B₂ 0.59 mg，葉酸 139 µg，カルシウム 262 mg，鉄 13.5 mg，食塩 4.1 g

初期はつわりがある妊婦が多いので，栄養価へのこだわりよりも，妊婦が食べることが可能なものを食べやすい状態に調理できる献立の提供が大切．中期以降は特にたんぱく質や鉄の需要が高まるために，これらの栄養素が十分にとれる献立を作成しよう．

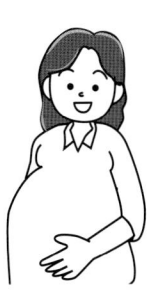

1）母体の生理変化

　産褥期とは，妊娠・分娩（出産）によって生じた母体の生理的変化が，妊娠前の状態に戻るまでの分娩後6〜8週間の期間である．この産褥期を含め，乳児に授乳する期間を授乳期という．母体は，分娩時の出血やその後の子宮粘膜，分泌液などを悪露として排出するために，母体のたんぱく質や水分が多く失われる．しかし，分娩時の損失に備えて妊娠中にたんぱく質や水分を備えているため，多量の出血があった場合を除き，失ったものを特に補う必要はないといわれている．

　妊娠中に母体の体重は7〜12kg増加するが，分娩後，胎児や胎盤などの娩出（排出）により5〜6kg減少する．その後，循環血液量の減少や子宮の収縮で体重が減少し，分娩後6カ月頃には妊娠前の体重（非妊時体重）に戻すのがよいとされている．

　母乳育児を行わない場合は，食事摂取基準の付加量は必要なくなる．

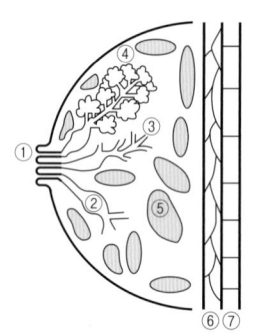

●図5-1● 乳房の構造
①乳頭，②乳管洞，③乳管，④乳腺葉，⑤脂肪，⑥胸筋，⑦肋骨.

2）乳汁分泌のメカニズム

　妊娠中は，卵巣・胎盤から分泌されるエストロゲン（卵胞ホルモン）やプロゲステロン（黄体ホルモン）の作用により，乳房は増大し，乳腺が発達する（図5-1）．また，これらのホルモンは脳下垂体前葉から分泌されるプロラクチン（催乳ホルモン）の作用を抑制するので乳汁分泌が抑えられている．

　分娩後は，胎盤が体外に出されるとエストロゲンやプロゲステロンは急速に血中から消失し，乳汁分泌を促進するプロラクチンが作用し始めることにより，乳汁生産が開始される．

　また，乳児の乳房への吸啜刺激は，脊椎から視床下部を介して下垂体に伝わり，脳下垂体後葉から子宮を収縮するオキシトシン（幸せホルモン）が分泌される．オキシトシンは，母乳を放出（射乳）する作用と，子宮を収縮させて，産後の母体の回復（子宮復古）を早める（図5-2）．

　そのため出産後はできるだけ早く，新生児が母乳を飲めるようにし，出産後から退院までの間は母親と子どもが終日一緒に過ごせるように母子同室が勧められている．

　授乳期間中は，飲酒の摂取は控える必要がある．過剰にアルコールを摂取するとプロラクチンの分泌低下により母乳の分泌量が減少する．そのため乳児の体重増加が抑制される．アルコールは，乳汁に移行するため授乳期が終了するまでは控える必要がある．また，カフェインはコーヒー，紅茶・緑茶類，ココア，清涼飲料水，エナジードリンクなどに含まれており，カフェインを過剰に摂取すると，乳汁に移行するため控えることが望ましい．

胎盤の娩出に伴い，胎盤からのエストロゲン，プロゲステロンは減少

　　　⬇

哺乳により乳頭に吸啜刺激を与える

　　　⬇

神経刺激が脊髄を経て中枢神経に伝達

　　　⬇

反射的に下垂体前葉からプロラクチン，後葉からオキシトシンが分泌

　　　⬇

泌乳，射乳を起こす

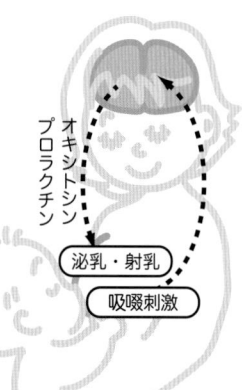

●図5-2● 母乳分泌

3）母乳の成分変化

　母乳栄養は乳児と母体の両者にとって最も自然で，

安全・衛生的で理想的な栄養法である.

成分： 母乳の分泌量や構成成分は，分娩から数日を経て変化する．初乳は分娩後3〜5日頃までに分泌され，移行乳を経て分娩後10日以降に分泌される母乳を成乳（成熟乳）という（表5-1）.

初乳は淡黄色で粘性が高く，アルブミン，鉄，ビタミンA・E，免疫防御因子（感染防御因子）の免疫グロブリン（Ig）A，ラクトフェリンを多く含んでいる.

成乳は乳白色で粘性が低く，初乳に比べ乳糖や脂肪が多くなり，たんぱく質や無機質は減少する.

分泌量： 初乳の分泌量は100 mL/日程度と少ないが，分娩後1カ月を経た頃には分泌量も増え600〜1000 mL/日程度となる．個人差もあるが，分娩後半年程平均780 mL泌乳が続き，この780 mLが食事摂取基準にも使われている.

栄養価： 母乳のエネルギーは61 kcal/100 mLである．乳清たんぱく質が60%（カゼインが40%）と多く含まれており，胃内で凝乳酵素レニンの作用により，ソフトカードが形成されるので，消化・吸収が容易である．脂質は牛乳に比べて必須脂肪酸・不飽和脂肪酸の含有量が高い．母乳にはビタミンKが少ないため，新生児メレナや頭蓋内出血症（とうがいない）の予防のために乳児への経口投与が行われている.

●表5-1● 乳汁・牛乳の栄養成分組成（100 g）

	（単位）	初乳	移行乳（産後6〜10日）	成熟乳（人乳）	普通牛乳	乳児用調製粉乳（13%）
エネルギー	(kcal)	66	67	61	61	66
たんぱく質	(g)	2.1	1.9	0.8	3.0	1.4
脂質	(g)	3.2	3.4	3.6	3.5	3.4
炭水化物	(g)	7.1	7.0	6.4	4.4	7.5
ナトリウム	(mg)	34	27	15	41	18
カリウム	(mg)	74	73	48	150	65
カルシウム	(mg)	29	30	27	110	48
鉄	(mg)	Tr (0.05)	Tr (0.04)	Tr (0.04)	Tr (0.02)	0.8
亜鉛	(mg)	0.5	0.4	0.3	0.4	0.4
ビタミンA	(μgRAE)	194	147	46	38	73
ビタミンB$_1$	(mg)	Tr (0.003)	0.01	0.01	0.04	0.05
ビタミンB$_2$	(mg)	0.04	0.04	0.03	0.15	0.09
ビタミンC	(mg)	7	6	5	1	7
ナイアシン	(mg)	0.1	0.1	0.4	0.9	1.1

出典：成熟乳（人乳），牛乳，調製粉乳（13%として）は日本食品標準成分表（八訂）増補2023年より算出.
初乳，移行乳は井戸田ほか，「最近の日本人人乳組成に関する全国調査（第一報）一般成分およびミネラル成分について」，日本小児栄養消化器病学会雑誌，5，145（1991），矢賀部ほか，「同タイトル（第七報）ビタミンA，*β*-カロチンおよびビタミンE含量について」，同雑誌，9，8（1995），井戸田ほか，「同タイトル（第十報）水溶性ビタミン含量について」，同雑誌，10，11（1996）より，夏季・冬季の平均値.

5.2 ・・・・ 授乳期のケア・マネジメント

1）摂取栄養量（表4.1参照）

授乳中は母乳生成のためにエネルギーや栄養素を必要とする．そのため授乳婦の食事摂取基準は非妊娠時の年齢・身体活動レベルに授乳期特有の変化を考慮し，付加量が策定されている.

①**エネルギー量：** 授乳婦の推定エネルギー必要量の付加量は，泌乳のためのエネルギー量（哺乳量（0.78 L/日）×母乳中のエネルギー含有量（663 kcal/L）＝約517 kcal/日）から，分娩後における体重の減少により得られるエネルギー量（体重1 kg当たり6500 kcal，体重減少量を0.8 kcal/月として算出：約173 kcal/日）を差し引いて算出され，350 kcal/日と設定されている.

②**たんぱく質：** 泌乳に対するたんぱく質摂取の付加量は，哺乳量（0.78 L/日），平均母乳中たんぱく質濃度（12.6 g/L），食事性たんぱく質から母乳たんぱく質への変換効率（70%）により求められている．推奨量は，推定平均必要量15 g/日に推奨量算定係数1.25を用いて20 g/日とされている.

③**脂質：** 脂質エネルギー比率，飽和脂肪酸はいずれも非妊娠時と同様とし，また*n*-6系と*n*-3系不飽和脂肪酸の目安量はそれぞれ9 g/日，1.7 g/日とした.

④**ビタミン類：** 授乳婦のビタミン類の付加量は基本的に母乳中のビタミン含量と哺乳量（0.78 L/

日），個人間変動係数，相対生体利用率などから求められている．付加量はビタミン A，B₁，B₂，B₆，B₁₂，C，ナイアシン，葉酸に設定されている．

⑤**ミネラル類**：　授乳婦のミネラル類も基本的に母乳中のミネラル含有量と哺乳量から計算されている．授乳中は，カルシウム腸管吸収率は軽度に増加し，尿中カルシウム排泄量は減少する．通常より多く取り込まれたカルシウムが母乳に供給されるためカルシウム付加量は設定されていない．付加量は鉄，亜鉛，銅，ヨウ素，セレン，モリブデンに設定されている．

2）栄養ケア・マネジメント

　栄養アセスメントの項目としては，身体計測，生理・生化学的検査，問診・観察，食事調査などがある．産褥期の貧血の原因として最も多いものは，鉄欠乏性貧血である．また分娩後 3〜5 日頃から出現するマタニティブルーズ症候群（マタニティブルーとも呼ばれる）は，産褥初期にみられる一過性の抑うつ，涙もろさ，イライラなどを主症状とした生理的なもので，褥婦の約 3 割に出現する．分娩後 10 日程度で軽快することが多く，予後は良好であるが，マタニティブルーズが長引くと産後うつ病に移行することもある．

5.3 ···· 対象者のプロフィール

A（身体状況）
28 歳女性，出産後 1 カ月（初産）
身長　163 cm
体重　61.0 kg
BMI 23
（妊娠前　57.5 kg）
（分娩前　68.3 kg）：+10.8 kg
（分娩後　62.6 kg）：−5.7 kg
腹囲　80.3 cm
40 週 3 日での正常分娩
（出血量　280 mL）
分娩時間は約 8 時間
授乳状態　母乳栄養

C（臨床診査）
仕事は一般事務職．妊娠 9 カ月で産休（産前産後休業）を取得し休職し，1 年間の育休（育児休業）を取得予定である．5 カ月頃までつわりの症状があり，体重増加は見られなかったが，その後食欲は戻り 40 週までの体重増加は 10.8 kg であった．実家近くの産婦人科で正常分娩で出産し，6 日後に退院した．日中の授乳は 5〜7 回，夜間に 1〜2 回の授乳があり睡眠不足を感じている．夫は会社員で平日の 8 時から 20 時頃までは乳児と 2 人で過ごすことが多い．外出もままならず，授乳・育児・家事・睡眠不足などでストレスを感じている．産後 2 週間くらいの間はマタニティブルーズ症候群の症状が見られたが，今は落ち着いている．

B（臨床成績）

赤血球数	450×10⁴/μL
ヘモグロビン	12 g/dL
ヘマトクリット	39.7%
白血球数	8200/μL
血小板数	29.9×10⁴/μL
AST（GOT）	17 U/L
ALT（GPT）	20 U/L
総コレステロール	200 mg/dL
中性脂肪	140 mg/dL
HDL コレステロール	64 mg/dL
LDL コレステロール	118 mg/dL
FBS（空腹時血糖）	93 mg/dL
ヘモグロビン A1c	5.30%
血圧	128/82 mmHg
尿酸	5.0 mg/dL

D（食生活状況）
朝食は 7 時，昼食は授乳・乳児の様子に合わせて不規則であり，12〜15 時の間で食べている．間食は 10 時と 18 時頃に食べ，夕食は夫の帰宅後 20〜21 時の間に食べている．洋菓子やチョコレート，アイス類などの甘いものは好き，昼食は丼ものやめん類などの 1 品料理が多い．夕食を作る時間がないときは，冷凍食品や夫の帰宅時に連絡してスーパーやコンビニなどで，お弁当やお惣菜を買ってきてもらい，それで夕食を済ませる場合がある．

E（環境）
出産後 1 カ月実家で過ごしたのち，自宅に戻った．夫と乳児の 3 人暮らしである．週 1〜2 回実家の母親が半日来てくれるので，家事を助けてもらった．授乳の合間に昼寝をするようにしている．料理は好きだが，毎日が忙しく心身ともに疲れを感じているので，夫や自分自身の食生活にあまり重きをおいていないと感じている．子供の離乳食が始まったらどうしようかと心配している．

1日目		食品番号	食品名	重量g
朝食	トースト		食パン	60
			有塩バター	8
	オムレツ		ニラ	10
			たまねぎ	10
			チーズ	10
			卵	60
			植物油	2
	付け合わせ		レタス	20
			にんじん	5
			プチトマト	30
			きゅうり	15
	ジュース		オレンジジュース	180
	ヨーグルト		プレーンヨーグルト	100
	果物		バナナ	50
間食	カステラ		カステラ	50
	牛乳		牛乳	180
昼食	鶏てり丼		鶏もも肉	100
			塩	0.5
			片栗粉	5
			しょうゆ	10
			酢	10
			砂糖	5
			植物油	5
			白ごま	2
			青ねぎ	10
			キャベツ	30
			焼きのり (きざみ)	0.5
			めし	180
	みそ汁		豆腐	40
			油揚げ	5
			だし汁	180
			みそ	10
	青菜のあえ物		ほうれんそう	80
			しめじ	20
			薄口しょうゆ	5
			かつおだし汁	5
	果物		いちご	60
間食	プリン		カスタードプリン	90
夕食	ごはん		めし	150
	えびといかの炒め物		えび	120
			いか	80
			ブロッコリー	50
			絹さやえんどう	20
			マッシュルーム	20
			にんにく	3
			しょうが	3
			たまねぎ	30
			植物油	5
			中華だしの素	0.5
			しょうゆ	6
			酢	5
			水	50
			塩	0.5
			こしょう	0.02
	ひじきの煮物		ひじき	8
			ちくわ	20
			にんじん	10
			水煮大豆	15
			植物油	3
			だし汁	30
			砂糖	4
			しょうゆ	8
	酢の物		きゅうり	50
			塩	0.2
			生わかめ	20
			しょうが	2
			砂糖	4
			しょうゆ	3
			酢	10

栄養価
エネルギー 2253 kcal，たんぱく質 114.8 g，脂質 74.6 g，炭水化物 307.8 g，カルシウム 969 mg，鉄 14.5 mg，ビタミン A 1049 μgRE，ビタミン D 5.9μg，ビタミン C 280 mg，食物繊維 25.9 g，食塩 11.5 g

2日目		食品番号	食品名	重量g
朝食	ごはん		めし	150
	みそ汁		大根	20
			白菜	20
			葉ねぎ	5
			だし汁	180
			みそ	10
	鮭の塩焼き		鮭	60
			塩	0.6
			大根	30
			しょうゆ	5
	サラダ		レタス	15
			キャベツ	30
			プチトマト	30
	ゆで卵		卵	30
			ごまドレッシング	10
	果物		キウイフルーツ	100
間食	お茶		番茶	200
	どら焼		どら焼	80
昼食	トマトパスタ		スパゲッティ	100
			ほうれんそう	60
			ベーコン	20
			しめじ	30
			オリーブオイル	12
			カットトマト缶	100
			塩	1.5
			こしょう	0.02
			コンソメ	1
			粉チーズ	3
	コンソメスープ		たまねぎ	40
			にんじん	10
			じゃがいも	20
			コンソメスープ	180
			塩	0.3
			こしょう	0.01
	フルーツヨーグルト		ヨーグルト	150
			りんご	50
			バナナ	50
間食	牛乳		牛乳	180
	ミルクチョコレート		ミルクチョコレート	20
夕食	ごはん		めし	180
	鶏のマスタード焼き		鶏むね肉	120
			粒マスタード	30
			植物油	3
	付け合わせ		サラダ菜	10
	粉ふき芋		じゃがいも	50
	生揚げの煮物		生揚げ	30
			れんこん	30
			にんじん	30
			さやいんげん	10
			しょうゆ	7
			砂糖	4
			みりん	2
			だし汁	50
	ツナともやしのあえ物		ツナ缶	20
			もやし	50
			ごま油	5
			塩	0.8
			鶏がらスープの素	0.8
			こしょう	0.01

栄養価
エネルギー 2364 kcal，たんぱく質 110.9 g，脂質 66 g，炭水化物 358.5 g，カルシウム 860 mg，鉄 11.6 mg，ビタミン A 883 μgRE，ビタミン D 22.4 μg，ビタミン C 216 mg，食物繊維 33.8 g，食塩 11.2 g

5

授乳期の栄養管理の実際

授乳婦の春の献立例（夕食）

筍ごはん	たけのこ	60 g	①たけのこの根元は薄いいちょう切り，穂先は薄いくし形にする。 ②米にだし汁（調味料分を減らす）と調味料を一緒に入れ炊く。 ③炊きあがったら器に盛る。
	米	80 g	
	だし汁	110 mL	
	うすくちしょうゆ	3 mL	
	酒	5 mL	
	みりん	1 mL	
	食塩	0.5 g	
あさりのすまし汁	あさり（大殻付き4個）	40 g	①あさりは砂出しをし，よく洗っておく。 ②みつばは 2 cm 幅にカットする。 ③鍋にだし汁とあさりを入れて弱火にかける（昆布は取り出す）。 　あくが出てきたら丁寧にすくいとる。 　酒，うすくちしょうゆを入れひと煮立ちさせる。 ④汁椀に盛り付けたら三つ葉を散らす。
	みつば	2 g	
	だし汁（昆布だし）	150 mL	
	酒	2 mL（大さじ1/2）	
	うすくちしょうゆ	3 mL（小さじ1/2）	
	食塩	0.5 g	
さわらとみそバターのホイル焼き	さわら	80 g（1切れ）	①キャベツは大きめなザク切りにする。 ②しめじは石づきを切り落とし，ほぐしておく。 ③にんじんは太めの千切りにする。 ④じゃがいもは乱切りにし，粉ふきいもにする。 ⑤みりん，みそを混ぜておく。 ⑥アルミホイルの上に②③さわら⑤の順にのせ口を閉じ焼く。 ⑦焼きあがったら④⑥を器に盛り，アルミホイルの口を開きバターをのせ青ねぎをちらす。
	キャベツ	20 g	
	しめじ	30 g	
	にんじん	10 g	
	じゃがいも	60 g	
	食塩	少々	
	こしょう	少々	
	みりん	18 mL（大さじ1）	
	みそ	9 g（大さじ1/2）	
	バター（有塩）	10 g	
	青ねぎ（飾り用）	5 g	
酢の物	きゅうり	30 g	①きゅうりは小口切りにする。 ②長いもは短冊切りにする。 ③カットわかめは水で戻しておく。 ④しょうがは針しょうが（細い千切り）にする。 ⑤酢，こいくちしょうゆ，砂糖をあわせ①②③をあわせる。 ⑥⑤を器に盛り付け，④を上にのせる（天盛り）。
	長いも	60 g	
	カットわかめ	0.8 g	
	しょうが	2 g	
	酢	10 mL	
	こいくちしょうゆ	3 mL	
	砂糖	3 g	
果物	グレープフルーツ	100 g	①グレープフルーツ 1/2 にカットする。

栄養価
エネルギー 731 kcal，たんぱく質 33 g，脂質 18 g，炭水化物 112 g，食物繊維 12.3 g，カルシウム 130 mg，鉄 4.2 g，食塩 4.9 g

授乳婦の夏の献立例（夕食）

冷やし豆乳うどん	うどん（ゆで1玉）	250 g	①鍋に湯を沸かし，沸騰したら酒と塩を加え，豚ロースをくぐらせ加熱する。 ボールに氷水をつくり加熱した豚ロース入れ冷ます。冷えたらざるに上げしっかり水けをきる。（酒・塩は栄養計算外分量） ②きゅうりは千切りにする。 ③赤パプリカは千切りにする。 ④ゆでたまごにし，1/2 に切る。 ⑤もやしはゆで，ざるに上げ余分な水分をきっておく。 ⑥青ねぎは小口切りにする。 ⑦鍋に水 300 mL を入れて火にかけ，沸騰したら鶏がらスープの素を入れる。 ⑧火を弱め，⑦に豆乳を入れ沸騰させないように注意し，塩・こしょうで味を整える。 ⑨⑧の粗熱がとれたら，冷蔵庫に入れ冷ます。 ⑩器に⑤うどん②③④を盛り付け，⑥を天盛りに盛り付ける。 ⑧のつけ汁を添える。
	豚ロース（薄切り）	60 g	
	水	500 mL	
	酒	9 mL（大さじ1/2）	
	食塩	3 g（小さじ1/2）	
	きゅうり	30 g	
	赤パプリカ	10 g	
	卵	30 g	
	もやし	30 g	
	青ねぎ	5 g	
	水	300 mL	
	鶏がらスープの素	1.3 g（小さじ1/2）	
	こいくちしょうゆ	18 mL（大さじ1）	
	豆乳	200 mL	
	食塩	少々	
	こしょう	少々	
	（好みでラー油 少々）		
なすの焼きびたし	なす	60 g	①なすはへたを取り，食べやすい大きさに切る。 　切ったなすは水にさらす。 ②大根，しょうがはすりおろす。 ③大葉は千切りにする。 ④鍋にだし汁，うすくちしょうゆ，みりん，砂糖を入れひと煮たちしたら火を止める。 ⑤フライパンに多めに油を入れ，よく水けをきったなすを揚げ焼きにする。 ⑥④に⑤を入れる。 ⑦器に⑥を盛り，②③を天盛りにする。
	油	6 g	
	大根	30 g	
	しょうが	3 g	
	大葉	1 g	
	だし汁	40 mL	
	うすくちしょうゆ	4.8 mL	
	砂糖	1.5 g	
サラダ	オクラ	15 g	①オクラはさっとゆで，水けをきって乱切りに。 ②トマトは食べやすい大きさに乱切りにする。 ③ゆでたとうもろこしは，バラバラにほぐす。 ④水菜は根元を切り，さっと洗い水けをきる。 ⑤ボールにマヨネーズとカレー粉を入れ混ぜる。 ⑥⑤に①②③を入れ混ぜ合わせる。 ⑦器に水菜を盛り，その上に⑥を盛りつける。
	トマト	30 g	
	とうもろこし	60 g	
	水菜	10 g	
	マヨネーズ	6 g	
	カレー粉	0.4 g	
果物	すいか	100 g	①すいかは食べやすい大きさに切る。

栄養価
エネルギー 751 kcal，たんぱく質 36.2 g，脂質 30.9 g，炭水化物 92.6 g，食物繊維 11.7 g，カルシウム 150 mg，鉄 6.0 g，食塩 5.1 g

食物繊維を積極的に摂取しよう。また，塩分のとりすぎに注意しましょう。バランスのとれた食事，充分な睡眠，精神の安定が母乳分泌を促します。さらに，血流をよくすることも意識するとよいでしょう。

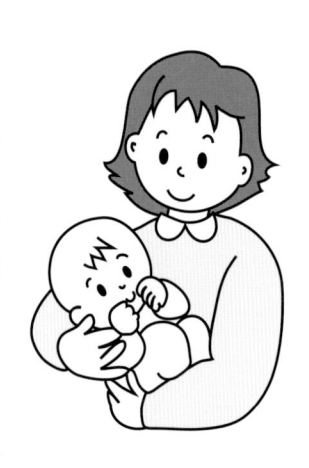

授乳婦の秋の献立例（夕食）

料理名	材料	分量	作り方
ご飯	めし	180 g	
めかじきのピカタ	めかじき	80 g (1切れ)	①めかじきに塩・こしょうをふり，出てきた余分な水分はよくきる．
	食塩	0.5 g	②①に小麦粉をまぶす．
	こしょう	少々	③卵，粉チーズを混ぜ，②をくぐらせる．
	小麦粉	4.5 g (大さじ1/2)	④フライパンにサラダ油を入れ熱し，③を入れ中火で焼く．
	卵	30 g (1/2個)	⑤器に千切りキャベツ，プチトマト，④を盛り付け，ケチャップを添える．
	粉チーズ	3 g (小さじ1.5)	
	調合油	3 mL	
	キャベツ	30 g	
	プチトマト	30 g	
	ケチャップ	10 g	
かぼちゃとさつまいものサラダ	かぼちゃ	30 g	①かぼちゃ，さつまいもは 2〜3 cm 角に切る．
	さつまいも	20 g	②ブロッコリーは食べやすい大きさに切り，下ゆでをして冷ましておく．
	プレーンヨーグルト	10 g	③①を耐熱容器に入れレンジでやわらかくなるまで加熱する．
	マヨネーズ	6 g	④ボウルにヨーグルト，マヨネーズ，マスタード，塩，こしょうを混ぜ合わせる．
	粒マスタード	1 g	⑤④に冷ました③を入れ，あえる．
	食塩	0.2 g	⑥器に洗ったサニーレタスを敷き，⑤とブロッコリーを盛り付ける．
	こしょう	少々	
	ブロッコリー	30 g	
	サニーレタス	15 g	
ミネストローネ	じゃがいも	10 g	①じゃがいもは角切りにする．
	にんじん	15 g	②にんじんは角切りにする．
	たまねぎ	30 g	③たまねぎは角切りにする．
	ベーコン	15 g	④ベーコンは角切りにする．
	オリーブオイル	2 g	⑤鍋にオリーブオイルを入れ熱し，④を入れ軽く炒める．
	水	150 mL	⑥⑤に①②③を入れ炒め，トマト水煮を入れ炒める．
	コンソメ	0.5 g	⑦⑥に水とコンソメを入れ煮込み塩・こしょうで味を調える．
	トマト水煮	30 g	⑧器に⑦を盛りつけ，パセリのみじん切りを散らす．
	食塩	0.2 g	
	こしょう	少々	
	パセリ	少々	
果物	柿	30 g (1/6個)	①柿を1/6にカットし，器に盛る．
	梨	30 g (1/6個)	①梨を1/6にカットし，器に盛る．

栄養価

エネルギー 797 kcal，たんぱく質 34.2 g，脂質 31.5 g，炭水化物 109 g，食物繊維 10.5 g，カルシウム 178 g，鉄 3.7 g，食塩 2.8 g

授乳婦の冬の献立例（夕食）

料理名	材料	分量	作り方
ご飯	めし	180 g	
かぶととろり肉のクリーム煮	鶏もも肉	60 g	①鶏肉は一口大に切り，塩・こしょうをふる．
	食塩	0.5 g	②かぶは皮をむきくし形に切る．
	こしょう	少々	③たまねぎは薄切りにする．
	かぶ	50 g	④はくさい，小松菜はざく切りにする．
	たまねぎ	30 g	⑤にんじんはいちょう切りにする．
	はくさい	30 g	⑥マッシュルームはスライス切りにする．
	小松菜	20 g	⑦フライパンにバターを熱し，鶏肉を両面焼き，②③⑤⑥を炒める．
	にんじん	10 g	⑧⑦に小麦粉を加えよく炒め，水を加え煮る．
	マッシュルーム	10 g	⑨⑧に牛乳とコンソメを入れ，④を加え煮る．
	有塩バター	5 g	⑩⑨を塩・こしょうで味を調える．
	薄力粉	9 g (大さじ1)	⑪器に⑩を盛りつける．
	水	50 mL	
	牛乳	200 mL	
	コンソメ	1 g	
	食塩	少々	
	こしょう	少々	
エリンギとほたて貝柱の中華炒め	ほたて貝柱	30 g	①ほたて貝柱は食べやすい大きさに切る．
	エリンギ	40 g	②エリンギは食べやすい大きさにさく．
	ピーマン	10 g	③ピーマンは縦の線切りにする．
	片栗粉	1.5 g	④ほたて貝柱に片栗粉をまぶす．
	ごま油	2 g	⑤フライパンにごま油を入れ，④の両面を軽く焼く．
	清酒	2.5 g	⑥⑤に②③と清酒，砂糖，しょうゆ，オイスターソースを入れ，炒める．
	砂糖	1.5 g	⑦器に盛りつける．
	しょうゆ	1 g	
	オイスターソース	5 g	
さといものごまみそ和え	さといも	80 g	①さといもはかわをむき，乱切りにし，ゆでておく．
	すりごま	1.5 g	②青ねぎは小口切りにする．
	白みそ	7 g	③鍋に白みそ，みりん，清酒，砂糖を入れ弱火で加熱し，その後すりごまを入れよく混ぜる．
	みりん	6 mL	④①に③を入れ，混ぜ合わせる．
	清酒	6 mL	⑤器に④を盛りつけ，②を散らす．
	砂糖	1.5 g	
	青ねぎ	5 g	
果物	りんご	60 g	①りんごを1/4にカットし，器に盛る．

栄養価

エネルギー 820 kcal，たんぱく質 33 g，脂質 25 g，炭水化物 127 g，食物繊維 10.8 g，カルシウム 340 mg，鉄 2.8 g，食塩 3 g

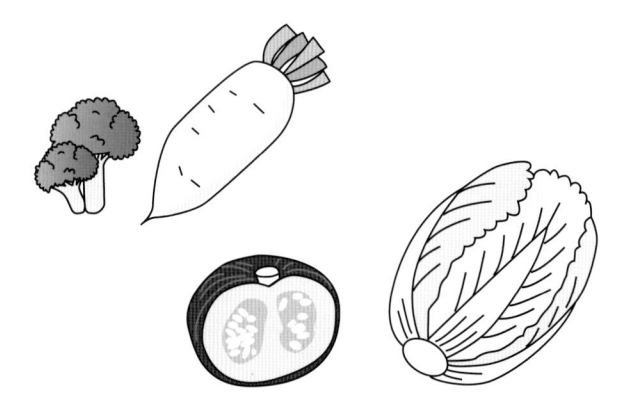

6.1 ···· 新生児・乳児期の生理的特徴

1) 出生体重による分類

　出生時体重や身体の大きさ，妊娠週数による出生時の分類は表6-1の通りである．2500 g 未満の低出生体重児は，出生後にも医療的ケアが必要となる場合も多く，また発育・発達の遅延や障害，成人後も含めた健康に係るリスクが大きいことが指摘されている．さらに，多胎児の場合は，子どもの数の多さに伴う育児上・生活上の困難も生じやすくなっている．そのため，低出生体重児およびその保護者に対し，個々の状況に応じた丁寧で継続的な支援が必要である．34 週から 37 週未満で生まれた後期早産児は重篤な合併症がなく退院し，医療機関でフォローアップされていない場合が多いが，実際は全身が未熟で呼吸障害や黄疸，低血糖，低体温などの症状を引き起こす確率が正期産児と比較して高く，適切な対応をしないと神経系の発達に支障をきたすことが報告されている．また，脳性麻痺や発達遅延のリスクが正期産児より高いことが報告されている．極低出生体重児の新生児集中治療室(NICU: Neonatal Intensive Care Unit) 入院中の発育は，退院後の発育，成人期の疾患と関連すると考えられている．これらのことから元気に生まれたとしても長期的に見て注意深く観察していくことが必要である．

●表6-1● 出生児の分類[1]

定義	分類	名称
出生体重からの定義	4000 g 以上	巨大児 excessively large infant
	2500 g 以上 4000 g 未満	正出生体重児 normal birth weight infant
	2500 g 未満	低出生体重児 low birth weight (LBW) infant
	1500 g 未満	極低出生体重児 very low birth weight (VLBW) infant
	1000 g 未満	超低出生体重児 extremely very low birth weight (ELBW) infant
在胎週数に応じた身体の大きさからの定義	身体も体重も 10 パーセンタイル未満	small for gestational age (SGA) infant small for dates (SFD) infant
	身体も体重も 10 パーセンタイル以上 90 パーセンタイル未満	appropriate for gestational age (AGA) infant appropriate for gestational date (AFD) infant
	身体も体重 90 パーセンタイル以上	large for gestational age (LGA) infant large for dates (LFD) infant
出産週数からの定義	在胎週数 42 週以上で出生	過期産児 post-term infant
	在胎週数 37 週から 42 週未満で出生	正期産児 term infant
	在胎週数 37 週未満で出生	早産児 premature infant

在胎週数に応じた身体の大きさからの定義では，身長が 10 パーセンタイル未満で体重が 10 パーセンタイル以上，身長が 10 パーセンタイル以上で体重が 10 パーセンタイル未満など，この定義では SGA とも AGA とも合致しない事例が出てきます．これらの事例は出生体重からの定義で支援がされています．

2) 体水分量と生理的体重減少

　新生児は体内水分量が多く細胞外液（間質液）の比率が高いのが特徴である．在胎 24 週では体重の 85%，32 週では 82%，37 週の正期産児では 80% で，未熟性が強いほど体内水分量は高い．このうち，細胞外液は在胎 24 週では体重の 60%，正期産児では体重の 45% を占める．

　出生後 3〜4 日までの間に体重が 5〜10% 減少することを生理的体重減少という．新生児は母乳を上手く飲むことができないため飲む量よりも尿や便，不感蒸泄などで排泄される水分量の方が多くなり一時的に体重が減少する．また，母乳も 3 日目頃になると分泌量が増加し，新生児が飲む母乳量も増えてくるため 1〜2 週間では出生時の体重に戻る．

3) 生理機能の変化

(1) 呼吸器系

　第一声のうぶ声とともに胎盤循環が止まり，出生時に皮膚刺激や光刺激，外界との温度差などが呼吸中枢を刺激して肺による第一呼吸が始まる．胸郭の弾性により肺が膨らみ肺胞に空気が入り込

む. 新生児・乳児の呼吸の特徴はお腹を膨らませて呼吸をする腹式呼吸である. 新生児は1回に呼吸できる量が少ないため呼吸数は大人の約2倍である. そのため, お腹を圧迫しないように, また首が座るまでは首や体が前屈しない自然な姿勢で寝かせるようにする.

（2） 循環器系

胎児では血液は肺からほとんど戻ってこないため左房圧は低い. 一方, 大量の血液は胎盤から戻ってくるために右房圧は相対的に高くなる. この循環は, 出生後に肺呼吸の開始とともに消失し, 成人と同様の肺循環が形成される. そのため, 卵円孔や動脈管の閉鎖など心臓・血管系の解剖学的な変化が生じる. 卵円孔は生後2～3日後で自動閉鎖し, 動脈管は生後数時間で機能的に閉鎖する.

（3） 体温調節

新生児・乳児の体温は, 平均して36.8～37.5℃である. 体温調節機能が未熟なため, 室温や掛け物で左右されやすいためこまめに気を配ることが必要である. 手足が冷たい, 体が熱いときなどは, まずは掛け物や環境で調節する. 体を動かした後や授乳後は体温が上がりやすいので落ち着いた状態で再度体温を測り直すとよい.

（4） 腎機能

新生児の腎臓の糸球体濾過量（GFR: Glomerular Filtration Rate）は, 成人の1/5程度で始まり, 2歳前に成人とほぼ同等となる. そのため, 血清クレアチニン（筋肉で産生され腎臓で排泄される尿毒素）の基準値は生後数カ月まで減少するが, その後は筋肉量の成長とともに増加する.

新生児の排尿回数は1日約20回. 排尿の働きは未熟なため, 回数は多いが1回の排尿量は少ない. 1歳くらいになると, 尿が貯まった感覚がわかるようになるが「尿意」であるとは自覚できない. 2～3歳になると, 尿をまとめて出すことが可能になり, 1日の排尿回数が6～8回程度になる.

（5） 摂食機能

新生児期から5～7カ月までの咀嚼機能の発達の目安を表6-2に示した. 新生児期は, 哺乳反射により乳汁を摂取する. この哺乳反射は, 意思とは関係ない反射的な動きで, 口周辺に触れたものに対して口を開き, 口に形のあるものを入れようとすると舌で押し出し, 奥まで入ってきたものに対してチュチュと吸う動きのことを指す. その後, 哺乳反射は4～5カ月から少しずつ消え始め, 5～6カ月ではこの動きが少なくなってくるため離乳食を開始する目安となる. 6～7カ月頃には乳汁摂取時の動きもほとんど乳児の意思（随意的）による動きによってなされるようになる.

離乳食の開始から完了期までの咀嚼機能の発達は, 図6-1に示した通りである. 離乳食を開始した頃は, 口に入った食べ物を嚥下反射が出る位置まで送ることを覚える. 6～8カ月頃では, 乳歯が生え始める. 口の前の方を使って食べ物を取り込み, 舌と顎でつぶしていくことを覚える. 9～11カ月頃では, 上顎と下顎が合わせるようになり, 舌と顎でつぶせないものを歯ぐき

●表6-2● 咀嚼機能の発達の目安について [2, 3]

新生児期～	哺乳反射*によって, 乳汁を摂取する. ＊哺乳反射とは, 意思とは関係ない反射的な動きで, 口周辺に触れたものに対して口を開き, 口に形のあるものを入れようとすると舌で押し出し, 奥まで入ってきたものに対してはチュチュと吸う動きが表出される.
5～7か月頃	哺乳反射は, 生後4～5か月から少しずつ消え始め, 生後6～7か月頃には乳汁摂取時の動きもほとんど乳児の意思（随意的）による動きによってなされるようになる.

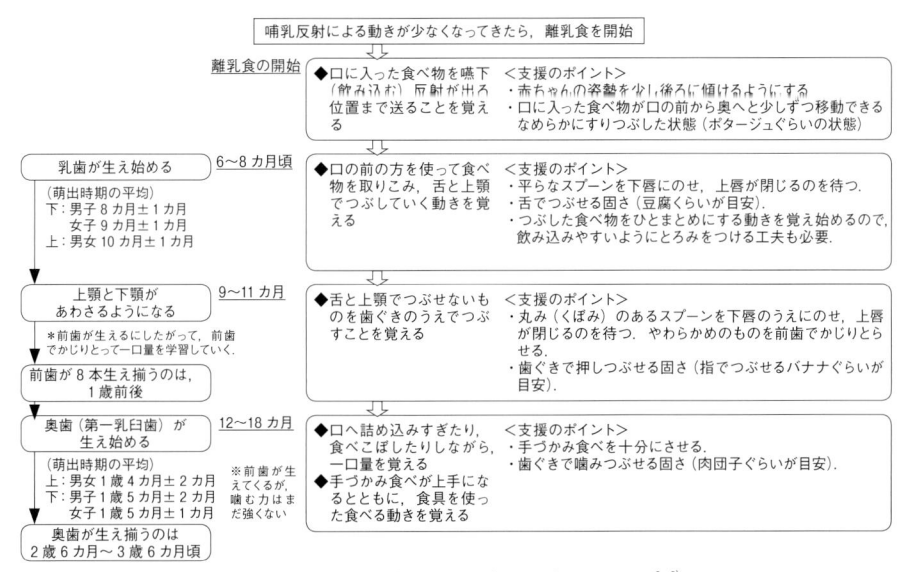

●図6-1● 咀嚼機能の発達の目安について [2, 3]

の上でつぶすことを覚える．12～18カ月頃では，口へ詰め込みすぎたり，食べこぼしたりしながら一口量を覚える．また，手づかみ食べが上手になるとともに，食具を使った食べる動きを覚える．6カ月頃に下の前歯が2本，10カ月頃に上の前歯が2本生えてくる．1歳頃に上下で計8本になる．2歳半頃に20本の乳歯が生え揃う．

手づかみ食べは，食べ物を目で確かめて，手指でつかんで，口まで運び口に入れるという目と手と口の協調運動であり，摂食機能の発達の上で重要な役割を担う．ご飯をおにぎりに，野菜類の切り方を大きめにするなどのメニューの工夫をする．また前歯を使って自分なりの一口量をかみとる練習をする．手づかみ食べが上達すると食器・食具が上手に使えるようになっていく．

(6) 消化管機能

胃の容量は，出生後30～60 mL，6カ月までに120～200 mL，6～12カ月が200～300 mLでり，その後急速に大きくなり，成人では約3000 mLである．このように月齢が小さいほど容量が少なくミルクの量より大きい程度であるため，哺乳直後は胃がいっぱいの状態である．哺乳後の体位変換で一度に吐く（吐乳）ことがあるのもこのためである．また，成人以降は胃が水平であるが，乳児は垂直である．また食道との境の噴門筋の括約筋がゆるいため，吐乳しやすい．哺乳後はしばらく立て抱きにして胃に同時に入った空気を抜くためのゲップを出しやすくすることが大切で，哺乳後にすぐに横に寝かせると吐乳しやすい．

(7) 血液・免疫系

妊娠中に母体のIgG（免疫グロブリンG）が胎盤を介して胎児に移行する．また，分娩後0～3日に分泌される初乳中には大量のIgA（分泌型免疫グロブリンA）が含まれており，初乳を飲むとIgAが腸管の表面を覆い病原体の侵入を防ぐ．このように母体からのIgGとIgAにより新生児は感染症に罹患しないようになっており，これを受動免疫という．しかし，3カ月以降になると母体からの移行抗体が減少してくるため病気に罹患しやすくなってくる．それ以降，乳児自身が病気に罹患することにより自分で抗体をつくり丈夫になるのが特徴であり，これを獲得免疫という．

6.2 ···· 新生児・乳児期のケア・マネジメント

1）摂取栄養量

(1) 乳汁栄養・調乳法

調乳方法には，家庭などで授乳の都度あらかじめ哺乳瓶で調乳する無菌操作法と乳児院や保育所，病院などの給食施設で用いる1日分をまとめて調乳し，最後に加熱消毒する終末殺菌法がある（図6-2）.

母親の疾患や感染症，薬の使用，子どもの状態，母乳の分泌状況などのさまざまな理由から育児用ミルクを選択する母親に対しては，十分な情報提供の上，その決定を尊重するとともに，母親の心の状態に十分に配慮した支援を行う．乳児用調製粉乳の安全な調乳，保存及び取り扱いに関するガイドラインの概要が示されている（図6-3）．授乳されなかった粉ミルクは調乳後2時間以内に廃棄する．冷蔵庫で保管していたものは24時間まで保存できる．

(2) 離乳栄養・離乳法

①離乳の開始

なめらかにすりつぶした状態の食物を初めて与えたときをいい，時期は生後5, 6カ月頃が適当である．食物に興味を示す，スプーンなどを口に入れても押し出すことが少なくなる（哺乳反射の減弱）．離乳の進め方の目安は，表6-3に示した．

②離乳初期（生後5カ月～6カ月頃）

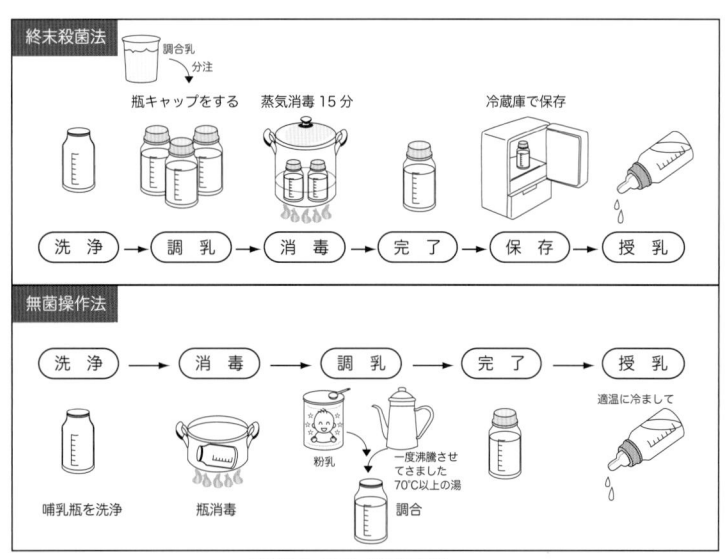

●図6-2● 調乳方法

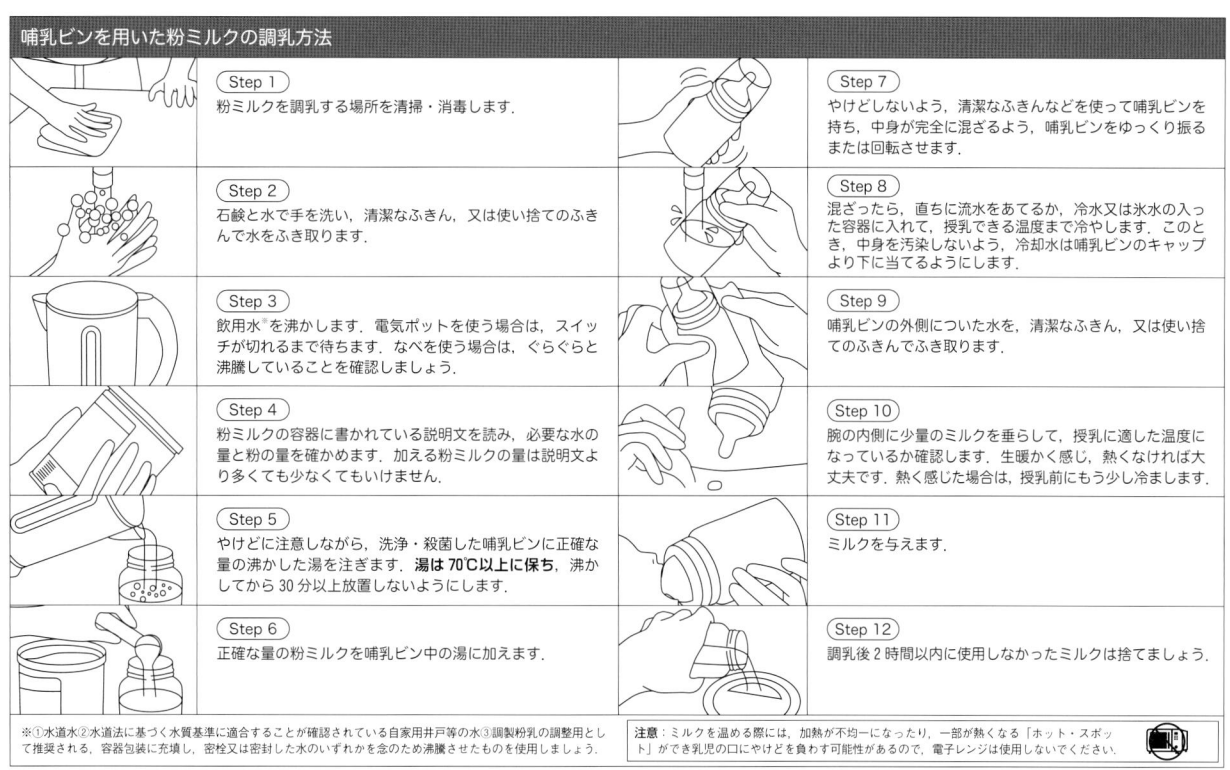

哺乳ビンを用いた粉ミルクの調乳方法

Step 1 粉ミルクを調乳する場所を清掃・消毒します.	**Step 7** やけどしないよう,清潔なふきんなどを使って哺乳ビンを持ち,中身が完全に混ざるよう,哺乳ビンをゆっくり振るまたは回転させます.
Step 2 石鹸と水で手を洗い,清潔なふきん,又は使い捨てのふきんで水をふき取ります.	**Step 8** 混ざったら,直ちに流水をあてるか,冷水又は氷水の入った容器に入れて,授乳できる温度まで冷やします.このとき,中身を汚染しないよう,冷却水は哺乳ビンのキャップより下に当てるようにします.
Step 3 飲用水※を沸かします.電気ポットを使う場合は,スイッチが切れるまで待ちます.なべを使う場合は,ぐらぐらと沸騰していることを確認しましょう.	**Step 9** 哺乳ビンの外側についた水を,清潔なふきん,又は使い捨てのふきんでふき取ります.
Step 4 粉ミルクの容器に書かれている説明文を読み,必要な水の量と粉の量を確かめます.加える粉ミルクの量は説明文より多くても少なくてもいけません.	**Step 10** 腕の内側に少量のミルクを垂らして,授乳に適した温度になっているか確認します.生暖かく感じ,熱くなければ大丈夫です.熱く感じた場合は,授乳前にもう少し冷まします.
Step 5 やけどに注意しながら,洗浄・殺菌した哺乳ビンに正確な量の沸かした湯を注ぎます.**湯は70℃以上に保ち**,沸かしてから30分以上放置しないようにします.	**Step 11** ミルクを与えます.
Step 6 正確な量の粉ミルクを哺乳ビン中の湯に加えます.	**Step 12** 調乳後2時間以内に使用しなかったミルクは捨てましょう.

※①水道水②水道法に基づく水質基準に適合することが確認されている自家用井戸等の水③調製粉乳の調整用として推奨される,容器包装に充填し,密栓又は密封した水のいずれかを念のため沸騰させたものを使用しましょう.

注意:ミルクを温める際には,加熱が不均一になったり,一部が熱くなる「ホット・スポット」ができ乳児の口にやけどを負わす可能性があるので,電子レンジは使用しないでください.

● **図 6-3** ● 乳児用調整粉乳の安全な調乳,保存及び取扱に関するガイドラインの概要 [4]

● **表 6-3** ● 離乳の進め方の目安 [5]

	離乳の開始 ⟶ 離乳の完了			
	以下に示す事項は,あくまでも目安であり,子どもの食欲や成長・発達の状況に応じて調整する.			
	離乳初期 生後5〜6カ月 ごろ	離乳中期 生後7〜8カ月 ごろ	離乳後期 生後9〜11カ月 ごろ	離乳完了期 生後12〜18カ月ごろ
食べ方の目安	○子どもの様子をみながら1日1回1さじずつ始める. ○母乳や育児用ミルクは飲みたいだけ与える.	○1日2回食で食事のリズムをつけていく. ○いろいろな味や舌ざわりを楽しめるように食品の種類を増やしていく.	○食事リズムを大切に,1日3回食に進めていく. ○共食を通じて食の楽しい体験を積み重ねる.	○1日3回の食事リズムを大切に,生活リズムを整える. ○手づかみ食べにより,自分で食べる楽しみを増やす.
調理形態	なめらかにすりつぶした状態	舌でつぶせる固さ	歯ぐきでつぶせる固さ	歯ぐきで噛める固さ
1回当たりの目安量				
I 穀類(g)	つぶしがゆから始める.すりつぶした野菜等も試してみる.慣れてきたら,つぶした豆腐・白身魚・卵黄等を試してみる.	全がゆ 50〜80	全がゆ 90〜軟飯80	軟飯80〜 ご飯80
II 野菜・果物(g)		20〜30	30〜40	40〜50
III 魚(g)		10〜15	15	15〜20
又は肉(g)		10〜15	15	15〜20
又は豆腐(g)		30〜40	45	50〜55
又は卵(個)		卵黄1〜 全卵1/3	全卵1/2	全卵1/2〜 2/3
又は乳製品(g)		50〜70	80	100
歯の萌出の目安		乳歯が生え始める.	1歳前後で前歯が8本生えそろう. 離乳完了期の後半頃に奥歯(第一乳臼歯)が生え始める.	
摂食機能の目安	口を閉じて取り込みや飲み込みができるようになる.	舌と上あごで潰していくことができるようになる.	歯ぐきで潰すことができるようになる.	歯を使うようになる.

※衛生面に十分に配慮して食べやすく調理したものを与える

離乳食を飲み込むこと,その舌ざわりや味に慣れることが主目的である.離乳食は1日1回与える.食べ方は,口唇を閉じて,捕食や嚥下ができるようになり,口に入ったものを舌で前から後ろへ送り込むことができる.

③離乳中期(生後7カ月〜8カ月頃)

生後7〜8カ月頃からは舌でつぶせる固さのものを与える.離乳食は1日2回にして生活リズムを確立していく.食べ方は,舌,顎の動きは前後から上下運動へ移行し,それに伴って口唇は左右対称に引かれるようになる.食べさせ方は,平らな離乳食用のスプーンを下唇にのせ,上唇が閉じるのを待つ.

④離乳後期(生後9カ月〜11カ月頃)

歯ぐきでつぶせる固さのものを与える.離乳食は1日3回にし,食欲に応じて離乳食の量を増やす.食べ方は,舌で食べ物を歯ぐきの上に乗せられるようになるため,歯や歯ぐきで潰すことができるようになる.口唇は左右対称の動きとなり,噛んでいる方向によっていく動きがみられる.食べさせ方は,丸み(くぼみ)のある離乳食用のスプーンを下唇にのせ,上唇が閉じるのを待つ.

手づかみ食べは,生後9カ月頃から始まり,1歳過ぎの子どもの発育および発達にとって,積極的にさせたい行動である.食べ物を触ったり,握ったりすることで,その固さや触感を体験し,食べ物への関心につながり,自らの意志で食べようとする行動につながる.

⑤離乳の完了

離乳の完了とは,形のある食物をかみつぶすことが

できるようになり，エネルギーや栄養素の大部分が母乳または育児用ミルク以外の食物から摂取できるようになった状態をいう．その時期は生後12カ月から18カ月頃である．食事は1日3回となり，その他に1日1～2回の捕食を必要に応じて与える．食べ方は，手づかみ食べで前歯で噛み取る練習をして，一口量を覚え，やがて食具を使うようになって，自分で食べる準備をしていく．

　初めはつぶしがゆとし，慣れてきたら粗つぶし，つぶさないままへと進め，軟飯へと移行する．野菜類やたんぱく質性食品などは，初めはなめらかに調理し，次第に粗くしていく．調味は離乳の開始頃では調味料は必要ない．離乳の進行に応じて，食塩，砂糖など調味料を使用する場合は，それぞれの食品のもつ味を生かしながら薄味でおいしく調理する．油脂類も少量の使用とする．離乳食の作り方の提案に当たっては，その家庭の状況や調理する者の調理技術等に応じて，手軽に美味しく安価でできる具体的な提案が必要である．咀嚼機能は奥歯が生えるに伴い乳歯の生え揃う3歳頃までに獲得される．

2）栄養ケア・マネジメント

（1）　母乳性黄疸

　胎児は母体内の子宮動脈から酸素が供給されているが，呼吸による酸素補給より効率が悪いため赤血球を多くすることで対応している．出生後自分で呼吸をするようになると多くの赤血球は破壊される．壊れた赤血球が代謝される過程でビリルビンが産生されるが生後1週間は多く，その後は徐々に減少する．これを生理的黄疸と呼ぶ．母乳はこのビリルビンの代謝を遅らせるため母乳栄養児は1カ月過ぎても黄疸がある．これを母乳性黄疸というが，この黄疸は脳に後遺症を残さない．

（2）　乳児ビタミンK欠乏性出血症

　新生児はビタミンKが欠乏しやすく，欠乏により出血性疾患が起こりやすい．欠乏が起こりやすい理由は，ビタミンKは胎盤通過性が低く出生時の備蓄が少ないこと，新生児の肝臓が凝固第Ⅱ因子（プロトロンビン）合成に関して未成熟であること，ヒトの母乳のビタミンK含有量が少ないこと，新生児の腸管が生後数日は無菌でありビタミンK_2が腸管内で産生されないことなどが指摘されている．新生児におけるビタミンK欠乏性出血症のうち新生児メレナは，吐血や下血などの症状により黒色便がみられるもので出生後2～4日に発症することが多いが，24時間以内に発症することもある．また，生後2週以降に発症する遅発型は，頭蓋内出血を起こす症例が多く特発生乳児ビタミンK欠乏症（頭蓋内出血）という．これを予防するために，哺乳確立時，生後1週または産科退院時のいずれか早い時期，その後は生後3カ月まで週1回，ビタミンK_2シロップが投与されている．

（3）　貧血

　新生児のヘモグロビン濃度は高い（20 g/dL）が，生後4～6カ月で最低（11.0 g/dL）となる．母体からの移行鉄により造血がまかなえるのは4～6カ月頃までである．乳児期は一生の内で最も急速な成長を遂げる時期であり，生後6カ月以降になると鉄の需要が供給を上回る．この時期に十分な鉄を摂取しないと鉄欠乏性貧血となる．生後6カ月までは鉄欠乏は起こりにくくそれ以降は鉄欠乏のリスクが高まる．したがって，鉄の多い食品を用いた離乳食や，必要に応じてフォローアップミルクなどを併用する．

（4）　乳児下痢症

　新生児・乳児の腸内細菌叢は生後成熟するが，未熟なため下痢になりやすい．感染症や薬などで容易に腸内細菌叢のバランスが乱れて，下痢が長期化しやすい．乳児期の下痢の原因は冬に流行するロタウィルスなどのウィルス感染が多い．症状は，吐き気と下痢で，発熱を伴うこともある．治療には水分と電解質（ナトリウムやカリウム）を補給し，小児用イオン飲料などは欲しがるだけ飲ませ，母乳をやめる必要はない．嘔吐が止まり，経口摂取が可能になれば食べなれた食事を自由に食べさせるが，牛乳，甘すぎるもの，脂肪や食物繊維の多いものは避ける．吐き気のあるときには，少量にして回数を多くして与える．中等症以上の脱水時には点滴を行う．

（5）　二次性乳糖不耐症

　母乳やミルクに含まれる乳糖をグルコースとガラクトースに分解する乳糖分解酵素の活性が低下

しているために，乳糖を消化吸収できず下痢を起こす．新生児期あるいは乳児期早期から激しい下痢が続き体重が増加しないことが特徴である．乳糖を除去したミルクを飲ませ，乳製品を含んだ離乳食を中止して下痢が改善するかどうかをみる．母乳も乳糖を含んでいるが症状がよほどひどい場合を除いて母乳を中止することはない．

（6）便秘

離乳食を開始すると母乳やミルクの量が減り，便の水分量が減少して便秘が起こりやすくなる．離乳初期では，7〜10倍のつぶし粥やすりつぶした野菜など消化の良いメニューが多く，食物繊維が少ないため便の量も少なくなりがちである．また授乳量も減るため食事での水分補給を心がける必要がある．果汁や野菜スープ，味噌汁などを増やすとよい．

また，好奇心が旺盛になると，食物をこねたり食べながら動き回ったりといった遊び食べの時間が増え，食事量にムラがみられることも多くなる．食事量が少ないと便の量も減るため食事量が適量か検討することが必要である．果物やいも類，野菜，納豆やヨーグルトなどの発酵食品も取り入れるとよい．

（7）乳児身長発育曲線と栄養評価

個々の子どもの発育曲線を比較する対象として，パーセンタイルによる発育曲線基本図が作成されている（図6-4）．パーセンタイルとは，データを小さい方から順に並べ，全体を100として小さい方から何番目に位置するかを表すものである．50パーセンタイルはちょうど真ん中（中央値）を表す．個々の子どもの成長の様子を書き入れることができ，そこから成長の度合いを読み取ることができる．下から3，10，25，50，75，90，97パーセンタイル値の曲線を示している．体質的に少食の場合には，体重が3パーセンタイルを下回る低体重がみられる場合がある．その場合には発育曲線を用いて，その子どもなりの成長が認められるのか病的なものかを観察する必要がある．

身体計測値を用いて発育の評価を行うときは，何か1つのみの計測によらず，少なくとも身長と体重の2項目を計測して，それぞれの値の評価と相互の関係の評価を行う．1回だけの身体計測ではなく，継続的な測定等により総合的に評価することが必要である．

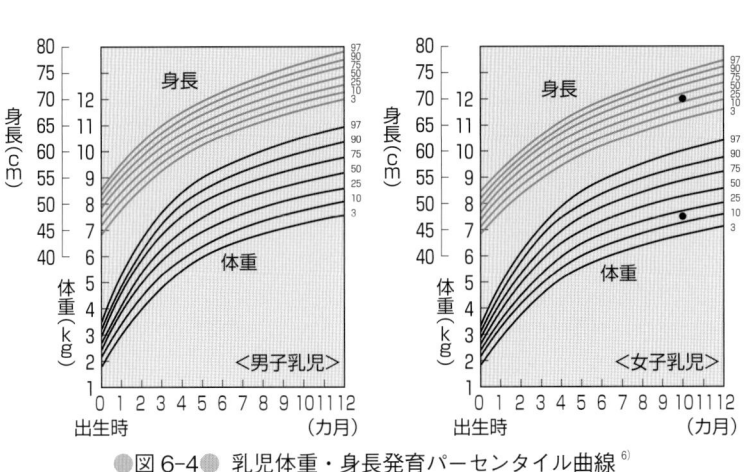

●図6-4● 乳児体重・身長発育パーセンタイル曲線[6]

6.3 ···· 対象者のプロフィール

A（身体状況）	B（臨床成績）
10カ月，女児 身長 70.0 cm 体重 7.5 kg 頭位 43.5 cm 胸囲 43.5 cm	体重増加量 やや少ない カウプ指数 15（正常）
C（臨床診査） 便秘ぎみである． 体調や機嫌は変わらない． 食事量にむらが出てきたせいか，体重増加量はやや少ないが，正常である．	D（食生活状況） この時期は1日3回食とし，食事のリズムを大切にしていく時期であるが，食事量にむらが出てきた． 母乳を好み，欲するままに飲んでいる． 同じ食物ばかり食べたり，急に食べなくなる「ばっかり食い」等がある．また，食べる意欲はあるが，食物を触って遊ぶ「遊び食べ」も増えてきた． 14時の食事は，公園で遊び帰宅した後であるため，食べている途中で眠ってしまうこともある． また，食事中に色々なことに興味を示すため，集中力が続かず飽きてしまうことも多い．
E（環境） 母親は1歳になるまで育児休業（育休）期間である．	

新生児・乳児期の栄養管理の実際

1日目		食品番号	食品名	重量 g
6 時	母乳	13051	母乳またはミルク	100
10 時	フレンチトースト	1026	食パン・市販品	30
		13003	普通牛乳	30
		14017	有塩バター	4
		3003	車糖・上白糖	1
	角切りりんごのやわらか煮	7148	りんご - 生	20
		3003	車糖・上白糖	1
	母乳	13051	人乳	100
14 時	鶏雑炊	11229	若鶏・ささ身 - ゆで	10
		6062	キャベツ - ゆで	10
		6215	にんじん・根，皮むき - ゆで	10
		1088	めし・精白米（水稲）	20
		17021	かつお・昆布だし	50
	母乳	13051	人乳	100
18 時	納豆粥	1097	五分かゆ・精白米（水稲）	90
		4046	糸引き納豆	15
		17007	こいくちしょうゆ	2
	かぼちゃの含め煮	6047	かぼちゃ（日本）- ゆで	20
		3003	車糖・上白糖	1
		17007	こいくちしょうゆ	2
	母乳	13051	人乳	100
22 時	母乳	13051	人乳	100

栄養価 エネルギー 607 kcal，たんぱく質 17 g，脂質 25 g，炭水化物 78 g

2日目		食品番号	食品名	重量 g
6 時	母乳	13051	母乳またはミルク	100
10 時	ジャムサンド	1026	食パン・市販品	30
		7014	いちご・ジャム・低糖度	10
	りんごときゅうりのサラダ	7148	りんご - 生	50
		6065	きゅうり - 生	20
		6119	セロリー・葉柄 - 生	20
		17012	食塩	0.1
		17042	マヨネーズ・全卵型	5
	母乳	13051	人乳	100
14 時	野菜うどん	1039	うどん（ゆで）	20
		6135	大根・根，皮むき - ゆで	10
		6215	にんじん・根，皮むき - ゆで	10
		6268	ほうれんそう・葉 - ゆで	10
		6226	根深ねぎ・葉，軟白 - 生	10
		17047	麦みそ	6
		17054	みりん風調味料	4
	母乳	13051	人乳	100
18 時	おにぎり	1109	めし・精白米（軟飯）	50
	ミネストローネ	6215	にんじん・根，皮むき - ゆで	10
		6119	セロリー・葉柄 - 生	10
		2019	じゃがいも	10
		6245	青ピーマン - 生	10
		11230	若鶏・ひき肉 - 生	15
		6184	トマト・缶詰，ホール	20
	果物	7134	メロン・温室 - 生	30
	母乳	13051	人乳	100
22 時	母乳	13051	人乳	100

栄養価 エネルギー 655 kcal，たんぱく質 15 g，脂質 24 g，炭水化物 94 g

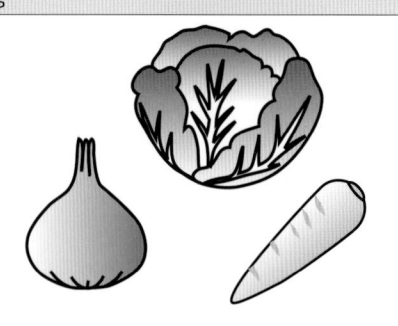

5 ～ 6 カ月頃

				作り方
6 時	母乳または人工乳	人乳	160 mL	
	つぶし10倍粥	精白米	38 g	①厚手の鍋に米（1/4 カップ）と水 2.5 カップを入れて 30 分吸水させる。 ②鍋に火をかけ，煮立ったら弱火にして約 30 分煮る。 ③火を消し，約 10 分蒸らす。 ④スプーンの背やすり鉢などでていねいにすりつぶす。
10 時	かぼちゃのマッシュ	西洋かぼちゃ	30 g	①皮を除いたかぼちゃを 1 cm 厚さのいちょう切りにし，軟らかくなるまでゆでる。 ②水気を切った後に裏ごしをし，だしを加えてとろりとなるまでのばす。
		かつお・昆布だし汁	5 mL	
	絹ごし豆腐のすり流し	絹ごし豆腐	30 g	①豆腐はさっとゆでて湯を切り，すり鉢でつぶす。 ②鍋に豆腐とだしを入れて火にかけ，煮立ったらしょうゆを加える。 ③水溶き片栗粉でとろみをつける。
		かつお・昆布だし汁	50 mL	
		片栗粉	少々	
		こいくちしょうゆ	0.1 mL	
	母乳または人工乳	乳汁	160 mL	
14 時	母乳または人工乳	乳汁	160 mL	
18 時	母乳または人工乳	乳汁	160 mL	
22 時	母乳または人工乳	乳汁	160 mL	

栄養価 エネルギー 575 kcal，たんぱく質 12 g，脂質 29 g，炭水化物 77 g

※離乳食用調理器具を使うとよい.

7 ～ 8 カ月頃

				作り方
6 時	母乳または人工乳	人乳	160 mL	
10 時	けんちんうどん	うどん（ゆで）	20 g	①うどんは 1 cm 程度に刻み，にんじんと大根はそれぞれ 2 mm 程度の角切りにする。 ②鍋に①とだしを入れて火にかけ，野菜が軟らかくなるまで煮る。 ③にんじんと大根を取り出して細かく刻み，鍋に戻す。 ④豆腐を 1 cm 角に切って加え，再び火にかけて煮る。
		にんじん	10 g	
		だいこん	10 g	
		かつお・昆布だし汁	75 mL	
		絹ごし豆腐	20 g	
	ほうれんそうの卵とじ	ほうれんそう	20 g	①ほうれんそうはゆでて水気を絞り，葉先をみじん切りにする。 ②鍋にだしと①のほうれんそうを入れて軟らかくなるまで煮る。 ③卵をときほぐして加え混ぜ，火が通るまで煮る。
		鶏卵	13 g（1/4 個）	
		だし	30 g	
	母乳または人工乳	乳汁	140 mL	
14 時	7 倍粥	精白米	38 g	①厚手の鍋に米（1/4 カップ）と水 2.5 カップを入れて 30 分吸水させる。 ②鍋に火をかけ，煮立ったら弱火にして約 30 分静かに煮る。 ③火を消し，約 10 分蒸らす。
	白身魚のかぶら蒸し	まだら	20 g	①白身魚（たらなど）は骨と皮を除いて刻み，器に平らに盛る。 ②かぶはすりおろし，汁気を絞り，だしと片栗粉を加え混ぜる。 ③②を①にかけ，蒸し器で 7 分蒸す。
		かぶ	20 g	
		かつお・昆布だし汁	20 mL	
		片栗粉	適量	
	ブロッコリー入りポテトサラダ	ブロッコリー	5 g	①ブロッコリーとにんじんはゆでて刻む。じゃがいもは 1 cm 角にしてゆでて，フォークの背でつぶす。 ②①を合わせて混ぜ，塩で味を調える。
		にんじん	5 g	
		じゃがいも	20 g	
		食塩	0.1 g	
	母乳または人工乳	乳汁	160 mL	
18 時	母乳または人工乳	乳汁	160 mL	
22 時	母乳または人工乳	乳汁	160 mL	

栄養価 エネルギー 598 kcal，たんぱく質 17 g，脂質 24 g，炭水化物 86 g

※母乳はいくらでも飲ませてよいが，人工乳は 7～8 カ月頃 1 日 3 回程度，9～11 カ月頃 1 日 2 回程度に減らす.

9〜11 カ月頃

時刻	料理	材料	分量	作り方
6 時	母乳または人工乳	人乳	100 mL	
10 時	クリームチーズサンド	食パン クリームチーズ	20 g 10 g	①耳を除いた食パンは 2 等分し、クリームチーズを塗る. ②2 枚を重ね合わせて 1 cm ほどの棒状に切る.
10 時	野菜のスクランブルエッグ	たまねぎ キャベツ 青ピーマン 鶏卵 有塩バター 食塩	10 g 10 g 10 g 30 g 4 g 0.1 g	①たまねぎとピーマンは 1.5 cm 角、キャベツはせん切りにしてゆでておく. ②フライパンにバターを溶かし、野菜を入れて炒め、塩で味を調える. ③溶いた卵を入れてかき混ぜる.
14 時	5 倍粥	精白米	35〜40 g	①米 (1/4 カップ) と水 1.25 カップを入れて 30 分吸水させて 30 分煮る. 火を消して 10 分蒸らす.
14 時	鮭のクリームシチュー	しろさけ(生) じゃがいも にんじん たまねぎ アスパラガス 普通牛乳 プロセスチーズ 調合油 食塩	15 g 15 g 15 g 15 g 20 g 50 mL 5 g 適量 0.2 g	①鮭は一口大に切って塩をふる. 汁気をふきとり、油で両面を焼く. ②じゃがいも、にんじん、たまねぎはそれぞれ 1 cm 程度の大きさに切る. ③アスパラは軟らかくゆで、1.5 cm 程度の大きさに切る. ④鍋に油を熱して②を炒め、ひたひたの水を加えて軟らかくなるまで煮る. ⑤牛乳とチーズを加え静かに煮立て、鮭を入れて軽く煮る. ⑥アスパラを加えて塩で味を調える.
18 時	5 倍粥	精白米	35〜40 g	①米 (1/4 カップ) と水 1.25 カップを入れて 30 分吸水させて 30 分煮る. 火を消して 10 分蒸らす.
18 時	鶏ささみのトマト煮	若鶏・ささ身 たまねぎ トマト ブロッコリー 有塩バター 食塩	20 g 10 g 20 g 20 g 3 g 0.2 g	①ささみは 1 cm 程度の大きさに切り、たまねぎはみじん切りにする. ②少なめの湯で、①をゆでておく(ゆで汁はとっておく). ③トマトは湯むきにして皮と種を除き、角切りに切る. ④ブロッコリーは子房に分けてゆで、刻む. ⑤バターで①を炒め、ささみのゆで汁とトマトを加え煮込む. ⑥軟らかくなったら、ブロッコリーを加えて塩で味を調える.
22 時	母乳または人工乳	人乳	100 mL	

栄養価
エネルギー 701 kcal、たんぱく質 27 g、脂質 27 g、炭水化物 96 g

※5 倍粥から徐々に軟飯にしていく.

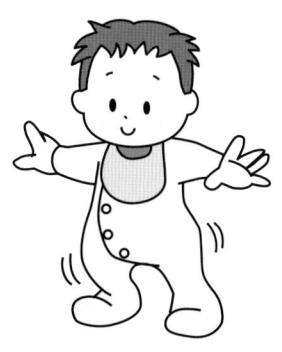

乳児期では、幼児期に多い偏食を防ぐために、食品の種類と調理法を多くするとよい. 野菜嫌いにならないように、歯ぐきで噛める程度を目安に十分に加熱するとよい.

12〜18 カ月頃

時刻	料理	材料	分量	作り方
8 時	チーズトースト	食パン プロセスチーズ ケチャップ	30 g 10 g 3 mL	①パンは耳を除き棒状に 4 つに切り、ケチャップを薄く塗ってチーズをのせる. ②オーブントースターで焼き色がつくまで焼く.
8 時	かぶとベーコンのスープ	かぶ ベーコン ブイヨン (固形)	40 g 10 g 1 g (約1/4個)	①かぶは皮をむいて薄いくし形に切る. ②かぶの葉とベーコンは粗みじん切りにする. ③鍋に水を 3/4 カップ入れて煮立て、①と②とブイヨンを入れて軟らかくなるまで煮る.
12 時	スパゲッティナポリタン	スパゲッティ たまねぎ にんじん 青ピーマン ロースハム ケチャップ 調合油	20 g 10 g 10 g 10 g 10 g 4 mL 3 mL	①野菜とハムはそれぞれ 1.5 cm 角に切る. 野菜は軟らかくゆでる. ②スパゲッティは軟らかくゆで、3 cm ほどに切る. ③フライパンに油を熱して①を炒め、②を加えて炒め合わせ、ケチャップで調味する.
12 時	キャベツのコールスロー	キャベツ きゅうり 干しぶどう マヨネーズ	20 g 10 g 5 g 4 mL	①キャベツはせん切りにしてやわらかくなるまでゆでる. ②きゅうりはせん切りにしてさっとゆでる. ③干しぶどうは湯に浸して軟らかくする. ④①、②、③の水気をきり、マヨネーズで和える.
15 時	フルーツポンチ	牛乳 水 粉寒天 りんごジュース みかん缶 りんご 砂糖	100 mL 25 mL 0.8 g 75 mL 25 g 25 g 1 g	①鍋に寒天・砂糖・水を入れながら火にかけ、寒天が溶けたら牛乳を入れ沸騰寸前まで沸かす. ②粗熱をリバットやタッパーなどに入れて冷やし固める. ③みかんを半分に、りんごをスライスにする. ④型抜きあるいはひし形に切った寒天、フルーツ、りんごジュースを入れる.
18 時	一口おにぎり (軟飯)	精白米	35〜40 g	①米 (1/4 カップ) と水 1 カップを入れて 30 分吸水させて炊飯器で炊き、俵型に握る.
18 時	ピーマン入りハンバーグ	牛・豚・合びき肉 たまねぎ 青ピーマン パン粉 鶏卵 ケチャップ ミニトマト 調合油 食塩	20 g 10 g 10 g 5 g 10 g 4 mL 10 g 少々 0.1 g	①たまねぎとピーマンはみじん切りにして、ゆでる. ②ボールにひき肉、パン粉、卵、塩を入れて練り合わせ、丸形にする. ③フライパンに油を熱して、②を入れて両面に焦げ目がつくように焼く. ④ミニトマトはへたを除いて縦半分に切り、ハンバーグに添える.
18 時	ひじきと凍り豆腐の煮物	ほしひじき にんじん 凍り豆腐 調合油 上白糖 うすくちしょうゆ	3 g 20 g 3 g 2 g 2 g 2 g	①ひじきは水に戻し、食べやすく切る. ②にんじんはせん切りにし、凍り豆腐は水に戻して食べやすい大きさに切る. ③鍋に油を熱し、②と①を炒め、だしを入れて軟らかくなるまで煮る. ④砂糖としょうゆを加え、弱火で煮含める.

栄養価
エネルギー 737 kcal、たんぱく質 25 g、脂質 28 g、炭水化物 106 g

幼児期の栄養管理の実際 ●

7.1 ···· 幼児期の発達と生理的特徴

1）身体の成長

　幼児期は，満1歳から5歳（小学校入学前）までを指し，乳児期に比べると身長・体重などの体格面での発育速度は緩やかになるが，運動機能や精神面での発達は著しい時期である．

　スキャモンの臓器別発育曲線（図7-1）では，胸腺やリンパ組織，脳・神経系および頭囲などの成長は，乳児期から幼児期に大きく成長するが，身長・体重・骨格・筋肉・内臓器官は，緩やかな伸びで，生殖器の成長は思春期まで1割にも満たない．

　幼児期の発育は，カウプ指数（第3章参照）や体重・身長発育パーセンタイル曲線（図3-2参照）を参考にする．身長の伸びは，1～2歳で10～12 cmであるが，その後2～3歳で6～7 cm，4～5歳で5～7 cmと乳児期に比べて，次第に緩やかになっていく．4歳で出生時の約2倍（100 cm程度）となる．体重の増加は，1～2歳で約3 kg，その後は年間1.5～2 kgの安定した増加となる．出生時の体重に比べて，1歳時には3倍，2歳半で4倍，4歳で5倍程度になっている．幼児期の体形は，一般に頭が大きく，胴体は寸胴でウエストにくびれがなく腹が出ており，ヒップは小さい．就学前頃には学童体形へと移行する．

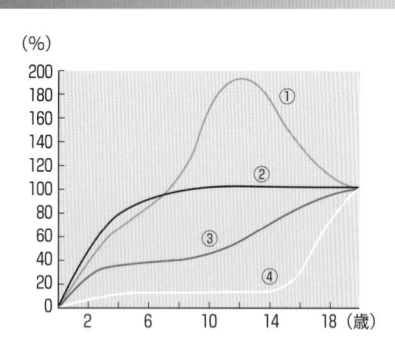

①：胸腺，リンパ組織は，急激に成長し，思春期ごろに最大となり，その後は低下する．これらの成長と並行し，抵抗力は思春期までに最大となる．
②：脳・神経系および頭囲などの頭部に関する成長は，乳幼児から幼児期に大きく，生後6年までに成人の90%に達し，その後の成長は緩慢になる．
③：身長・体重および骨格，筋肉，血液量，腎臓，消化器官，呼吸器官などの臓器の成長は，乳児期に成長度が上昇するが，その後緩慢となり，思春期に再びその速度は増す．
④：生殖器の成長は，思春期までは全成長過程の10%にすぎず，その後20歳までに残りの90%が成長する．この生殖器の成長に伴い，第二次性徴が発現する．おもな各器官はこの時期にほぼ完成される．

●図7-1● スキャモンの発育型[1]

2）生理機能

　身体の生理機能が徐々に自立する時期で，3歳の終わりごろには，自律的に排尿・排便が可能となり，睡眠形態は，多層性睡眠（昼寝と夜寝る形態）から幼児期後半には単相性睡眠（昼寝をせずに夜だけの睡眠）になる．4歳頃では糖質の消化酵素は成人と同じ程度となるが，胃の容量は，5歳頃では成人の半分（約650 mL）のため1日5回食が望ましい．成人に比べて体温は高め（37℃前後）であるが，血圧は低め（90～100 mmHg/60～65 mmHg），脈拍数（80～120回/min）と呼吸数（20～30回/min）は多い．

3）摂食機能

　歯の萌出時期は個人差もあるが，おおよそ乳歯は生後6～7カ月頃から生えはじめ，2歳から3歳ごろまでに上下10本ずつ，合計20本が生え揃う．最初に生えはじめる切歯（前歯）は嚙み切ることはできるが固いものをつぶすことができず，第一小臼歯が生えはじめる1歳ごろから物をすりつぶすようになり，第二小臼歯が生え揃う2～3歳ごろ，本格的に咀嚼ができるようになる．

　摂食機能は，離乳食のときからの手づかみ食べを経験し，1歳半ごろになるとスプーン・フォークが使え，2歳半ごろには自分で食具を使って食事ができるようになる．3歳ごろには，箸を使って食事をするようになり，周囲の者（家族など）の模倣ができるようになり，食べ方や食具を上手に使える

乳歯	永久歯
6～8カ月	6～8歳
8～12カ月	7～9歳
16～20カ月	9～13歳
12～16カ月	9～12歳
20～30カ月	10～14歳
	5～8歳（6歳臼歯）
	10～14歳（12歳臼歯）
	16～30歳（智歯）

●図7-2● 乳歯・永久歯の形成と萌出

ようになる．3歳6カ月頃には1人で上手に食事ができるようになる．

4）運 動 機 能

運動機能は，頭部から下肢へ，中心（首・肩・腰）から末梢（腕・手・指）へと向かい，粗大運動から微細運動（物をつかむ，絵本をめくるなど）へと発達する．特に全身のバランスをとる能力が発達し，身近にある用具を使って操作するような動きも上手になる．さらに遊びを発展させ，自分たちでルールや決まりを作ることにおもしろさを見いだしたり，大人が行う動きのまねをしたりすることに興味を示すようになる．発達に個人差はあるが，以下の運動の発達が見られる（表7-1）

●表7-1● 幼児期の運動の発達

年齢	運 動 能 力
1歳	一人歩き/階段を這って上がる/なぐり書きをする/積み木を2，3個重ねる
2歳	音楽に合わせて体を動かす/両足でピョンピョン跳ぶ/自分でボールを蹴る
3歳	三輪車を踏んで動かす/ブランコに立って乗れる/○を描く
4歳	でんぐり返しをする/片足でケンケンして跳ぶ/正方形を描く
5歳	スキップを正しくする/ブランコに立って自分でこぐ/紐を片結びに結べる

5）精 神 機 能

脳の重量は4～5歳で大人の80%（約1200 g）となり，幼児期にはめざましい知的発達がみられる．言語を理解して行動するようになり，また言語を使って表現することができるようになる．2歳前後には自我が芽生え，自己主張がみられるようになるため，偏食や食欲不振などの問題が出てくる時期となる．3歳ごろには仲間と食事情報の交換ができ，4歳頃では食べ物を分け合うことができるようになるので，協調性や道徳性が芽生える．

7.2 ···· 幼児期のケア・マネジメント

1）摂取栄養量

幼児期は，摂取栄養量の適否が心身の健全な発育に大きく影響する時期で，特に，3～5歳のエネルギー量（男児1300 kcal，女児1250 kcal）は，参照体重（男児16.5 kg，女児16.1 kg）から，約80 kcal/kgで成人（約40 kcal/kg）の約2倍となる（表7-2）．

2005（平成17）年に制定された「食育基本法」は，幼児期における幼稚園や保育園での「食育」の推進として，以下の項目を掲げている．

　　・お腹がすくリズムのもてる子ども
　　・食べたいもの，好きなものが増える子ども
　　・一緒に食べたい人がいる子ども
　　・食事づくり，準備にかかわる子ども
　　・食べものを話題にする子ども
　出典）楽しく食べる子供に～保育所における食育に関する指針（厚生労働省）

●表7-2● 児童福祉施設（保育所等）の給与栄養目標量（3～5歳児）の目安

エネルギーおよび栄養素	単位	食事摂取基準の指標	食事摂取基準値		食事摂取基準に対する割合	給与栄養目標量（暫定）男女共通
			男児	女児		
エネルギー	kcal	推定E*必要量	1300	1250	43	560
たんぱく質	%E*	目標量	13～20	13～20	—	13～20%E*
脂質	%E*	目標量	20～30	20～30	—	20～30%E*
ナトリウム（食塩相当量）	g	目標量	3.5 未満	3.5 未満	43	2 未満
カルシウム	mg	推奨量	600	550	50	300
マグネシウム	mg	推奨量	100	100	43	40
鉄	mg	推奨量	5.5	5.5	50	3
ビタミンA	μgRAE	推奨量	450	500	43	220
ビタミンB₁	mg	推奨量	0.7	0.7	43	0.3
ビタミンB₂	mg	推奨量	0.8	0.8	43	0.3
ビタミンC	mg	推奨量	50	50	43	22
食物繊維	g	目標量	8 以上	8 以上	43	4 以上
亜鉛（参考）	mg	推奨量	4	3	43	2

E*：エネルギー

2023（令和5）年に「児童福祉施設における食事の提供ガイド」改定案（概要）（厚生労働省）が公表され，子どもの心身の健やかな成長や保育の質の向上のための食事の提供のあり方について示された．保育所における給与栄養目標量は，食事摂取基準（1日当たり）の43%程度（昼食33%，おやつ10%）が妥当であるとされ，中でも不足しやすいビタミンA，カルシウム，鉄については，食事摂取基準の約50%に設定することが望ましいとされている．児童福祉施設（保育所等）の給与栄養目標量（3〜5歳児）の暫定値について，「食事摂取基準2020年版」使用ではあるが，表7-2に示す．

2）栄養ケア・マネジメント

（1）脱水

水分必要量は不感蒸泄や発汗，尿量（平均600〜800 mL/日）に関係しており，体重当たりの水分必要量は，100〜130 mL/日で成人の約2倍である．水分必要量が多いうえに，乳幼児期に多い嘔吐や下痢により細胞外液が失われやすいことも脱水を起こしやすい．喉の渇きを自分から伝えることが難しいため，日常の水分補給は食事や間食時に補う必要がある．

（2）偏食

食べたがらない原因を見極め，対処していくことが重要である．間食の内容や量を見直し，食べやすい調理方法を工夫する．運動不足に留意し，食事を無理強いしないことも大切である．日常と異なる環境（庭や公園など）で，楽しく食事できる雰囲気作りも心がける．

（3）う歯

う歯は，ミュータンス菌・歯質・糖・時間の4要素が揃うことで発生する．発生予防には食事や間食の時間を決め，食後の口すすぎ，歯磨きを徹底する．強い歯質を作るためにたんぱく質やカルシウム，ビタミンDなどを食事からとれるように栄養素のバランスを心がける．

（4）食物アレルギー

食物アレルギーへの対応は，医師による正しい診断に基づいた必要最小限のアレルゲン（原因食物）の除去で，アレルゲンは，鶏卵・牛乳・木の実・小麦・落花生で75%を占めている．除去食物があっても，主食・主菜・副菜のバランスを整え，摂取可能な食品を取り入れた食事や代替食品を利用することで，栄養状態の低下を防ぐことができる．食物アレルギー表示対象品目は28品目（表7-3）である．

●表 7-3● 食物アレルギー表示品目

義務	特定原材料（8品目）	えび/かに/くるみ/小麦/そば/卵/乳/落花生（ピーナッツ）
推奨	特定原材料に準ずる（20品目）	アーモンド/あわび/いか/いくら/オレンジ/カシューナッツ/キウイフルーツ/牛肉/ごま/さけ/さば/大豆/鶏肉/バナナ/豚肉/マカダミアナッツ/もも/やまいも/りんご/ゼラチン

7.3 ···· 対象者のプロフィール

A（身体状況）	C（臨床診査）
3歳6カ月男児 身長 95 cm 体重 16.5 kg カウプ指数 18.3 乳歯上歯10本　下歯10本　う歯なし	正常分娩で出産し発育は良好である．1歳6カ月健診では平均的な体格であったが，2歳過ぎたころから食欲が出てきて，体重の増加が目立つ． 運動機能や精神機能の発達に，特に問題はみられないが，3歳過ぎてから母のスマホでゲームをすることが多く，外遊びの機会が減っている．
B（臨床成績） 赤血球数 501×10⁴/μL ヘモグロビン 12.5 g/dL ヘマトクリット 40.0% 血清アルブミン 3.6 g/dL 血清コレステロール 215 mg/dL	D（食生活状況） 平日は保育園に通っており，昼食は給食を食べている．食べることは好きなので給食はほぼ残さずに食べているが，家庭では野菜を残すことが多い．おやつは保育園で食べる以外に，帰宅後，夕食までの時間に母親が準備したものを食べている． 家では，果物や野菜ジュースなどの清涼飲料水をよく飲む．
	E（環境） 両親と本児の3人家族である．両親ともに働いているが，育児は主に母親が行っている．

	1日目	食品番号	食品名	重量 g
朝食	おにぎり	1088	こめ・水稲めし・精白米・うるち米	120
		17127	ふりかけ・たまご	3
	豆腐のみそ汁	4033	絹ごし豆腐	30
		9040	乾燥わかめ – 素干し	0.5
		6320	わけぎ・葉 – 生	2
		9044	カットわかめ	0.5
		17023	煮干しだし	100
		17045	米みそ・淡色辛みそ	6
	ウインナー炒め	11186	ぶた・ソーセージ類・ウインナーソーセージ	40
		17036	トマトケチャップ	5
		6312	レタス・土耕栽培・結球葉 – 生	10
昼食（保育園給食）	ごはん	1088	こめ・水稲めし・精白米・うるち米	110
	鮭のムニエル	10130	ぎんざけ・養殖 – 生	40
		17012	食塩	0.2
		1015	小麦粉・薄力粉・1等	4
		14017	バター類・有塩バター	1.5
		6182	赤色トマト・果実 – 生	15
	ごぼうサラダ	6084	ごぼう・根 – 生	25
		6214	にんじん・根，皮なし – 生	5
		6245	青ピーマン・果実 – 生	3
		17043	マヨネーズ・卵黄型	3
		17015	穀物酢	1.5
		3003	車糖・上白糖	0.5
	卵スープ	12004	鶏卵・全卵 – 生	8
		6153	たまねぎ・りん茎 – 生	10
		8001	えのきたけ – 生	5
		6227	葉ねぎ・葉 – 生	2
		17093	顆粒中華だし	1
	くだもの	7148	りんご・皮なし – 生	25
	牛乳	13003	普通牛乳	100
園補食	フルーツヨーグルト	13026	ヨーグルト・脱脂加糖	50
		7035	うんしゅうみかん・缶詰・果肉	15
		7138	もも・缶詰・白肉種・果肉	15
夕食	カレーライス	1088	こめ・水稲めし・精白米・うるち米	150
		11004	和牛肉・かた・脂身つき – 生	20
		6153	たまねぎ・りん茎 – 生	50
		6214	にんじん・根，皮なし – 生	20
		2017	じゃがいも・塊茎，皮なし – 生	50
		14006	植物油脂類・調合油	2
		17051	カレールウ	15
	ハムサラダ	6061	キャベツ・結球葉 – 生	30
		6312	レタス・土耕栽培・結球葉 – 生	10
		11176	ぶた・ハム類・ロースハム	10
		17117	乳化液状・ごまドレッシング	10
間食	おやつ	7031	うんしゅうみかん・濃縮還元ジュース	100
		15130	クリームパン・薄皮タイプ	50

栄養価
エネルギー 1472 kcal，たんぱく質 39.4 g，脂質 46.1 g，炭水化物 218.3 g，食物繊維 17.7 g，カルシウム 365 mg，鉄 4.0 mg，食塩 5.7 g

	2日目	食品番号	料理名／食品名	重量 g
朝食	トースト	1026	角形食パン	60
		14017	バター類・有塩バター	10
		7013	いちご・ジャム・高糖度	8
	目玉焼き	12004	鶏卵・全卵 – 生	55
		11176	ぶた・ハム類・ロースハム	10
		14006	植物油脂類・調合油	2
		17012	食塩	0.3
	付け合わせ	6315	サニーレタス・葉 – 生	10
	牛乳	13003	普通牛乳	103
昼食	チキンライス	1088	こめ・水稲めし・精白米・うるち米	100
		11216	にわとり・成鶏肉・もも，皮なし – 生	20
		6153	たまねぎ・りん茎 – 生	30
		14006	植物油脂類・調合油	3
		17012	食塩	0.5
		17036	トマトケチャップ	18
		6025	グリンピース・冷凍	10
	ポテトサラダ	2017	じゃがいも・塊茎，皮なし – 生	50
		6065	きゅうり・果実 – 生	20
		6214	にんじん・根，皮なし – 生	5
		17043	マヨネーズ・卵黄型	10
		17012	食塩	0.3
		6313	サラダな・葉 – 生	10
夕食	きつねうどん	1039	うどん – ゆで	150
		4095	油揚げ・甘煮	20
		17021	かつお・昆布だし・荒節・昆布だし	150
		17008	うすくちしょうゆ	8
		16025	みりん・本みりん	8
		6003	あさつき・葉 – 生	3
	鶏のから揚げ	11215	にわとり・成鶏肉・もも，皮つき – 生	70
		17007	こいくちしょうゆ	5
		16025	みりん・本みりん	2
		17069	しょうが・おろし	2
		2034	じゃがいもでん粉	7
		14006	植物油脂類・調合油	3
		6061	キャベツ・結球葉 – 生	20
間食	おやつ	15103	ポテトチップス	30
		6399	野菜ミックスジュース・通常タイプ	150

栄養価
エネルギー 1405 kcal，たんぱく質 44.7 g，脂質 62.0 g，炭水化物 144.9 g，食物繊維 16.1 g，カルシウム 270 mg，鉄 5.2 mg，食塩 6.6 g

〈弁当箱の種類と特徴〉
①仕切があるタイプ：ご飯やおかずを分けて詰められるので，おかず同士の味が混ざらない.
②曲げわっぱ：スギやヒノキなどの天然素材で出来ているので，美しく通気性や吸湿性に優れている．おかずから出る余分な汁気を吸うので弁当が傷みにくくもなる.
③ステンレス・アルマイト製：ニオイ移りが気にならない．汚れも落としやすい.
④保冷剤付きタイプ：最近は，蓋自体が保冷剤になっている弁当箱で気温の高いところに数時間於いて置く場合は適する.
⑤プラスチック：色や匂いが落ちにくい．子供用に色，柄などが豊富にある.

〈いろいろな弁当箱の形〉

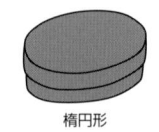
楕円形

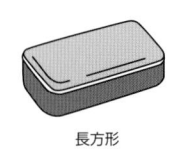
長方形

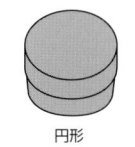
円形

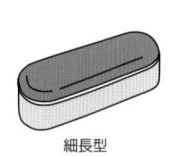
細長型

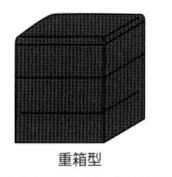
重箱型

2〜3 歳の献立例

区分	料理	食品	分量	作り方
朝食	ご飯	めし	80 g	
	鮭の塩焼き	しろさけ（生）	30 g	①鮭に塩を振り焼く.
		食塩	0.3 g	
	大根のきんぴら	大根	40 g	①大根, にんじんはせん切りにする.②フライパンに油を引き, ①を炒め③しんなりしたら, しょうゆ, みりんを加えて汁けがなくなるまで炒める.④仕上げにごまを振る.
		にんじん	10 g	
		こいくちしょうゆ	3 mL	
		みりん	3 mL	
		サラダ油	1 mL	
		すりごま	1 g	
	ヨーグルト	ヨーグルト（脱脂加糖）	70 g	
昼食	ジャムサンド	食パン（サンドイッチ用）	40 g	①食パンは耳のないものを使う.②ジャムを塗り, 挟んで半分に切る.
		いちごジャム	15 g	
	野菜チーズオムレツ	鶏卵	40 g	①卵に牛乳, 食塩を加えてほぐしておく.②たまねぎ, にんじん, しめじはみじん切りにして, 油を引いたフライパンで炒める.③②がしんなりしたら, ①を加えて混ぜ合わせ, チーズを加えてオムレツ型に整える.
		普通牛乳	5 mL	
		食塩	0.2 g	
		たまねぎ	10 g	
		にんじん	5 g	
		しめじ	5 g	
		プロセスチーズ	5 g	
		サラダ油	2 mL	
	ブロッコリーソテー	ブロッコリー	30 g	①ブロッコリーは小房に分けて, 熱湯で下ゆでする.②フライパンにバターを入れて熱しブロッコリーを炒める.③最後にしょうゆを加えて味付けする.
		バター	1 g	
		こいくちしょうゆ	0.5 mL	
	コーンポタージュ	スイートコーン（缶詰・クリームスタイル）	30 g	①鍋にスイートコーンに牛乳, ブイヨン, 水, 食塩を入れてよく混ぜ合わせ, 弱火にかける.②吹きこぼれないように注意しながら, ひと煮立ちさせる.
		普通牛乳	40 mL	
		固形ブイヨン	0.5 g	
		水	50〜60 mL	
		食塩	0.1 g	
	果物	バナナ（1/3 本）	40 g	
間食	蒸かしいも	さつまいも	40 g	
	牛乳	牛乳	150 mL	
夕食	ごはん	めし	80 g	
	照り焼きチキン	鶏もも肉	40 g	①鶏肉は厚めのところに包丁で切れ目を入れる.②鶏肉に調味料で下味をつける.③フライパンに油を入れて熱し, ②をこんがりと焼く.
		こいくちしょうゆ	3 mL	
		みりん	1.5 mL	
		白砂糖	0.5 g	
		サラダ油	1 mL	
	（付合せ）ほうれんそうソテーとトマト	ほうれんそう	30 g	①ほうれんそうは下ゆでをして, 2〜3 cm に切る.②鶏肉を焼いたフライパンに油を足して, ①を炒める.③塩で味を調える.④トマトは, くし形に切る.
		サラダ油	1 mL	
		食塩	0.3 g	
		トマト	20 g	
	豆腐のみそ汁	木綿豆腐	30 g	①豆腐はさいの目に切る.②わかめは水で戻し, 一口大に切る.③だしを煮立てて豆腐, わかめを入れひと煮立ちし, 火を止めてみそを溶く.
		わかめ（素干し）	0.3 g	
		煮干しだし	100 mL	
		淡色辛みそ	4 g	
	果物	オレンジ	30 g	薄皮をむいて一口大に切る.

栄養価

エネルギー 1005 kcal, たんぱく質 39.3 g, 脂質 30.3 g, 炭水化物 125.3 g, 食物繊維 11.4 g, カルシウム 493 mg, 鉄 4.1 mg, 食塩 4.2 g

4〜5 歳の献立例

区分	料理	食品	分量	作り方
朝食	ごはん	めし	100 g	
	納豆和え	挽きわり納豆	30 g	①しらす干しは, さっと熱湯をかけて臭みを取る.②納豆に①, ごま, しょうゆを加えてよく混ぜる.
		しらす干し	2 g	
		いりごま	0.5 g	
		こいくちしょうゆ	1 mL	
	かぼちゃの含め煮	西洋かぼちゃ	40 g	①かぼちゃは皮を所々むき, 一口大に切る.②鍋にめんつゆ, みりんと水を加え, ①を入れて落し蓋をして煮含める.
		めんつゆ ストレート	4 mL	
		水	40 mL	
		みりん	5 mL	
	こまつなのみそ汁	こまつな	20 g	①こまつなは, ゆでて 2〜3 cm の長さに切る.②油揚げは油抜きをして, 短冊切りにする.③ねぎは小口切りにする.④煮立たせただしに, 油揚げを入れ, 軟らかくなったら火を止め, みそを溶く. お椀にゆでたこまつなを入れ, みそ汁を注ぎ, 仕上げにねぎを加える.
		油揚げ	3 g	
		葉ねぎ	2 g	
		煮干しだし	120 mL	
		淡色辛みそ	5 g	
	ふりかけ	のりたま	1.5 g	
昼食	ロールパン	ロールパン	30 g	
	スパゲッティナポリタン	スパゲッティ（乾）	40 g	①スパゲッティは半分に切ってゆでる.②ロースハムはせん切り, たまねぎは薄切りにする. にんじんはせん切りにし, ピーマンは縦半分に切って種を取り細く切る.③フライパンに油を入れて熱し, ②を炒める.④野菜に火が通ったら, フライパンに①を加えて炒め, ケチャップと塩で味をつける.⑤仕上げに粉チーズを振る.
		ロースハム	10 g	
		たまねぎ	15 g	
		にんじん	5 g	
		青ピーマン	3 g	
		調合油	2 g	
		トマトケチャップ	15 g	
		食塩	0.2 g	
		粉チーズ	2 g	
	コールスローサラダ	キャベツ	30 g	①キャベツ, きゅうり, にんじんはせん切りにする.②①とコーンをドレッシングで和える.③皿にサラダ菜を敷いて盛り付ける.
		ホールコーン（缶）	5 g	
		きゅうり	5 g	
		にんじん	5 g	
		フレンチドレッシング	5 mL	
		サラダ菜	10 g	
	果物	キウイフルーツ	30 g	
	チーズ	プロセスチーズ	20 g	
夕食	ごはん	めし	100 g	
	豆腐のきのこステーキ	木綿豆腐	80 g	①木綿豆腐は重しをして, 水切りする.②①に薄力をまぶし, 油を引いたフライパンで両面をこんがりと焼く.③しめじは小房に分けて食べやすいように, 縦に割る. えのきたけは, 2〜3 cm に切り, エリンギは短冊切りにする.④豆腐を焼いたフライパンに③を入れ, しょうゆ, みりん, 酒を加えてひと煮立ちする.⑤豆腐の上に④をかけ, 最後に小口切りにしたわけぎを散らす.
		薄力粉	2 g	
		サラダ油	2 mL	
		しめじ	10 g	
		えのきたけ	10 g	
		エリンギ	10 g	
		こいくちしょうゆ	4 mL	
		みりん	4 mL	
		料理酒	3 mL	
		わけぎ	1 g	
	にんじんしりしり	にんじん	30 g	①にんじんはせん切りにする.②フライパンに油を入れて, ①とシーチキンを炒め, しんなりしたらしょうゆ, みりんで味をつける.
		シーチキン缶	10 g	
		サラダ油	1 mL	
		こいくちしょうゆ	1 mL	
		みりん	1 mL	
	卵スープ	鶏卵	8 g	①たまねぎは薄切り, 水菜は 2〜3 cm に切る.②鍋に水と顆粒だしを入れて煮立て, たまねぎを加える.③たまねぎに火が通ったら, 一旦火を止め, 水溶き片栗粉を加えてとろみをつける.④再び火にかけ, 水菜と溶き卵を加える.⑤卵に火が通ったら, 盛り付ける.
		たまねぎ	8 g	
		水菜	10 g	
		顆粒中華だし	1 g	
		食塩	0.2 g	
		水	120 mL	
		片栗粉	0.5 g	
間食	りんごのケーキ	りんご	20 g	①りんごは薄くスライスする.②バターをクリーム状に練り, グラニュー糖を 2〜3 回に分けて加え, その都度よく混ぜる.③②に溶き卵を加えよく混ぜる.④薄力粉, スキムミルク, ベーキングパウダーを合わせてふるい, ③に加えてさっくりと混ぜ, りんごを加える.⑤型に流し, 180℃のオーブンで 30 分ほど焼く.
		食塩不使用バター	6 g	
		グラニュー糖	7 g	
		鶏卵	8 g	
		薄力粉	8 g	
		スキムミルク	1 g	
		ベーキングパウダー	0.1 g	
	牛乳	普通牛乳	150 mL	

栄養価

エネルギー 1244 kcal, たんぱく質 42.4 g, 脂質 39.4 g, 炭水化物 170.6 g, 食物繊維 16.2 g, カルシウム 570 mg, 鉄 5.9 mg, 食塩 5.4 g

保育園の献立例（春）

料理名	食材	分量	作り方
ごはん	めし	110 g	
あじの香味揚げ	まあじ	40 g	①あじは内臓を除き塩をまぶし、小麦粉をつけて油で揚げる。
	食塩	0.2 g	②砂糖、しょうゆ、酢、いりごま、しょうが、あさつきを鍋に入れて火にかけてさっと煮立たせる。
	薄力粉	4 g	③②に①を漬け込む。
	サラダ油	4 g	
	白砂糖	1 g	
	こいくちしょうゆ	3 mL	
	穀物酢	3 mL	
	いりごま	0.3 g	
	しょうが（すりおろし）	0.5 g	
	あさつき	2 g	
春キャベツのおかか和え	キャベツ	30 g	①キャベツはざく切り、にんじんはせん切りにする。
	にんじん	5 g	②①に削り節としょうゆで和える。
	かつお 削り節	0.5 g	
	こいくちしょうゆ	1.5 mL	
豚汁	豚薄切り肉	10 g	①豚肉は一口大、ごぼうはささがき、たまねぎは薄切り、じゃがいもは一口大に切る。
	ごぼう	5 g	②菜の花は2 cm程度に切り、さっと下ゆでする。
	たまねぎ	10 g	③鍋にだし汁を入れ、①を加えて軟らかくなるまで煮る。
	じゃがいも	20 g	④野菜が軟らかくなったら菜の花を加えて火を止め、みそを溶き、しょうゆで味を調える。
	菜の花	8 g	
	かつお昆布だし	100 mL	
	淡色辛みそ	4 g	
	うすくちしょうゆ	0.5 mL	
いちごヨーグルト	いちご	20 g	①いちごはサイコロ状に切る。
	無糖ヨーグルト	50 g	②ヨーグルトに砂糖を加えてよく混ぜ合わせ、①を加えて和える。
	白砂糖	2 g	

栄養価
エネルギー 379 kcal，たんぱく質 15.2 g，脂質 8.8 g，炭水化物 57.7 g，食物繊維 5.6 g，カルシウム 139 mg，鉄 1.3 mg，食塩 1.7 g

保育園給食（夏）

料理名	食材	分量	作り方
ごはん	めし	110 g	
豚肉のロール焼き	豚薄切り肉	40 g	①豚肉には塩を振り、下味をつける。
	食塩	0.2 g	②にんじんは細く切り、下ゆでする。さやいんげんも下ゆでする。
	にんじん	10 g	③豚肉でにんじん、えのきたけ、さやいんげんを巻き、小麦粉をまぶす。
	えのきたけ	8 g	④フライパンに油を入れて③を焼き、中までしっかり火が通ったら、しょうゆとバターで味付けする。
	さやいんげん	5 g	
	薄力粉	1.5 g	
	サラダ油	1.5 mL	
	こいくちしょうゆ	2 mL	
	バター	1 g	
夏野菜のサラダ	アスパラガス	10 g	①アスパラガスは根元の固い部分は皮をむき、斜めに切ってゆでる。
	トマト	15 g	②トマトはくし形に切る。
	サラダ菜	5 g	③卵は固ゆで卵にし、マッシャーでポロポロにつぶす。
	鶏卵	5 g	④サラダ菜にアスパラガスとトマトを盛り付け、③を散らして仕上げにマヨネーズをかける。
	マヨネーズ	2 g	
コーンと野菜のスープ	じゃがいも	20 g	①じゃがいもは一口大、たまねぎは薄切りにする。
	たまねぎ	20 g	②鍋に水とじゃがいも、たまねぎを入れて火にかける。
	クリームコーン缶	20 g	③じゃがいもが軟らかくなったら、クリームコーン缶とコーンホール缶、ブイヨンを加えてひと煮立ちする。
	コーンホール缶	10 g	④仕上げに乾燥パセリを振る。
	固形ブイヨン	1.5 g	
	水	100 mL	
	乾燥パセリ	少々	
果物	バナナ	40 g	

栄養価
エネルギー 383 kcal，たんぱく質 14.4 g，脂質 8.5 g，炭水化物 58.7 g，食物繊維 6.5 g，カルシウム 28 mg，鉄 1.3 mg，食塩 1.5 g

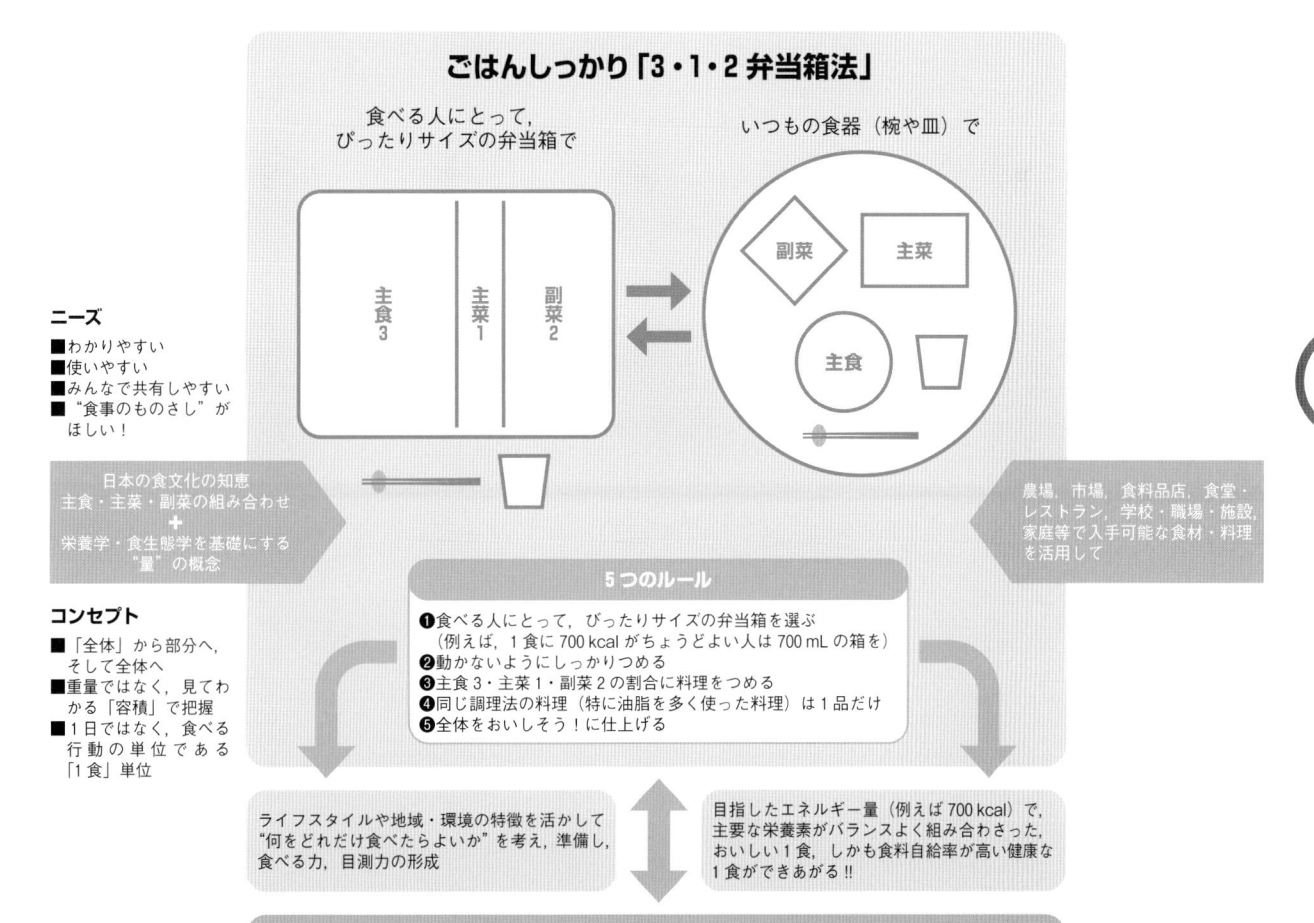

3・2・1弁当箱法（食生態学実践フォーラムウェブサイトより）

保育園給食（秋）

きのこご はん	精白米	50 g	①米はといでザルにあげておく. ②しめじは小房に分け，えのきたけは 2 cm 程度に切り，油揚げは短冊に切る. ③米を炊飯器に入れ，しょうゆ，みりん，酒を加えて水を目盛まで注ぐ. ④②を加えて普通に炊く.
	しめじ	5 g	
	えのきたけ	5 g	
	油揚げ	3 g	
	うすくちしょうゆ	2.5 mL	
	みりん	1 mL	
	料理酒	1 mL	
ぶりの香 味焼き	ぶり	40 g	①ねぎは小口切りにし，調味料と混ぜて，ぶりを漬け込む. ②熱したフライパンに油を引き，ぶりをこんがりと焼き，最後に漬け汁を加えて味をからめる.
	長ねぎ	8 g	
	こいくちしょうゆ	4 mL	
	みりん	3 mL	
	料理酒	1 mL	
	サラダ油	1 mL	
さといも のごまあ え	さといも	40 g	①さといもは一口大に切り，塩（分量外）でぬめりを取り水洗いし，鍋で 3〜4 分ゆでる. ゆで汁をこぼし，新しい水を入れてさといもが軟らかくなるまでゆでる. ②にんじんはせん切りにし，さっとゆでて水気をきる. ③ごまはすりおろし，しょうゆ，砂糖，だしを加えて，さといもとにんじんを和える.
	にんじん	10 g	
	いりごま	2 g	
	こいくちしょうゆ	2 mL	
	白砂糖	1 g	
	かつおだし	2 mL	
卵豆腐の すまし汁	たまご豆腐	20 g	①たまご豆腐はさいの目に切る. かにかまは斜め切りにする. ②だしを煮立たせ，①としょうゆを加え，最後にあさつきを散らす.
	かに風味かまぼこ	5 g	
	あさつき （小口切り）	1 g	
	かつおだし・ 昆布だし	100 mL	
	うすくちしょうゆ	1.5 mL	
果物	りんご	30 g	

栄養価
エネルギー 398 kcal，たんぱく質 14.5 g，脂質 9.6 g，炭水化物 57.0 g，食物繊維 3.2 g，カルシウム 66 mg，鉄 1.9 mg，食塩 2.0 g.

保育園給食（冬）

ごはん	めし	110 g	
つくね団 子	鶏ひき肉	40 g	①しめじとたまねぎはみじん切りにする. ②鶏ひき肉と①，塩，しょうゆ，水をボールに入れてよく混ぜ合わせる. ③一口大に丸めて，片栗粉をまぶして油で揚げる. ④砂糖，しょうゆ，みりんを煮立たせた中に③を入れて味をからめる. ⑤皿に，レタスを敷いて盛り付ける.
	しめじ	5 g	
	たまねぎ	10 g	
	食塩	0.1 g	
	こいくちしょうゆ	1 mL	
	水	3 mL	
	片栗粉	2 g	
	サラダ油 （揚げ油）	4 g	
	白砂糖	0.5 g	
	しょうゆ	2 mL	
	みりん	2 mL	
	レタス	10 g	
切干大根 の煮物	切干大根（乾）	5 g	①切干大根は水につけて戻し，ざく切りにする. 油揚げは細切り，にんじんはせん切りにする. ②鍋にごま油を熱し，①を炒める. ③だし汁としょうゆ，みりんを加えて煮含める. （だし汁が足りないときは，水を加えて煮込む）
	油揚げ	2 g	
	にんじん	8 g	
	ごま油	1 g	
	かつお・ 昆布だし	50 mL	
	うすくちしょうゆ	2 mL	
	みりん	3 mL	
白菜のみ そ汁	白菜	30 g	①白菜は食べやすい大きさに切る. わかめは水で戻して一口大に切る. ②だしを鍋に入れ火にかけ，①を加えて軟らかくなるまで煮る. ③野菜軟らかくなったら火を止めて，みそを溶く.
	素干しわかめ	0.3 g	
	煮干しだし	100 mL	
	麦みそ	4 g	
果物	みかん	40 g	

栄養価
エネルギー 372 kcal，たんぱく質 10.4 g，脂質 10.5 g，炭水化物 51.9 g，食物繊維 4.5 g，カルシウム 77 mg，鉄 1.2 mg，食塩 1.6 g

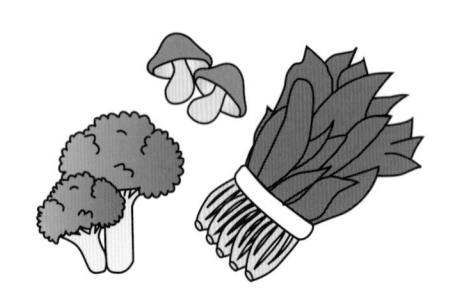

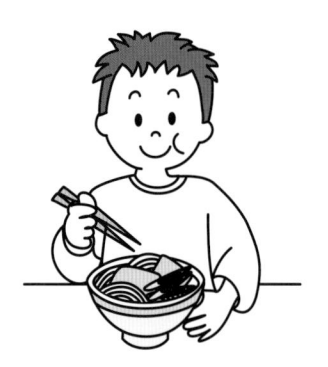

〈弁当箱への詰め方〉

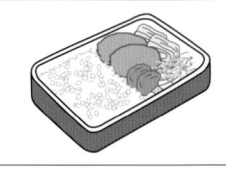

・ご飯→主菜→副菜の順番で詰める.
　ご飯の位置は，普段の食卓ではご飯茶碗は左側に置くので弁当箱でも同様に左側にご飯を入れるのがベスト. ご飯を斜面になるように盛り，立てかけるようにおかずを詰めると全部のおかずの顔が見えて見栄えが良くなる.

・冷めてから詰める. おかずやご飯が熱いうちに詰めてふたをすると，弁当箱の中に蒸気がこもってふたに水滴がつき，水分による細菌繁殖のリスクを防ぐためにも，粗熱を取って冷ましてから詰める. 時間がない場合は，うちわや扇風機を使って早く冷ます.

・大きいおかずを 1 つは入れる. 面積の大きいものから詰めていくと簡単. すき間なく詰めればお弁当を持ち運んでもズレにくい.

・彩りを工夫する. 赤・黄・緑に加えて紫キャベツや黒胡椒，ゆかり，黒ゴマ，海苔，ひじきなど紫や黒をあしらうと，ぐっと締まって美味しそうに見えてきます.

・地味な色合いになりがちな煮物や焼き物には，茹で野菜，塩もみ野菜，プチトマトなど色彩豊かなものと組み合わせる.

3大アレルギー（卵・乳・小麦）対応メニュー

豆腐ハンバーグ	木綿豆腐	80 g	①豆腐はキッチンペーパーで包んで重石をのせ水を切っておく. ②たまねぎはみじん切りにし，フライパンに油を引いてしんなりするまで炒めて冷ましておく. ③ボールにひき肉と塩，しょうゆ，酒を加えて混ぜる．さらに，①の豆腐を崩しながら混ぜ込み，②も加えてしっかりと混ぜ込む．材料がよく混ざったら小判型に丸める. ④フライパンに油を熱し，③を並べてふたをし弱火で5分程度焼く．表面の色が変わってきたら，裏返して2分程度焼く. ⑤しょうゆとみりんを鍋に入れて火にかけ，量が半分くらいになるまで煮詰め，④にかける. （※4〜6倍量で作ると作りやすい）
	たまねぎ	20 g	
	サラダ油	0.5 g	
	鶏ひき肉	40 g	
	食塩	0.3 g	
	こいくちしょうゆ	1 mL	
	料理酒	1 mL	
	片栗粉	2 g	
	サラダ油	2 mL	
	こいくちしょうゆ	3 mL	
	みりん	5 mL	

栄養価

エネルギー 178 kcal，たんぱく質 11.6 g，脂質 10.4 g，炭水化物 5.3 g，食物繊維 1.2 g，カルシウム 82 mg，鉄 1.7 mg，食塩 0.9 g

3大アレルギー（卵・乳・小麦）対応メニュー

バナナパンケーキ	米粉	25 g	①米粉，ベーキングパウダー，食塩は合わせてふるいにかける. ②バナナは，皮をむき，ボールに入れてマッシャーでつぶし，油，砂糖，豆乳を加えて混ぜる. ③に①の粉を加え，ゴムべらで切るようにさっくりと混ぜる. ④フライパンを中火で熱しサラダ油を薄く引いて③の生地をスプーンでボトンと落とす. ⑤弱火にしてふたをし，5分程度焼く．焦げ目がついてきたら裏返して3分程度焼く. （※4〜6倍量で作ると作りやすい）
	ベーキングパウダー	0.5 g	
	食塩	少々	
	完熟バナナ	25 g	
	サラダ油	3 g	
	白砂糖	3 g	
	豆乳（無調整）	15 mL	
	サラダ油	少量	

栄養価

エネルギー 157 kcal，たんぱく質 2.0 g，脂質 3.5 g，炭水化物 28.7 g，食物繊維 0.6 g，カルシウム 17 mg，鉄 0.3 mg，食塩 0.1 g

乳・卵アレルギー対応メニュー

あべかわマカロニ	マカロニ	10 g	①マカロニはたっぷりのお湯で軟らかゆでる. ②きなこ，砂糖，塩をよく混ぜ，①を和える.
	きなこ	2 g	
	白砂糖	2 g	
	食塩	0.1 g	

栄養価

エネルギー 51 kcal，たんぱく質 1.9 g，脂質 0.6 g，炭水化物 9.6 g，食物繊維 0.9 g，カルシウム 5 mg，鉄 0.3 mg，食塩 0.1 g

乳アレルギー対応メニュー

チキンクリームシチュー	手羽元	1本	①手羽元，しょうが，水を鍋に入れ強火で煮込む．途中，あくは取らずに水分が半分ぐらいになったらクッキングペーパーでこしてスープをとる．手羽元は流水で表面を洗い，骨から身を外し一口大に切る. ②たまねぎはくし形，にんじん，さつまいもは乱切り，しめじは小房に分けて大きいものは縦に割く. ③ほうれんそうは下ゆでし，2 cm程度に切る. ④鍋に油を入れ中火にかけ，②の野菜を炒める．野菜に軽く火が通ったら①の鶏肉を加えて炒める. ⑤全体が馴染んだら①のスープを加え，野菜が柔らかくなるまで煮て豆乳を加える. ⑥再び沸騰したらほうれん草を加え，塩で味付けをする. ⑦いったん火を止め，水溶き片栗粉を加えよく混ぜ，再度弱火でゆっくりととろみをつける. ⑧仕上げに，豆乳で溶いた卵黄（★）を回し入れ，さっと混ぜて火を止める. （冷めるととろみが強くなる．卵アレルギーの場合は，卵黄を入れなくてもよい） （※4倍程度が作りやすい）
	しょうがスライス	1枚	
	水	100 mL	
	たまねぎ	30 g	
	にんじん	10 g	
	しめじ	10 g	
	さつまいも	20 g	
	ほうれんそう	15 g	
	食塩	0.3 g	
	サラダ油	2 mL	
	豆乳（無調整）	50 mL	
	米粉	1 g	
	水	3 mL	
	★ 卵黄	3 g	
	★ 豆乳（無調整）	5 mL	

栄養価

エネルギー 151 kcal，たんぱく質 8.2 g，脂質 7.9 g，炭水化物 10.5 g，食物繊維 2.6 g，カルシウム 40 mg，鉄 1.5 mg，食塩 0.4 g

偏食（野菜嫌い）・3大アレルギー（卵・乳・小麦）対応メニュー

豆乳ドリア	めし	50 g	①たまねぎ，にんじん，しめじはそれぞれみじん切りにする. ②豆乳 50 mL のうち 20 mL に米粉を加えてだまにならないようによく混ぜておく. ③フライパンに油をひき，中火で鶏ひき肉を炒め，油が出てきたら①の野菜を加えてしんなりなるまで炒める. ④③にしょうゆと塩，レモン汁を加えた後，残りの豆乳 30 mL を加えて弱火にする．沸騰してきたらいったん火を止め，再び弱火にし，ゆっくりと混ぜながらとろみが付くまで煮る. ⑤耐熱皿にご飯を盛り，その上に④をかけて，オーブントースターで焦げ目がつくまで焼く（200℃，4〜5分程度）．仕上げに乾燥パセリをふる. （※4〜6倍量で作ると作りやすい）
	鶏ひき肉	15 g	
	たまねぎ	15 g	
	にんじん	5 g	
	しめじ	5 g	
	サラダ油	1 mL	
	豆乳（無調整）	50 mL	
	米粉	3 g	
	こいくちしょうゆ	1 mL	
	食塩	0.3 g	
	レモン汁	1 mL	
	乾燥パセリ	少々	

栄養価

エネルギー 153 kcal，たんぱく質 5.3 g，脂質 4.0 g，炭水化物 23.5 g，食物繊維 1.7 g，カルシウム 14 mg，鉄 0.9 mg，食塩 0.5 g

偏食（野菜嫌い）対応メニュー

野菜たっぷりキーマカレー	めし	100 g	①たまねぎ，にんじん，ピーマンをみじん切りにする．りんごはすりおろす. ②フライパンに油をひき，おろしにんにくとしょうがを炒め，香りを出す．弱火でたまねぎをあめ色になるで炒める. ③②ににんじん，ピーマン，ひき肉の順で加えてその都度炒める. ⑤カレー粉，ケチャップ，ウスターソース，りんご，しょうゆを入れて完成. （※4〜6倍量で作ると作りやすい）
	豚ひき肉	20 g	
	たまねぎ	30 g	
	にんじん	15 g	
	ピーマン	5 g	
	りんご	10 g	
	サラダ油	1 mL	
	おろしにんにく	0.5 g	
	おろししょうが	0.5 g	
	カレー粉	0.5 g	
	トマトケチャップ	8 g	
	ウスターソース	2 mL	
	こいくちしょうゆ	1 mL	

栄養価

エネルギー 242 kcal，たんぱく質 5.7 g，脂質 4.5 g，炭水化物 45.0 g，食物繊維 3.0 g，カルシウム 19 mg，鉄 0.7 mg，食塩 0.6 g

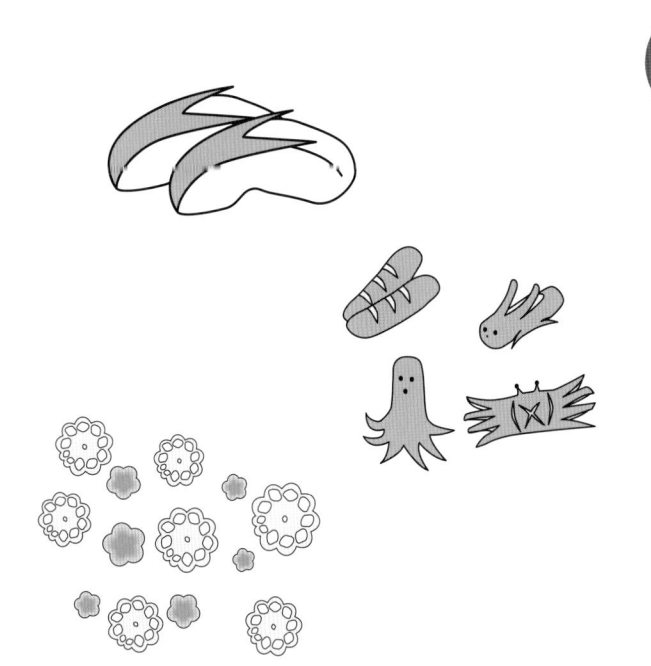

8 学童期の栄養管理の実際 ●●

学童期は，満6〜12歳までの小学生に相当する時期をいい，この時期は，乳児期・幼児期に比べ成長の速度が穏やかであるが，幼児期に続いて精神発達，運動および知的能力の発達が著しい時期でもある．学童期後半では女子が男子に先行して第二次性徴が現れ，男子と女子の発育の差が生じ始める．また，学童期前半と後半では発育のパターンが大きく異なり，さらに個人差も大きい時期である．

1）身体の発育と発達

学童期前半は身長，体重ともに発育は穏やかであるが，学童期後半には第二次発育急進期（思春期スパート）に入り，身長の急伸が見られる伸長期の約1年後に体重の急増がみられる充実期となる．女子は，男子より2年早く思春期スパートが現れ，女子では10〜11歳，男子では12〜13歳が成長速度がピークに達する年齢である（図8-1，2）．

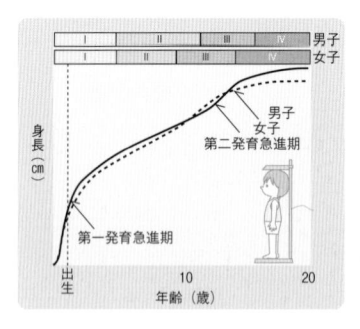
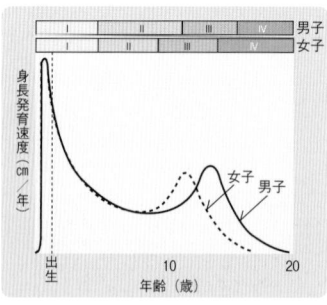

●図 8-1● 身長発育曲線の模式図 [1, 2]

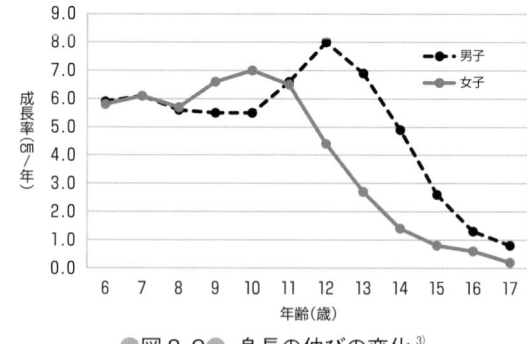

●図 8-2● 身長の伸びの変化 [3]

運動機能は，粗大運動から微細運動へと発達し，手先の運動では，精巧さや速さが増してくる．握力・背筋力などの筋力や持久力も向上し，この時期は，自己判断による活動範囲が広まり身体活動度が高くなる傾向がある．その反面，室内遊びや塾通いなどにより運動をする機会が減少しており，身体活動の低い児童も少なからずいる．「健康づくりのための身体活動・運動ガイド 2023」では，身体を動かす時間が少ないこどもを対象とし，「座りっぱなしの時間を減らす」，「中強度以上（3メッツ以上）の身体活動（主に有酸素性身体活動）を1日60分以上行う」ことが推奨事項として示されている．運動器の発達のためにも，学童期における適切な健康教育が望まれる．

2）精神発達

スキャモンの発育曲線では，脳・神経系の発育は，学童期後半頃（10〜12歳）に完了することが示されている．学童期は，幼児期に次いでコミュニケーション能力・記憶力・理解力・創造力などの知的能力が一段と発達する．自己中心的な直感を主とした具体的思考から倫理的・客観的・抽象的思考ができるようになる．また，学校生活を通して自己抑制力や友達との協調性も育ち，社会性が急速に発達する．自我に目覚め，自立心も発達し，しだいに自己管理能力が備わってくる．

学童期の栄養アセスメントは，身体計測，臨床検査などから評価する．肥満や痩せの判定指標としては，肥満度やローレル指数が用いられる．学童期の肥満は，成人期以降の肥満につながりやすいため，注意が必要である．学童期の適正な身体発育のためには，成長・発達に応じた栄養補給が必要となる．発育には個人差があるため，個人差を配慮したエネルギーや栄養素量を考える必要がある．

1）摂取栄養量

①**エネルギー**：　「日本人の食事摂取基準（2025年版）」では，学童期を6〜7歳・8〜9歳・10〜11歳の3区分とし，PALは低い・ふつう・高いの群分けで，最小値は1250 kcal（6〜7歳女児），最大値は2500 kcal（10〜11歳男児）である．身体活動に必要なエネルギーと，組織合成に必要なエネルギーに加えて，エネルギー蓄積量（成長に伴う組織増加分のエネルギー）を加算して摂取する必要がある．エネルギー摂取量の過不足のアセスメントは，身体発育曲線（付表5，6参照）を用いて成長の経過を縦断的に観察することで行う．

②**たんぱく質**：　男児・女児とも6〜11歳まで，目標量は13〜20%E，年齢区分（3区分）別の推定平均必要量は，男児・女児ともに25・30・40 g/日，推奨量は，男児が30・40・45 g/日，女児が30・40・50 g/日である．推定平均必要量は，窒素出納量によって得られたたんぱく質維持必要量と，成長に伴い蓄積されるたんぱく質蓄積量から，要因加算法によって算出されている．

③**脂質**：　脂質の%Eは，成人と同様に20〜30%E未満（目標量），飽和脂肪酸は10%E以下（目標量）と設定されている．n-6・n-3系脂肪酸はそれぞれ目安量が設定され，n-6脂肪酸は7 g/日（6〜9歳女児）〜9 g/日（10〜11歳男児・女児），n-3系脂肪酸は1.2 g/日（6〜9歳女児）〜1.7 g/日（10〜11歳男児・女児）である．

④**炭水化物**：　炭水化物の摂取基準は，エネルギーの50〜65%が目標量として設定されている．食物繊維は，3歳以上で目標量が設定されており，6〜7歳女児9 g/日以上，男児10 g/日以上，8〜9歳男児・女児11 g/日以上，10〜11歳男児・女児13 g/日以上である．

⑤**ビタミン類**：　特に必要なビタミンは，骨形成のためにビタミンD・ビタミンK，エネルギー消費にはビタミンB_1・B_2が必要となる．

⑥**ミネラル類**：　成長期は骨量が蓄積される時期であり，十分なカルシウム摂取（推奨量550〜750 mg/日）が望まれる．また，鉄はヘモグロビンや各種酵素の構成成分であり，十分に摂取する必要がある．10歳以降の女児では，月経血により損失した鉄を補うため，月経の有無による値（推奨量12.5〜9 mg/日）が設定されている．鉄の過剰摂取による健康障害には注意する必要があるが，健康障害が明確でないことから耐容上限量は設定されていない．

食塩相当量の目標量は，6〜7歳で4.5 g未満/日，8〜9歳で5.0 g未満/日，10〜11歳で6.0 g未満/日である．

⑦**水分**：　体内の水分量は，学童期ではおよそ70%を占め，この水分量を維持するためには，学童期では体重1 kgあたり約80 mL/日（成人の約2倍）の水分が必要である．約1.8 L/日（6〜7歳で平均体重22 kg）〜2.8 L/日（10〜11歳で平均体重35 kg）となる．スポーツ飲料は，糖分や塩分が多く含まれるので，多量に摂取せず，ミネラルが豊富な麦茶が勧められる．

2）栄養ケア・マネジメント

（1）学校給食の栄養基準：　学校給食摂取基準は，日本人の食事摂取基準を参考に文部科学省により定められている（表8-1）．学校給食の目標は以下である．

学校給食の目標（学校給食法第2条）

　1. 適切な栄養の摂取による健康の保持増進を図ること．

　2. 日常生活における食事について正しい理解を深め，健全な食生活を営むことができる判断

力を培い，及び望ましい食習慣を養うこと．

3. 学校生活を豊かにし，明るい社交性及び協同の精神を養うこと．

4. 食生活が自然の恩恵の上に成り立つものであるということについての理解を深め，生命及び自然を尊重する精神並びに環境の保全に寄与する態度を養うこと．

5. 食生活が食にかかわる人々の様々な活動に支えられていることについての理解を深め，勤労を重んずる態度を養うこと．

6. 我が国や各地域の優れた伝統的な食文化についての理解を深めること．

7. 食料の生産，流通及び消費について，正しい理解に導くこと．

●表 8-1● 学校給食摂取基準[5]

区　分	基　　準		
	6〜7 歳の場合①	8〜9 歳の場合②	10〜11 歳の場合③
エネルギー（kcal）	530	650	780
たんぱく質（%）	学校給食による摂取エネルギー全体の 13〜20%		
脂質（%）	学校給食による摂取エネルギー全体の 20〜30%		
ナトリウム（食塩相当）（g）	1.5 未満	2 未満	2 未満
カルシウム（mg）	290	350	360
マグネシウム（mg）	40	50	70
鉄（mg）	2	3	3.5
ビタミンA（μgRAE）	160	200	240
ビタミンB₁（mg）	0.3	0.4	0.5
ビタミンB₂（mg）	0.4	0.4	0.5
ビタミンC（mg）	20	25	30
食物繊維（g）	4 以上	4.5 以上	5 以上

（注）この摂取基準は全国的な平均値を示したものであるから運用に当たっては，個々の健康および生活活動の実態並びに地域の実情などに十分配慮し，弾力的に運用すること．献立の作成に当たっては，多様な食品を適切に組み合わせるように配慮すること．亜鉛：①〜③ 2 mg

(2) 食育： 学校における食育は，児童が食に関する正しい知識を身に付け，自身の食生活を考え，望ましい食習慣を実践できることを目指している．学校給食を活用しつつ，各教科や総合的な学習の時間などにおいて食に関する教育を中心として行われている．メリットは，①学力・体力の向上につながる，②食事のマナーや社会性が身に付く，③食に対する感謝の気持ちが育つである．

　　例　・早寝・早起き・朝ごはんを心がけて食事と生活のリズムをつくる．

　　　　・様々な食品の種類や働きを知り，健康に良い食事の取り方を身に付ける．

　　　　・食事のマナーを身に付け，楽しく会食をすることができる．

　　　　・食事づくりや準備を楽しむことができるようにする．

　　　　・地場産物や郷土料理などについての関心を深める．

　　　　・自然の恵みや食事ができるまでの過程を知り，感謝する心を育む．

　　　　・噛むことや歯磨きの大切さを理解できるようにする．

8.3 ···· 対象者のプロフィール

A（身体状況） 11 歳（小学 6 年生），男子 身長 143.0 cm 体重 47.0 kg 腹囲 76.0 cm ローレル指数 160（肥満） 肥満度 28.0%	C（臨床診査） 小学 4 年生頃から肥満傾向で，体重増加が目立つ． 特に体の不調は感じておらず，本人は健康だと思っている． 小児メタボリックシンドロームと診断される．
B（臨床成績） 赤血球数 430×10⁴/μL ヘモグロビン 13.0 g/dL ヘマトクリット 39.8% 総コレステロール 200 mg/dL 中性脂肪 120 mg/dL HDL コレステロール 80 mg/dL LDL コレステロール 160 mg/dL 空腹時血糖 100 mg/dL 尿糖 ± 尿たんぱく質 － 血圧 120/60 mmHg	D（食生活状況） 通塾前に軽食をとり，夕食は塾から帰宅後の 21 時頃にとる． 就寝時間が遅く，朝起きられないため簡単な食事ですませることが多い． 偏食は特にないが，野菜は苦手である． 魚より肉を好み，特に揚げ物が好きである． 果汁や野菜ジュースなどの嗜好飲料水を好んでよく飲む． 間食には，嗜好飲料水や，アイスクリーム，スナック菓子，菓子パンなどを好んで食べる．
	E（環境） 体育以外の運動は，特にしていない． 6 年生になってからは，週に 4，5 日程度塾に通っており，外で遊ぶ機会がない． 朝は時間がないため，朝食は簡単な食事で済ませることが多い．

1日目		食品番号	食品名	重量 g
朝食	オレンジジュース	7031	うんしゅうみかん・濃縮還元ジュース	200
	ご飯	1088	めし・精白米・うるち米	206
	牛乳	13003	普通牛乳	75
昼食	鶏肉の竜田揚げ	11221	若鶏肉・もも,皮つき－生	60
		17069	しょうが・おろし	1
		17076	にんにく・おろし	1
		16001	清酒・普通酒	1
		17007	こいくちしょうゆ	2
		2034	じゃがいもでん粉	6
		14003	植物油脂類・米ぬか油	4
	キャベツの酢の物	06061	キャベツ・結球葉－生	40
		10056	しらす干し－半乾燥品	2
		09044	カットわかめ	1
		17008	うすくちしょうゆ	1
		17015	穀物酢	3
		03003	車糖・上白糖	2
	ミルクみそ汁	06048	西洋かぼちゃ・果実－生	20
		06153	たまねぎ・りん茎－生	20
		08016	ぶなしめじ－生	15
		17023	煮干しだし	100
		13003	普通牛乳	40
		17045	米みそ・淡色辛みそ	5
	果物	7148	りんご,皮なし－生	80
間食	ポテトチップス	15103	ポテトチップス	50
軽食	カップラーメン	1191	即席カップメン油揚げ・しょうゆ味－乾・調味料等含む	85
夕食	ごはん	1088	こめ・水稲めし・精白米・うるち米	200
	焼肉	11008	和牛肉・かたロース・脂身つき－生	100
		11186	ぶた・ソーセージ類・ウインナーソーセージ	30
		06061	キャベツ・結球葉－生	20
		06362	サンチュ・葉－生	20
		08039	生しいたけ・菌床栽培－生	10
		17113	焼き肉のたれ	15
	豚汁	11129	ぶた・大型種肉・ばら・脂身つき－生	15
		06153	たまねぎ・りん茎－生	12
		06212	にんじん・根,皮つき－生	10
		02012	さといも・球茎・冷凍	10
		06227	葉ねぎ・葉－生	2
		17045	米みそ・淡色辛みそ	8
		17019	かつおだし・荒節	120
	果物	07097	パインアップル・生	50
	オレンジジュース	7031	うんしゅうみかん・濃縮還元ジュース	100

栄養価

エネルギー 2424 kcal,たんぱく質 58 g,脂質 105 g,炭水化物 295 g,カルシウム 592 mg,鉄 5.2 mg,食物繊維 20.9 g,食塩相当量 10.9 g

2日目		食品番号	食品名	重量 g
朝食	りんごジュース	7150	りんご・濃縮還元ジュース	200
	ご飯	1088	めし・精白米・うるち米	200
	牛乳	13003	普通牛乳	206
	白身魚のチーズ焼き	10245	ホキ－生	55
		17012	食塩	0.2
		17064	こしょう・白,粉	0.02
		16010	ぶどう酒・白	1
		13040	プロセスチーズ	12
		17078	パセリ・乾	0.1
昼食	ビーンズサラダ	04024	だいず・全粒・国産・黄大豆・ゆで	10
		04008	いんげんまめ・全粒・ゆで	15
		04066	ひよこまめ・全粒・ゆで	10
		06361	レタス・水耕栽培・結球葉－生	20
		14002	植物油脂類・ごま油	1
		14006	植物油脂類・調合油	1
		17015	穀物酢	2
		17012	食塩	0.3
		03003	車糖・上白糖	0.5
		17057	からし・粉	0.01
		17064	こしょう・白,粉	0.01
	はくさいのスープ	6233	はくさい・結球葉－生	30
		6153	たまねぎ・りん茎－生	10
		6212	にんじん・根,皮つき－生	8
		6267	ほうれんそう・葉・通年平均－生	10
		11183	ベーコン	5
		14005	植物油脂類・大豆油	1
		17012	食塩	0.3
		17064	こしょう・白,粉	0.01
		17027	固形ブイヨン	1
		17007	こいくちしょうゆ	2
間食	アイスクリーム	13043	アイスクリーム類・普通脂肪	70
軽食	カップ焼きそば	1060	即席カップメン油揚げ・ヤキソバ乾・調味料等含む	120
夕食	ごはん	1088	めし・精白米・うるち米	200
	鶏のから揚げ	11221	若鶏肉・もも,皮つき	150
		16001	清酒・普通酒	8
		17007	こいくちしょうゆ	9
		3003	車糖・上白糖	4
		17012	食塩	0.3
		1015	小麦粉・薄力粉・1等	15
		14006	植物油脂類・調合油	15
	ポテトサラダ	6061	キャベツ・結球葉－生	30
		6183	赤色ミニトマト・果実－生	20
		02063	じゃがいも・塊茎,皮つき－生	70
		6065	きゅうり・果実－生	10
		11176	ぶた・ハム類・ロースハム	5
		6153	たまねぎ・りん茎－生	3
		17012	食塩	0.1
		17064	こしょう・白,粉	0.01
		17042	マヨネーズ・全卵型	10
	油あげとわかめのみそ汁	9040	乾燥わかめ・素干し	1
		04084	油揚げ・油抜き－生	5
		6227	葉ねぎ	2
		17019	かつおだし	150
		17045	米みそ・淡色辛みそ	10
	りんごジュース	7150	りんご・濃縮還元ジュース	100

栄養価

エネルギー 2327 kcal,たんぱく質 72 g,脂質 88 g,炭水化物 289 g,カルシウム 768 mg,鉄 5.9 mg,食物繊維 27.3 g,食塩相当量 11.1 g

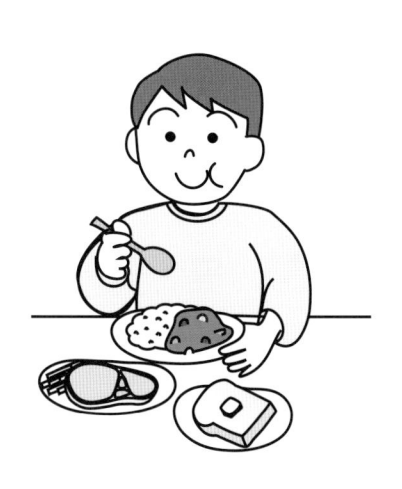

8

学童期の栄養管理の実際

7～9歳男子の献立例

朝食	ご飯	精白米・うるち米	60 g	①米をとぎ，炊飯する．
	切り干し大根の卵とじ	切干しだいこん	8 g	①切り干し大根を刻み，さっとゆでる．
		はくさい	15 g	②はくさいはざく切りにし，にらは2cm幅に切る．
		にら	10 g	
		鶏卵	50 g	③油を熱し，①，②を炒め，調味する．
		三温糖	1.3 g	
		うすくちしょうゆ	2.5 g	④溶き卵を加えて仕上げる．
		調合油	3 g	
	ピーナッツ和え	さやいんげん	40 g	①ピーナッツは，細かく刻み，砂糖としょうゆを合わせておく．
		ほしひじき	2 g	②さやいんげんはゆでて斜め切り，ひじきは戻してゆでる．油揚げは，油抜きをして細かく刻む．
		油揚げ	10 g	
		ピーナッツ	3 g	
		三温糖	1.5 g	③②を冷まし，①と和える．
		うすくちしょうゆ	2.5 g	
	ヨーグルト	ヨーグルト	70 g	
昼食	きんぴら丼	精白米・うるち米	80 g	①米をとぎ，炊飯する．
		ごぼう	30 g	②ごぼうは皮をむき，ささがきにして，油で炒め，酒，砂糖，しょうゆを加えて煮る．
		調合油	1.5 g	
		清酒	3 g	③①のご飯に②を混ぜる．
		三温糖	3 g	④玉ねぎは粗みじん切りにする．
		こいくちしょうゆ	1.5 g	⑤合いびき肉をごま油で炒め，④を加えてさらに炒める．
		ぶた・ひき肉－生	25 g	
		牛・ひき肉－生	20 g	⑥ケチャップ，しょうゆ，みそ，砂糖を合わせて⑤に加え，肉みそをつくる．
		たまねぎ	25 g	
		トマトケチャップ	2 g	⑦ご飯の上に肉みそをのせて，みつばを飾る．
		こいくちしょうゆ	1 g	
		米みそ・赤色辛みそ	3 g	
		三温糖	3 g	
		ごま油	2 g	
		切りみつば	1 g	
	レタスとわかめの甘酢和え	レタス	45 g	①レタスは食べやすい大きさに切る．
		スイートコーン（冷凍）	5 g	②野菜とわかめをゆでて，冷ます．
		カットわかめ	0.5 g	③調味料を煮立て，冷まし，②を和える．
		こいくちしょうゆ	2 g	
		穀物酢	0.5 g	
		三温糖	0.3 g	
		清酒	0.5 g	
	そうめん汁	葉ねぎ	5 g	①ねぎは，小口切り，しめじはほぐしておく．
		ぶなしめじ	10 g	
		そうめん・ひやむぎ－乾	5 g	②そうめんをゆで，流水であらい，水気をきっておく．
		うすくちしょうゆ	5 g	③だし汁にしめじを加えて煮て，調味する．
		かつおだし・荒節	120 mL	④ゆでたそうめん，ねぎを加える．
夕食	ご飯	精白米・うるち米	70 g	①米をとぎ，炊飯する．
	豆腐入りハンバーグ	鶏・ひき肉	60 g	①豆腐は湯通し後，水気を切る．
		木綿豆腐	50 g	②たまねぎは，みじん切りにし，油で炒める．にんじんはすりおろす．
		たまねぎ	20 g	
		にんじん	10 g	③食パンは細かくちぎり，牛乳に浸す．
		食パン	5 g	④すり鉢に①を入れ，すりつぶす．②，③，鶏ひき肉を加える．
		普通牛乳	5 mL	
		食塩	0.2 g	塩，こしょうで調味し，小判型にする．
		こしょう・白，粉	0.02 g	
		大豆油	3 g	⑤④を焼き，加熱したAのソースをかける．
		A トマトケチャップ	5 g	
		A ウスターソース	2.5 g	
		A 水	3 g	
	にんじんグラッセ	にんじん	30 g	①にんじんは，シャトーにむく．
		マーガリン	1.5 g	②鍋に材料をすべて入れ，柔らかくなるまで煮た後，煮汁の水分を飛ばす．
		食塩	0.2 g	
		上白糖	1 g	
	こまつなのごま和え	こまつな	60 g	①こまつなはゆでて，水気をしぼる．
		A ごま－ねり	3 g	②Aをよく混ぜ，①を和える．
		A こいくちしょうゆ	2.5 g	
		A 上白糖	2 g	
	キャベツのミルクスープ	キャベツ	30 g	①キャベツは，1cmの幅に切り，じゃがいもは短冊切りにする．
		じゃがいも	20 g	
		ショルダーベーコン	10 g	②ベーコンを1cmの幅に切り，オリーブ油で炒める．
		グリンピース・水煮缶詰	5 g	③じゃがいもと水を加えて煮る．じゃがいもに火が通ったら，固形コンソメとキャベツを加える．
		普通牛乳	30 mL	
		固形ブイヨン	1.0 g	④みそと牛乳を加え調味し，最後にグリンピースを加える．
		水	110 mL	
		米みそ・淡色辛みそ	1.5 g	
		オリーブ油	0.5 g	
	果物	りんご	50 g	①りんごとキウイは皮をむき，適当な大きさに切る．
		キウイフルーツ・緑肉種	30 g	

栄養価
エネルギー 1549 kcal，たんぱく質 52 g，脂質 43 g，炭水化物 224 g，カルシウム 564 mg，鉄 9.0 mg，食物繊維 17.2 g，食塩 5.0 g

7～9歳女子の献立例

朝食	食パン	食パン	40 g	
		ブルーベリー・ジャム	15 g	
	牛乳	普通牛乳	200 mL	
	ハムエッグ	鶏卵・全卵－生	50 g	①フライパンに油を熱し，ハム，卵を入れ，塩をふる．
		ぶた・ハム類・ロースハム	15 g	
		植物油脂類・調合油	2 g	
		こしょう	0.02 g	
	彩り野菜サラダ	西洋かぼちゃ	20 g	①かぼちゃは角切り，ブロッコリーは小房に分け，それぞれ別にゆでておく．
		赤色トマト	20 g	
		ブロッコリー	20 g	②トマトは湯むきをして，角切りにする．
		セロリ	10 g	
		車糖・上白糖	2.5 g	③セロリは，筋をとり角切りにする．
		こいくちしょうゆ	3 g	④調味料を混ぜ合わせ，ドレッシングをつくり，材料を和える．
		穀物酢	3 g	
		ごま油	0.5 g	
	果物	バナナ 生	50 g	
昼食	ご飯	精白米・うるち米	60 g	①米をとぎ，炊飯する．
	鶏のレモンソースがけ	若鶏肉・むね，皮なし－生	50 g	①鶏肉に酒と塩をふり，下味をつけておく．
		清酒	0.5 g	
		食塩	0.2 g	②①に薄力粉をつけ，油で揚げる．
		薄力粉	4 g	③うすくちしょうゆ，こしょう，三温糖を混ぜ合わせ，火を通す．
		調合油	4 g	
		パセリ	0.5 g	みじん切りにしたパセリをレモン汁に加える．
		レモン・果汁	5 g	
		うすくちしょうゆ	2.5 g	④②に③をかける．
		こしょう・混合	0.02 g	
		車糖・三温糖	2 g	
	粉吹きいも	じゃがいも・塊茎	50 g	①粉ふきいもを作る．
		食塩	0.2 g	
	アスパラサラダ	アスパラガス	10 g	①きゅうりは薄切りにする．
		キャベツ	35 g	②アスパラガスは，斜め切り，キャベツは短冊切り，にんじんはせん切りにし，ゆでて冷ましておく．
		きゅうり	10 g	
		にんじん	10 g	③カニかまぼこは，ほぐしておく．
		かに風味かまぼこ	10 g	④調味料とごまを混ぜ合わせ，材料を加える．
		マヨネーズ	7 g	
		うすくちしょうゆ	0.5 g	
		ごま いり	1 g	
	ヨーグルト和え	うんしゅうみかん・缶詰	15 g	①缶詰の汁気を切り，果物を食べやすい大きさに切る．
		パインアップル・缶詰	15 g	
		もも・缶詰・白肉種	15 g	②ヨーグルトに①を加え，和える．味をみて砂糖を加える．
		ヨーグルト・全脂無糖	40 g	
		車糖・三温糖	1 g	
夕食	ご飯	精白米・うるち米	60 g	①米をとぎ，炊飯する．
	がんもどき	木綿豆腐	100 g	①豆腐は湯通しし，水気を切る．
		やまといも	6 g	②にんじんと戻したきくらげを1cmのせん切りにする．グリンピースとゆりねはゆでておく．
		卵白	6 g	
		食塩	0.4 g	③すり鉢に①を入れてすり，すりおろしたやまといも，卵白，塩を加えてよく混ぜる．
		にわとり・ひき肉	20 g	
		ゆりね	10 g	④鶏ひき肉と②も加えて混ぜ合わせ，手に油をつけて丸める．
		にんじん	5 g	
		グリンピース（冷凍）	5 g	⑤小麦粉を薄くまぶし，170℃の油に入れ，色づく程度に揚げる．
		きくらげ 乾	1 g	
		薄力粉	6 g	⑥Aを合わせて加熱し，天つゆをつくる．
		調合油	10 g	
		A かつおだし	30 mL	⑦大葉，大根おろし，おろししょうがを添える．
		A うすくちしょうゆ	2 g	
		A みりん・本みりん	2 g	
		だいこん	20 g	
		しょうが	1 g	
		しそ	2 g	
	こまつなの煮びたし	こまつな	60 g	①こまつなはゆで，2cmの長さに切る．
		しらす干し・微乾燥品	5 g	②しらす干しは，湯通しする．
		A かつおだし	25 mL	③鍋にAを混ぜ合わせ，①と②を加え，さっと煮る．
		A うすくちしょうゆ	1.5 g	
		A 清酒	2 g	
		A 上白糖	2 g	
	厚あげとさつまいものみそ汁	生揚げ	20 g	①生揚げは，縦半分にして7mmの厚さに切り，油抜きをする．
		じゃがいも	20 g	じゃがいもは短冊切り，にんじんはいちょう切り，はくさいは1cm幅，ネギは小口切りにする．
		にんじん	5 g	
		はくさい	10 g	②だし汁ににんじんじゃがいもを加えはくさいと生揚げを加える．
		葉ねぎ	3 g	
		米みそ・淡色辛みそ	10 g	③みそを溶き，最後にねぎを加える．
		かつおだし	150 mL	

栄養価
エネルギー 1499 kcal，たんぱく質 56 g，脂質 50 g，炭水化物 192 g，カルシウム 696 mg，鉄 8.6 mg，食物繊維 17.7 g，食塩 5.0 g

10～11歳男子の献立

区分	料理	食材	分量	作り方
朝食	バナナトースト	角形食パン	100g	①バナナは，小口切りにしておく．②食パンにバターを塗り，バナナをのせる．③②をトースターでトーストする．
		バナナ・生	100g	
		無塩バター	10g	
	豆腐ステーキ	木綿豆腐	40g	①豆腐は水切りし，塩こしょう，小麦粉をまぶし，両面を焼く．②大根，しょうがはおろす．③大葉の上に①を乗せる．④②にしょうゆをかけ，添える．
		食塩	0.1g	
		こしょう・混合，粉	0.02g	
		薄力粉	4g	
		調合油	3g	
		だいこん	10g	
		しそ・葉	1g	
		しょうが・根茎	1g	
		こいくちしょうゆ	2g	
	ツナポテトサラダ	まぐろ・缶詰・油漬・フレーク・ライト	15g	①じゃがいもは，さいの目に切り，ゆでる．②きゅうりは小口切りにし塩もみする．③赤ピーマンはあられ切りにする．④ツナは油をきっておく．⑤①～④とコーンを調味料で和える．
		きゅうり	10g	
		サラダな	5g	
		赤ピーマン	5g	
		じゃがいも	30g	
		スイートコーン(冷凍)	5g	
		マヨネーズ・全卵型	7g	
		こしょう・混合・粉	0.02g	
	牛乳	普通牛乳	200mL	
昼食	豚肉丼	精白米・うるち米	100g	①米をとぎ，炊飯する．②はるさめをゆでる．③豚肉は，2cm幅に切る．④野菜はせん切りにする．⑤油で③，④の順に炒め，はるさめを加えて調味料で味付けする．⑥ご飯の上に⑤をのせる．
		豚・かたロース(脂身つき)	40g	
		根深ねぎ	50g	
		はるさめ・緑豆はるさめ乾	10g	
		生しいたけ	10g	
		にんじん	10g	
		ごぼう	15g	
		米みそ・淡色辛みそ	3g	
		こいくちしょうゆ	2g	
		清酒	2g	
		上白糖	2g	
		調合油	2g	
	きのこ炒め	エリンギ	15g	①きのことハムは適当な大きさに切る．②フライパンに油をひき①を炒め，しょうゆで味をつける．
		ほんしめじ	15g	
		えのきたけ-生	15g	
		ボンレスハム	10g	
		調合油	2g	
		こいくちしょうゆ	2g	
	かぼちゃの煮物	西洋かぼちゃ	80g	①かぼちゃは，種とわたをとって，一口大に切る．②かつおだしで①をやわらかくなるまで煮てから，調味料を加え含め煮にする．
		かつおだし	80mL	
		上白糖	2g	
		本みりん	4g	
		清酒	8g	
		こいくちしょうゆ	3g	
	果物	グレープフルーツ・白肉種	50g	①グレープフルーツは，皮をむき食べやすい大きさに切る．
夕食	ご飯	精白米・うるち米	80g	①米をとぎ，炊飯する．
	あじの中華あんかけ	まあじ	50g	①3枚におろしたあじを適当な大きさに切り，塩，しょうが汁を振り，しばらく置く．水分をとり，小麦粉をまぶし，170℃の油で揚げる．②さやいんげんは，塩ゆでして斜め切りにする．③たけのこ，たまねぎ，にんじん，黄ピーマンはせん切りにし，フライパンに油を入れ炒める．④中華だしに調味料を加えて加熱し，③を加えて再沸騰したら，水溶き片栗粉でとろみをつける．⑤器にあじを盛りつけ，④のあんかけをかけ，さやいんげんを飾る．
		食塩	0.1g	
		しょうが(おろし汁)	2g	
		薄力粉	4g	
		調合油		
		たけのこ・水煮缶詰	10g	
		たまねぎ	10g	
		にんじん	10g	
		黄ピーマン	10g	
		さやいんげん	10g	
		調合油	2g	
		中華だし(鶏ガラ)	50mL	
		こいくちしょうゆ	2.5g	
		しょうが・おろし汁		
		清酒	6g	
		じゃがいもでん粉・片栗粉	2g	
		水	3mL	
	ブロッコリーのベーコンクリーム煮	ブロッコリー	60g	①ブロッコリーは小房にし，茎の部分は短冊切りにし，ゆでておく．②ベーコンは6mm幅に切る．③鍋にバターを溶かし，ベーコンを軽く炒め，小麦粉を加えて焦がさないように炒める．④粉っぽさがなくなったら，冷ましておく．⑤温めた牛乳を少しずつ加え，だまにならないように混ぜ，鳥がらだし，塩，こしょうを加え，とろりとするまで煮詰める．⑥ブロッコリーを加えてさっと煮る．
		ショルダーベーコン	5g	
		有塩バター	4g	
		薄力粉	4g	
		顆粒中華だし	0.5g	
		普通牛乳	50mL	
		こしょう・白，粉	0.02g	
	のっぺい汁	まいわし-生	20g	①いわしは手開きにし，皮を除き，細かく刻む．②すり鉢に①と塩，片栗粉，しょうが汁を入れ，すりつぶす．2～3個の団子状にする．沸騰した湯に入れ，ゆでる．③だし汁に③の野菜を加え，柔らかくなるまで煮て，②のいわし団子を加え，最後にさやいんげんを加える．⑤にみそを溶かして仕上げる．
		食塩	0.1g	
		じゃがいもでん粉・片栗粉	1.5g	
		しょうが(おろし汁)	0.5g	
		さといも	10g	
		ごぼう	10g	
		にんじん	10g	
		さやいんげん	10g	
		板こんにゃく	10g	
		かつおだし	120mL	
		米みそ・赤色辛みそ	4g	
		米みそ・淡色辛みそ	3g	
	ふかしいも	さつまいも	80g	①さつまいもは蒸し器で蒸す．

10～11歳女子の献立

区分	料理	食材	分量	作り方
朝食	パン	ぶどうパン	90g	
	鮭のムニエル	しろさけ	40g	①鮭に塩で下味をつけ，小麦粉をまぶす．②フライパンに油をしき，両面をこんがり焼く．③焼きあがったら，レモンとパセリを添える．
		食塩	0.2g	
		薄力粉	4g	
		調合油	4g	
		パセリ・葉	3g	
		レモン・全果	5g	
	マカロニサラダ	マカロニ・乾	10g	①マカロニはゆでて冷ましておく．②きゅうりは小口切りにし，塩もみする．③①，②をマヨネーズで和える．④トマトとレタスを添える．
		レタス	5g	
		赤色トマト	15g	
		きゅうり	10g	
		マヨネーズ	6g	
	牛乳	普通牛乳	200mL	
昼食	チャーハン	精白米・うるち米	80g	①米をとぎ，炊飯する．②生しいたけ，さやいんげんをあられ切りにする．③油を熱し，しょうがを入れ香りが出たら②を炒め，あられ切りにしたベーコン，コーン，サクラエビの順に炒める．④③に塩，こしょうで調味し，①を加えて炒める．
		ベーコン	20g	
		生しいたけ	10g	
		スイートコーン(冷凍)	10g	
		さくらえび	2g	
		さやいんげん	10g	
		食塩	0.5g	
		こしょう・混合，粉	0.02g	
		調合油	5g	
	卵スープ	鶏卵・全卵	25g	①はるさめはゆでておく．②たまねぎはせん切りにし，にらは1cmに切る．③中華だしにたまねぎを入れ，加熱する．④沸騰したら，塩，こしょう，しょうゆで調味し，水溶き片栗粉を加えた卵液を流し入れる．⑤最後ににらを入れ，ごま油を加える．
		じゃがいもでん粉	0.6g	
		緑豆はるさめ・乾	3g	
		たまねぎ	30g	
		にら	2g	
		中華だし(鶏ガラ)	100mL	
		食塩	0.5g	
		こしょう・混合，粉	0.02g	
		うすくちしょうゆ	0.5mL	
		ごま油	0.3g	
	ゼリー	オレンジゼリー・市販品	70g	
夕食	ご飯	精白米 うるち米	80g	①米をとぎ，炊飯する．
	いわしのチーズ巻き揚げ	まいわし	40g	①いわしは，頭と内臓をとり除き，手開きし，中骨をとる．②いわしにレモン汁をしぼり，しばらく置く．水分をとり，塩，こしょうで調味する．③大葉でチーズを包む．いわしの上にのせ，芯にして巻き，つまようじで止める．④小麦粉，溶き卵，パン粉をつけ，170℃の油で揚げる．⑤ケチャップを添えて盛りつける．
		しそ・葉	2g	
		プロセスチーズ	15g	
		レモン・果汁	15mL	
		食塩	0.3g	
		こしょう・混合，粉	0.02g	
		薄力粉	20g	
		鶏卵・全卵-生	20g	
		パン粉・乾燥	16g	
		調合油	6.5g	
		トマトケチャップ	7g	
	キャベツともやしのカレー炒め	キャベツ	30g	①キャベツはせん切りにする．②フライパンに油を入れ，キャベツともやしを炒める．③塩，カレー粉で味をつける．
		もやし	20g	
		食塩	0.2g	
		カレー粉	0.1g	
		調合油	1.5g	
	ブロッコリーのハムあんかけ	ブロッコリー	60g	①ブロッコリーは小房に切り，茎の部分はせん切りにし，茎の部分は…②ハム，ねぎはせん切りにする．③鍋にごま油を熱して，ハムをさっと炒め，水を加えて煮立ってきたら，鳥がらだし，塩，こしょうで味を調える．④ねぎとブロッコリーの茎を加えて軽く煮て，水溶き片栗粉でとろみをつける．⑤①のブロッコリーを器に盛り，④のハムあんかけをかける．
		ロースハム	10g	
		葉ねぎ	5g	
		食塩	0.2g	
		顆粒中華だし	0.3g	
		水	50mL	
		ごま油		
		こしょう・白，粉	0.02g	
		じゃがいもでん粉・片栗粉	1.5g	
		水	3mL	
	根菜のみそ汁	西洋かぼちゃ	15g	①にんじん，ごぼう，だいこんは皮をむき，さいの目切りにする．こんにゃくは，1cm角位にちぎる．②だし汁で軟らかくなるまで煮る．③さいの目に切った豆腐を入れ，みそを溶き入れて仕上げる．④ねぎは小口切りにし，盛りつけ時に飾る．
		にんじん	5g	
		だいこん	15g	
		ごぼう	10g	
		板こんにゃく	10g	
		木綿豆腐	10g	
		葉ねぎ	2g	
		かつおだし	120mL	
		米みそ・淡色辛みそ	6g	

栄養価（女子）
エネルギー 1789 kcal，たんぱく質 62g，脂質 54g，炭水化物 249g，カルシウム 592mg，鉄 6.9mg，食物繊維 14.1g，食塩 6.0g

栄養価（男子）
エネルギー 2120 kcal，たんぱく質 62g，脂質 61g，炭水化物 307g，カルシウム 592mg，鉄 7.8mg，食物繊維 26.4g，食塩 6.3g

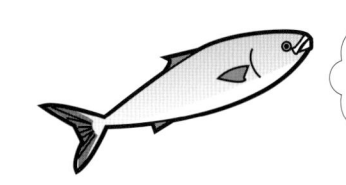

子どもたちが苦手な魚を食べやすく工夫しよう．

春

花見ちらし

材料	分量	作り方
精白米	70 g	①米に押麦を加えて炊飯する.
押麦・乾	10 g	②たけのこ, れんこんは, いちょう切り, 油揚げは, せん切りにする. れんこんは下ゆでし, 油揚げは油抜きしておく.
米酢	9 mL	
砂糖	6 g	
食塩	0.3 g	
たけのこ（ゆで）	10 g	③かんぴょうは塩もみして水で戻し, 7 mm 幅に切る.
れんこん	10 g	④②, ③を A の調味料で煮る.
にんじん	5 g	⑤酢, 砂糖, 塩を合わせて煮立て, 酢を煮切っておく.
さやえんどう	5 g	⑥④に⑤を加え, ゆでたさやえんどうを加える.
桜でんぷ	5 g	⑦ご飯が人肌に冷めたら, ⑥の具と混ぜ合わせる.
油揚げ	5 g	
かんぴょう（乾）	1.2 g	
A こいくちしょうゆ	1.5 mL	
A 三温糖	1 g	
A 本みりん	1 mL	
A かつおだし	20 mL	

材料	分量	作り方
牛乳 普通牛乳	200 mL	
春野菜のみそ煮		
若鶏肉・もも, 皮つき	30 g	①こんにゃくは縦 1/3 にして 5 mm 厚さに切り, 下ゆでする. さといもは, 輪切り（大きいものは半月）に, だいこんとにんじんは, 5 mm のいちょう切り, はくさいは 1 cm 幅に切る.
板こんにゃく	20 g	②鶏肉をから炒りし, だいこん, にんじん, だしを入れてひと煮する.
さといも・水煮	30 g	③こんにゃく, さといも, 揚げボールを入れる.
だいこん	50 g	④さといもが柔らかくなってきたら, はくさいを入れる.
はくさい	30 g	⑤砂糖, みそ, みりんの順に加え調味する.
にんじん	10 g	
三温糖	5 g	
豆みそ	4 g	
みりん・本みりん	0.5 mL	
かつおだし	20 mL	

材料	分量	作り方
けんちん汁		
厚揚げ	20 g	①厚揚げはさいの目切り, ごぼうはささがき, えのきたけは 2 cm 幅, ねぎは小口切りにする.
ごぼう	10 g	②だし汁に, ごぼうを入れて煮る.
えのきたけ	5 g	③厚揚げ, えのきたけを加え, 調味料で味を調える.
葉ねぎ	3 g	④最後に, ねぎを加える.
うすくちしょうゆ	3 g	
みりん・本みりん	0.5 mL	
かつおだし	120 mL	
果物 いちご	50 g	① 1/4 に切る.

栄養価
エネルギー 656 kcal, たんぱく質 22 g, 脂質 16 g, 炭水化物 100 g, カルシウム 384 mg, 鉄 2.8 mg, 食物繊維 7.2 g, 食塩 2.0 g

夏

材料	分量	作り方
麦ごはん 精白米	70 g	①米に押麦を加えて炊飯する.
押麦	10 g	
牛乳 普通牛乳	200 mL	
夏野菜カレー		
豚・もも（脂身つき）	20 g	①トマトは湯むきし, 野菜は食べやすい大きさに切る.
じゃがいも	20 g	②油を熱し, にんにくとたまねぎをよく炒める.
にんじん	15 g	③肉と他の野菜も順に炒め, トマト, チーズを加えて煮込む.
西洋かぼちゃ	30 g	④チーズを加え, 溶けたらルーを加え, 調味する.
オクラ	10 g	⑤最後に牛乳を入れて仕上げる.
赤色トマト	20 g	
たまねぎ	60 g	
青ピーマン	5 g	
なす	15 g	
にんにく	1 g	
調合油	2 g	
プロセスチーズ	5 g	
カレー粉	0.2 g	
カレールウ	10 g	
中濃ソース	4 mL	
普通牛乳	10 mL	
水	60 mL	

材料	分量	作り方
はるさめサラダ		
緑豆はるさめ（乾）	5 g	①はるさめはゆでてもどし, 食べやすい大きさに切る.
きゅうり	40 g	②きゅうりはせん切り, ハムは半分に切ってせん切りにし, それぞれゆでる.
ボンレスハム	5 g	③ごまは煎って冷ます.
ごま油	1 g	④調味料を合わせて加熱し, 冷やす.
穀物酢	2 g	⑤④に①～③を和える.
こいくちしょうゆ	1.5 g	
上白糖	1 g	
ごま・いり	0.5 g	
果物 すいか	80 g	①洗って, 食べやすい大きさに切る.

栄養価
エネルギー 670 kcal, たんぱく質 19 g, 脂質 18 g, 炭水化物 101 g, カルシウム 344 mg, 鉄 2.3 mg, 食物繊維 8.6 g, 食塩 1.9 g

秋

材料	分量	作り方
麦ご飯 精白米	70 g	①米に押麦を加えて炊飯する.
おおむぎ・押麦・乾	10 g	
牛乳 普通牛乳	200 mL	
さばの梅しょうが煮		
まさば	50 g	①さばの水気をふき, 切り目を入れる.
梅干し	0.6 g	②しょうがは薄切りにする. 梅干しは, 刻む.
しょうが	1 g	④さば以外の材料を煮立たせたら, 薄切りしょうがとさばの皮を上にして入れる.
こいくちしょうゆ	2 g	⑤落しぶたをし, 中火で 10 分ほど煮る.
三温糖	2 g	⑥さばを器に盛って, 煮汁をかける.
清酒	1 g	⑦焼いたししとうがらしを添える.
本みりん	1 g	
水	30 mL	
ししとう	10 g	

材料	分量	作り方
ひじきサラダ		
ほしひじき（芽ひじき）	2 g	①ひじきはもどす. きゅうりは輪切り, 赤ピーマンはせん切りにする.
スイートコーン（冷凍）	20 g	②アーモンドは, から煎りし, 冷却しておく. ドレッシングも加熱し, 冷却しておく.
きゅうり	25 g	③ひじき, コーン, きゅうり, 赤ピーマンはゆでて冷却する.
赤ピーマン	10 g	④②と③を和える.
アーモンド・いり・無塩	3 g	
三温糖	2 g	
穀物酢	2.5 g	
うすくちしょうゆ	2 g	
オリーブ油	1 g	

材料	分量	作り方
さつまいものみそ汁		
木綿豆腐	10 g	①さつまいもは厚めのいちょう切りにして水にさらしておく. にんじんはいちょう切りに, はくさいは 1 cm 幅の短冊切りにし, しめじはほぐしておく. 豆腐は 1.5 cm 角に切る.
さつまいも	30 g	②鍋にだし汁を入れ, 煮えにくい者から順に入れる.
にんじん	5 g	③野菜が柔らかくなったら, みそを溶き入れる.
はくさい	10 g	
ぶなしめじ	5 g	
米みそ・淡色辛みそ	8 g	
煮干しだし	120 mL	

栄養価
エネルギー 643 kcal, たんぱく質 23 g, 脂質 18 g, 炭水化物 91 g, カルシウム 308 mg, 鉄 2.4 mg, 食物繊維 6.2 g, 食塩 2.0 g

冬

材料	分量	作り方
ご飯 精白米	80 g	①米をとぎ, 炊飯する.
牛乳 普通牛乳	200 mL	
すき焼き風煮		
牛肉・もも（脂身つき）	40 g	①はくさいは 2 cm 幅, たまねぎは 1 cm 幅に切り, ねぎの白い部分は 5 mm 幅の斜め切り, 緑の部分は 3 cm の筒切り, えのきとしゅんぎくは 3 cm 幅に切る. 豆腐は小さめの角切りにする.
はくさい	45 g	②しらたきは, 食べやすい長さに切り, ゆでておく.
たまねぎ	30 g	③牛肉は炒め, 砂糖, しょうゆ, 酒（各 1/2 量）を加え, 味をつける.
焼き豆腐	20 g	④水を加え, しらたき, たまねぎと残りの調味料を加えて煮る.
しらたき	20 g	⑤あくをとりながら, 豆腐, はくさい, えのき, ねぎ, しゅんぎくを加えさらに煮込む.
えのきたけ	10 g	
根深ねぎ	15 g	
しゅんぎく	10 g	
車糖・三温糖	3 g	
こいくちしょうゆ	4 g	
清酒・普通酒	2 g	
水	20 mL	

材料	分量	作り方
なます		
だいこん	40 g	①だいこん, にんじんは 5 mm 厚さの短冊切りにし, それぞれ蒸す.
にんじん	10 g	②白ごまは煎って, 半分ずつすりつぶす.
ごま・いり	1 g	③調味料を煮立たせ, ①と②を加えて混ぜた後, 冷やす.
上白糖	2 g	
食塩	0.4 g	
穀物酢	2.5 mL	

材料	分量	作り方
かす汁		
豚・ばら（脂身つき）	10 g	①材料を食べやすい大きさに切る.
ごぼう	10 g	②だし汁に豚肉を入れて煮る.
にんじん	5 g	③ごぼう, にんじん, さといも, 板こんにゃく, 油揚げを加えてさらに煮る.
さといも	10 g	④材料に火が通ったら, だしでといた酒かすを加える.
板こんにゃく	10 g	⑤みそを入れ最後にねぎを加える.
油揚げ	5 g	
葉ねぎ	3 g	
酒かす	5 g	
米みそ・淡色辛みそ	8 g	
かつおだし・荒節	120 mL	
果物 うんしゅうみかん	60 g	

栄養価
エネルギー 678 kcal, たんぱく質 24 g, 脂質 19 g, 炭水化物 95 g, カルシウム 390 mg, 鉄 3.2 mg, 食物繊維 6.5 g, 食塩 2.0 g

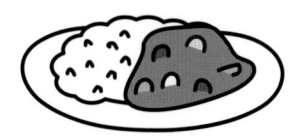

旬の食材を取り入れ, 季節感を味わおう.

ひな祭り

	食品	分量	作り方
ちらしずし	精白米	80 g	①米をとぎ，炊飯する．
	上白糖	4 g	②炊きあがったご飯に，合わせ酢を混ぜる．
	米酢	9 g	
	食塩	0.4 g	③しいたけは，水で戻して細かくきり，にんじん，たけのこをせん切りにする．
	にんじん	6 g	
	たけのこ（ゆで）	10 g	④調味料で③を煮る．
	乾しいたけ	1 g	⑤しらす干しに熱湯をかけ，酢に浸ける．
	こいくちしょうゆ	1.5 g	⑥グリンピースは，ゆでておく．
	上白糖	1 g	⑦②に④，⑤を混ぜ，上からグリンピース，紅しょうが，きざみのりを飾る．
	かつおだし	20 mL	
	しらす干し・半乾燥品	2 g	
	米酢	0.3 g	
	グリンピース（冷凍）	5 g	
	しょうが・酢漬	0.5 g	
	焼きのり	0.5 g	
牛乳	普通牛乳	200 mL	
さわらの照り焼き	さわら	40 g	①さわらに酒，しょうゆで下味をつけて焼く．
	清酒	1.5 g	②調味料と水を煮立て，水溶き片栗粉でとろみをつけ①にかける．
	こいくちしょうゆ	0.5 g	
	調合油	1 g	
	こいくちしょうゆ	2 g	
	みりん・本みりん	1 g	
	上白糖	1 g	
	じゃがいもでん粉	0.3 g	
	水	6 mL	
5色和え	和種なばな（菜の花）	20 g	①菜の花は1 cm，ピーマンはせん切り，キャベツは8 mm，じゃがいもは短冊切りにする．
	オレンジピーマン	5 g	
	グリーンボール	15 g	②①とコーンをゆでてさます．
	スイートコーン（冷凍）	10 g	③白ごまは煎っておく．
	じゃがいも	20 g	④調味料を煮切って③のごまを混ぜ，②を和える．
	うすくちしょうゆ	2 g	
	本みりん	1 g	
	ごま油	1 g	
	ごま・いり	1 g	
すまし汁	葉ねぎ・葉－生	5 g	①ねぎは小口切りにする．
	焼き麩	1 g	②はるさめはゆでて戻し，適当な大きさに切る．
	カットわかめ	0.5 g	③だし汁にわかめ，麩を加えて煮て，調味する．
	緑豆はるさめ・乾	2 g	
	うすくちしょうゆ	2 g	④はるさめとねぎを加える．
	かつおだし	150 mL	
三色ゼリー	ゼリー・ヨーグルト	30 g	
	ゼリー・イチゴ	30 g	
	ゼリー・メロン	30 g	

栄養価

エネルギー 672 kcal，たんぱく質 24 g，脂質 15 g，炭水化物 103 g，カルシウム 360 mg，鉄 2.4 mg，食物繊維 6.2 g，食塩 2.4 g

こどもの日

	食品	分量	作り方
鯛どんぶり	精白米・うるち米	80 g	①米をとぎ炊飯する．
	まだい（うす切り）	30 g	②にんじんは2 mmのいちょう切り，たまねぎはくし形切り，えのきは小房に分ける．
	にんじん	10 g	
	たまねぎ	20 g	
	乾しいたけ	0.5 g	ねぎは小口切りにし，しいたけは水で戻してせん切りにする．
	えのきたけ	5 g	③だし汁でにんじんを煮る．
	葉ねぎ	5 g	④しいたけ，たまねぎを加える．
	鶏卵	25 g	⑤野菜に火が通ったら，鯛を加えて煮る．
	三温糖	3 g	
	みりん・本みりん	1 g	⑥えのきを加え，調味料で味をつける．
	こいくちしょうゆ	2 g	⑦⑥に溶き卵とねぎを加えて煮る．
	うすくちしょうゆ	1 g	⑧炊きあがったご飯に⑦を加える．
	かつおだし	70 mL	
牛乳	普通牛乳	200 mL	
ごま和え	こまつな	30 g	①こまつなは，3 cmの長さ，キャベツはせん切りにする．それぞれゆでて，冷ます．
	キャベツ	25 g	
	かに風味かまぼこ	5 g	②いりごまはから煎りする．
	ごま－いり	2 g	③かにかまぼこは，3 cmの長さに切って，割いておく．
	上白糖	1 g	
	こいくちしょうゆ	2 g	④調味料を混ぜ合わせ，①，②，③を和える．
	ごま ねり	1 g	
若竹汁	たけのこ（水煮）	20 g	①たけのこ，にんじん，エリンギは短冊切りに，豆腐はさいの目切りに，ねぎは小口切りにする．わかめは戻しておく．
	カットわかめ	0.5 g	
	木綿豆腐	10 g	
	にんじん	5 g	②だし汁でにんじん，たけのこ，エリンギを煮る．
	エリンギ	5 g	
	葉ねぎ	3 g	③豆腐を加えて煮る．
	こいくちしょうゆ	1 g	④調味料で味を調え，わかめとねぎを加える．
	うすくちしょうゆ	2 g	
	みりん・本みりん	0.5 g	
	かつおだし	120 mL	
柏餅	かしわもち	60 g	

栄養価

エネルギー 686 kcal，たんぱく質 25 g，脂質 14 g，炭水化物 110 g，カルシウム 388 mg，鉄 3.4 mg，食物繊維 5.0 g，食塩 2.0 g

お月見

	食品	分量	作り方
ご飯	精白米	80 g	①米をとぎ，炊飯する．
牛乳	普通牛乳	200 mL	
卵のチーズココット	赤色トマト	40 g	①アルミカップに湯むきしざく切りしたトマトを入れ，塩，こしょう，オリーブ油をかけ，オーブンで加熱する．
	プロセスチーズ	12 g	
	鶏卵	50 g	②卵を上から加え，スライスチーズを黄身の周りにふりかけて，オーブン220℃で5〜7分焼く．
	オリーブ油	1 g	
	こしょう・白，粉	0.02 g	
	パセリ・葉－生	0.5 g	③パセリのみじん切りを振る．
さといもの煮ころがし	さといも（冷凍）	60 g	①だしと調味料を沸騰させ，凍ったままのさといもを加え，落としぶたをして煮汁がほとんどなくなるまで煮る．
	上白糖	2 g	
	清酒	5 mL	
	うすくちしょうゆ	2 mL	②なべを静かに揺すって煮汁をからめ，てりよく仕上げる．
	かつおだし	100 mL	
	ゆず（果皮）	0.5 g	③青ゆずの皮のせん切りをちらす．
お月見だんご汁	白玉粉	10 g	①鶏もも肉は一口大に切り，だいこん，にんじんはいちょう切りにする．しいたけは薄切りにする．ねぎは白い部分を2 cmの長さに切る．
	絹ごし豆腐	10 g	
	若鶏肉・もも（皮つき）	20 g	
	だいこん	15 g	
	にんじん	10 g	②白玉粉と絹ごし豆腐をよく混ぜ，一口大のだんごを作る．
	生しいたけ	5 g	③だし汁で①，②を煮る．
	根深ねぎ	5 g	④食材に火が通ったら，火を止め，調味する．
	米みそ・淡色辛みそ	5 g	
	かつお・昆布だし	120 mL	

栄養価

エネルギー 667 kcal，たんぱく質 25 g，脂質 20 g，炭水化物 90 g，カルシウム 361 mg，鉄 2.6 mg，食物繊維 7.3 g，食塩 1.9 g

クリスマス

	食品	分量	作り方
ご飯	精白米	80 g	①米をとぎ，炊飯する．
牛乳	普通牛乳	200 mL	
豚肉のきのこソースがけ	豚・もも（脂身つき）	60 g	①豚肉に調味料で下味をつけて焼く．
	清酒	0.5 g	②ねぎは斜め切り，しめじは小房に分け，しいたけはうす切りにする．
	食塩	0.2 g	
	こしょう・白，粉	0.02 g	③油を熱し，②を炒める．
	にんにく・おろし	0.5 g	④調味料を加えて煮る．
	根深ねぎ	7 g	⑤水溶き片栗粉でとろみをつけ，きのこソースを仕上げる．
	ぶなしめじ	10 g	
	生しいたけ	5 g	⑥豚肉にきのこソースをかける．
	豆板醤	0.3 g	
	トマトケチャップ	8 g	
	三温糖	2 g	
	こいくちしょうゆ	1 g	
	調合油	1 g	
	ごま油	0.3 g	
	片栗粉	1 g	
	水	2 mL	
ミモザサラダ	じゃがいも	30 g	①じゃがいもは，輪切りに，きゅうりはうす切り，たまねぎはみじん切り，にんじんはせん切りにしてゆでて冷ます．
	きゅうり	20 g	
	たまねぎ	10 g	
	にんじん	5 g	
	鶏卵	10 g	②卵はゆでてつぶし，冷ます．
	調合油	2 g	③①，②をマヨネーズとこしょうで和える．
	穀物酢	0.5 g	
	上白糖	0.5 g	
	食塩	0.5 g	
	こしょう（白）	0.02 g	
かぼちゃコンソメスープ	ショルダーベーコン	10 g	①ベーコン，たまねぎ，にんじんはせん切りにし，かぼちゃはさいの目切りにする．
	西洋かぼちゃ	20 g	
	たまねぎ	20 g	
	にんじん	5 g	②①を煮て，調味料で味を調え，最後にみじん切りしたパセリを加える．
	パセリ	0.6 g	
	固形コンソメ	1.2 g	
	こいくちしょうゆ	0.3 g	
	こしょう・白，粉	0.02 g	
	水	120 mL	
フルーツ寒天	てんぐさ・粉寒天	0.4 g	①粉寒天は分量の水に振り入れ，沸騰後，1分加熱して火を止め，砂糖を加え溶かす．
	水	60 mL	
	上白糖	12 g	
	うんしゅうみかん（缶詰）	10 g	②果物は，1 cmの角切りにする．
	西洋なし（缶詰）	5 g	③型に①を入れ冷やし，とろみがついたら②を加える．
	パインアップル（缶詰）	8 g	
	もも（缶詰・黄）	5 g	④寒天が固まったら，型から出す．
	さくらんぼ（缶詰）	2 g	

栄養価

エネルギー 715 kcal，たんぱく質 25 g，脂質 19 g，炭水化物 106 g，カルシウム 269 mg，鉄 2.0 mg，食物繊維 6.2 g，食塩 2.0 g

思春期の栄養管理の実際 ●

9.1 ···· 思春期の発達と生理的特徴

思春期の定義は必ずしも一定ではないが，WHO（世界保健機構）では「第二次性徴の出現から性成熟までの段階」と定義されており，性差や個人差はあるが，おおよそ小学校高学年から高等学校の年齢が該当する．性成熟に先行して発育急進期を迎え，身体的変化が非常に大きい時期である．

1）第二次性徴

第二次性徴とは，性成熟による身体の変化であり，性ホルモンの分泌が活発になることによって男女差が明確に現れてくる．男女ともに，間脳視床下部から性腺刺激ホルモン放出ホルモンが分泌され，その刺激により下垂体から性腺刺激ホルモン（ゴナドトロピン）分泌が増加する．その結果，男性では精巣よりテストステロン，女性ではエストロゲンおよびプロゲステロン分泌が増加する．このように，視床下部―下垂体―性腺系の活性化により，第二次性徴は進行していく（図9-1）.

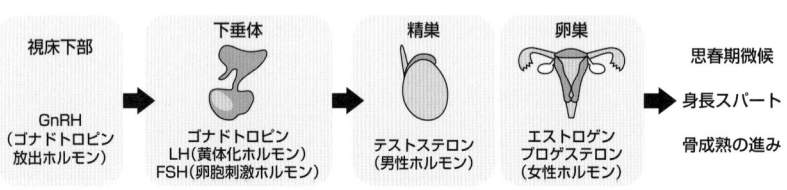

●図9-1● 思春期発来後のホルモンの働き[1]

男性では，ゴナドトロピン刺激によって精巣の発育および精子の産生が促進され，精巣からのテストステロン分泌が増加する．その結果，陰茎発育，陰毛の発生，変声へと進み，骨格や筋肉の発達が目立つようになり，肩幅の広い体型に変化する．

女性では，女性ホルモン分泌の増加により，乳房の発達，陰毛の発生，初経の発来（月経の開始）へと進んで，さらに皮下脂肪の沈着，骨盤の発育など，女性特有の丸みを帯びた体型に変化する．

思春期は，第二次性徴が発現するとともに，乳児期の第一次発育急進期に続く，第二発育急進期（思春期スパート）を迎える．思春期スパートの発現には個人差に加えて性差もあり，女子の方が男子よりも約2年早い．女子では8歳頃から急速に身長が伸び始め，学童期後半にピークを迎える．10～11歳の女子の身長・体重は男子を上回るが，その後11～14歳頃に男子は年間発育量のピークを迎え，女子を上回る[2].

2）社 会 性

学童期に引き続き，思春期はおもに中学校・高等学校と集団での生活が中心となる．その中で，社会生活を営む上で大切な自主性や協調性を身につけながら，養育者の保護のもとから自立した一人の人間として生きていく準備期間でもある．

食生活においては，個人差はあるものの学童期後半頃から塾や習い事などの増加により，自分で自分の食事を用意したり，選んだりする機会も増えることが多い．この時期から正しい食習慣を身につけておくことが重要である．

「健康日本21（第三次）」（付表14参照）では，20歳未満の飲酒や喫煙をなくす（中学生・高校生の令和14年度の目標値は0%としている）ことや，バランスの良い食事を摂っている者の増加（主食・主菜・副菜を組み合わせた食事が1日2回以上の日がほぼ毎日の者の割合を令和14年度の目標値として50%）を掲げている[3].

3）運動機能

　学童期以降，骨格筋の発達に伴って運動機能はさらに向上する．体力・運動機能の発達変化は，臓器の発育変化に関連して生じると考えられており，身長のピーク（女子：9〜11歳頃，男子：12〜14歳頃）に先行して敏捷性，その後，持久力，柔軟性，筋力の順に最大発達年齢を迎える[4]．

　思春期に適切な運動を行うことは，心臓と循環系統を強化し，骨密度や筋力を増強して骨折のリスクを減らすことができる．中学生では，主に呼吸循環器系が発達するため，全身の持久力が高まるので長距離のランニングや水泳でスタミナ力を高めることが適している．高校生では，骨の成長が安定し筋肉が発達してくるので，パワー・瞬発力などを鍛えるトレーニングが適している．

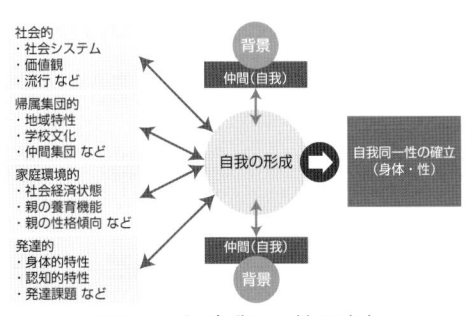

■図 9-2　自我同一性の確立

4）精神機能

　思春期では，さまざまな葛藤を抱えながら自我を確立（自我同一性の確立）し，社会性を増していく時期であり，友人や家族との関係にも悩む時期である（図9-2）．また，性成熟に伴う身体的な変化も，精神的な不安を助長する要因となり，異性への関心や，受験，将来への不安などさまざまな悩みを抱える．身体的な発育と精神的な自立が一致せず，精神的な不安定が不定愁訴として現れたり，摂食障害などの問題行動につながることもあり，注意が必要である．

9.2 ···· 思春期のケア・マネジメント

1）摂取栄養量

①**エネルギー**：　一生内で最も多くのエネルギー量を必要とする．日本人の食事摂取基準（2025年版）における身体活動レベルⅡ（ふつう）の推定エネルギー必要量は，12〜14歳では2600 kcal（男子）・2400 kcal（女子）であり，15〜17歳では2850 kcal（男子）・2300 kcal（女子）である．

②**たんぱく質**：　たんぱく質は身体を構成する体たんぱく質および骨形成に必要であり，さまざまな酵素やホルモンの材料としても重要である．小児では新生組織の蓄積にも必要な分，体重1 kgの必要量は成人より高い．思春期を通してたんぱく質の目標量は，男女ともに13〜20%E である．

③**脂質**：　男女とも目標量として，脂質は20〜30%E，飽和脂肪酸は10%E以下（12〜14歳）・9%E以下（15〜17歳）である．n-6系脂肪酸は11 g/日（12〜17歳女子）〜13 g/日（15〜17歳男子），n-3系脂肪酸は1.7 g/日（12〜17歳女子）2.2 g/日（15〜17歳男子）である．

④**ビタミン**：　エネルギーやその他の栄養素の需要が高まり，生体内代謝も活発となるため，各種ビタミンの必要量が増加する．ビタミン B_1，B_2，B_6，ナイアシンは，思春期の必要量が最大である．ビタミンCは，15歳以上から成人と同じ必要量である．

⑤**ミネラル**：　カルシウムは，学校給食がなくなることの多い思春期から摂取不足になりやすい栄養素である．とくに思春期前半（12〜14歳）では，骨塩量増加に伴うカルシウム蓄積量が生涯で最も増加する時期であり，推奨量として，1000 mg（男子）・800 mg（女子）は最大値となっている．

　鉄は，身体の急激な発育に伴う筋肉量および血液量の増加，さらに女子では月経も開始される時期であるため必要量が多く，9.0 mg/日（12〜17歳男子），12.5 mg/日（10〜14歳女子月経あり）と最も高値となっている．

2）栄養ケア・マネジメント

①**やせと肥満**：　学校保健統計調査（2022（令和5）年調査）では，小学6年生，中学3年生，高校3年生のいずれでも肥満傾向児の出現率は減少傾向が見られる（図9-3）．肥満傾向児は男女とも9〜12歳で最も高く，特に男子は9歳以降は10%を超え，痩身傾向児は男女とも10歳以降で2〜3%である．急激な身体発育に見合うだけのエネルギー・栄養素をしっかりと補給する必要があること，またこの時期の食習慣が成人期以降の生活習慣病等の発症に深く関連することなどから，食に対する自己管理能力を身につけることが重要となり，そのための栄養教育に求められる意義は大きい．

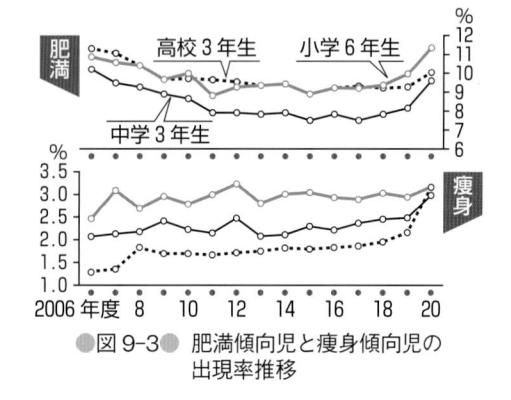
●図9-3● 肥満傾向児と痩身傾向児の出現率推移

②**貧血**：　思春期に最も多くみられるのは鉄欠乏性貧血である．発育期では，筋肉や血液量の増加に伴う鉄需要量の増加に加え，女子では月経血による損失，さらにはダイエットなどによる減食や欠食，偏食などによる鉄の摂取不足などから，鉄欠乏性貧血に陥りやすい．

貧血予防のための栄養ケアとしては，規則正しく3食しっかり食べることに加え，ヘム鉄を意識的に取り入れ，豆類や野菜類などの非ヘム鉄とビタミンCや良質なたんぱく質を組み合わせるなどの，工夫をすることが大切である．また，造血には鉄だけではなく，銅，亜鉛，ビタミンB_{12}，葉酸などの栄養素も関わっているため，多くの食材をバランスよく組み合わせることも重要である．

③**摂食障害**：　拒食や過食，自己誘発性嘔吐や下剤の乱用など，食行動の異常の異常に加え，過剰な肥満への恐怖やボディイメージの障害などを症状とする精神障害であり，若年女性の発症率が高く，うつ病や肥満，自殺企図，健康問題などのリスク要因となりうる[5]．

「神経性やせ症」は主に10〜20歳代の若い女性にみられ，多くは思春期特有のストレスに上手く対処できないなどの葛藤を契機に，やせ願望や肥満恐怖，ボディイメージのゆがみなどから発症しやすく，近年は低年齢化しており，小学校高学年や中学生でも認められる．極端なやせ願望や太ることへの恐怖が強く，自ら食事を制限しているため，周囲が食事や休養を勧めても活発的に行動する傾向がある．また，食事を極端に制限する制限型に加え，過食を起こし，さらに体重増加を防ぐための自己誘発性嘔吐や下剤・利尿剤の

摂食障害の分類（米国精神医学会によるDSM-5）
・神経性やせ症
・神経性過食症
・過食性障害
・他の特定される食行動障害または摂食障害

乱用を繰り返す過食/排出型に移行するケース，または両病型のケースもある．

「神経性過食症」は，発症前にダイエットを経験していることも多く，神経性やせ症からの移行も認められる．一度食べだすと途中で止められず，ある一定期間内で通常食べる量より，明らかに多い食物を摂取することと定義されている．自覚なく，短時間で食べることを繰り返す特徴があり，過食後には正常体重維持を目指し自己誘発性嘔吐や下剤・利尿剤の乱用などを行うことで，周囲の発見が遅れることもある．いずれの摂食障害においても，患者本人や家族としっかり話し合い，精神科医や心理カウンセラー，管理栄養士などが連携し，根気強くサポートにあたることが大切である．

9.3 ・・・ 対象者のプロフィール

A（身体計測）	C（臨床診査）
17歳，女子，私立高校生 身長 157 cm 体重 45.0 kg（3カ月前：51.2 kg） BMI 18.3 kg/m²（低体重） 肥満度 − 12.6% （やせ：− 20%以下， 高度のやせ：− 30%以下）	家族は両親（父親は公務員，母親は主婦）と弟1人（中学1年生）．色白で長髪，気になる男子生徒がおり，外観を気にするようになった．自分が太っていると思い，3カ月前よりダイエットを開始した．最近，運動時に軽い息切れを感じるようになった．相談できる仲のよい友人が2，3人いる． 1年生から吹奏楽部で活躍しているが，受験勉強のためそろそろ辞めることを悩んでいる．通学は自転車で20分程度である．夜型生活で就寝は12時以降，起床は7時過ぎである．学習塾に週3回通塾している．
B（臨床成績） 赤血球数 350×10⁴/μL ヘモグロビン 11.2 g/dL ヘマトクリット 32.4% 血圧 120/70 mmHg 総たんぱく質 7.2 g/dL 総コレステロール 115 mg/dL 尿糖・尿たんぱく −	D（食生活状況） 起床が遅いときにときどき朝食欠食がみられる．ダイエットの一環で，炭水化物は太る原因と思い，あまり食べないようにしている． 夕食は塾があるときは塾の前にコンビニでパンを1つ買い，帰宅後におかずのみを食べている．塾がない日の食事は午後7時で規則的である．偏食はなし． 体重を気にして，食事量を抑える傾向にあり，エネルギーや各栄養素の摂取不足がみられる．果実はバナナをよく好む．出されたメニューは食べたくないものは手をつけない．
	E（環境） 弁当は母親がつくる．日曜や祝日は外出し，家族とは一緒に食べないことが多い．友人とは買い物やカフェなどで話すことが多く，運動は苦手で，あまり体を動かすことがない．家事の手伝いはほとんどしない．

1日目		食品番号	食品名	数量 g
朝食	トースト	1026	角形食パン・食パン	60
		7014	いちご ジャム・低糖度	15
	サラダ	6312	レタス・土耕栽培・結球葉 − 生	20
		6065	きゅうり・果実 − 生	35
		6183	赤色ミニトマト・果実 − 生	30
		11176	ロースハム	20
		12005	鶏卵・全卵 − ゆで	50
		17039	和風ドレッシング・ノンオイルタイプ	15
	フルーツヨーグルト	13025	ヨーグルト・全脂無糖	80
		7107	バナナ − 生	40
		7054	キウイフルーツ・緑肉種 − 生	20
昼食（弁当）	ごはん	01088	精白米・うるち米	100
	ポークピカタ	11119	豚かたロース・脂身つき − 生	70
		17012	食塩	0.8
		1015	薄力粉・1等	5
		12004	鶏卵・全卵 − 生	20
		13038	ナチュラルチーズ・パルメザン	5
		14017	有塩バター	2
		14006	調合油	3
	付け合わせ	6264	ブロッコリー・花序 − ゆで	30
		6183	赤色ミニトマト・果実 − 生	20
	きんぴらごぼう	6084	ごぼう・根 − 生	40
		6214	にんじん・根, 皮なし − 生	20
		3003	上白糖	1.5
		17007	こいくちしょうゆ	4
		17138	料理酒	1
		14002	ごま油	0.5
		5018	ごま − いり	0.5
夕食	ごはん	1088	精白米・うるち米	70
	白身魚のホイル焼き	10171	さわら − 生	60
		17012	食塩	0.6
		17063	こしょう・黒, 粉	0.03
		8039	生しいたけ・菌床栽培 − 生	20
		6153	たまねぎ・りん茎 − 生	50
		7155	レモン・全果 − 生	10
		14017	有塩バター	8
		17110	ぽん酢しょうゆ	5
	かぼちゃサラダ	6047	日本かぼちゃ・果実 − ゆで	50
		6153	たまねぎ・りん茎 − 生	10
		5014	くるみ − いり	5
		6312	レタス・土耕栽培・結球葉 − 生	20
		17118	マヨネーズタイプ調味料・低カロリータイプ	7
		17012	食塩	0.1
		17064	こしょう・白, 粉	0.05
	おひたし	6268	ほうれんそう・葉・通年平均・ゆで	50
		6180	スイートコーン・缶詰・ホールカーネルスタイル	10
		17007	こいくちしょうゆ	3
		10092	加工品・削り節	0.3
	みそ汁	8001	えのきたけ − 生	10
		6153	たまねぎ・りん茎 − 生	10
		6228	こねぎ・葉 − 生	5
		17045	米みそ・淡色辛みそ	10
		17019	かつおだし・荒節	150
	牛乳	13003	普通牛乳	180

栄養価
エネルギー 1436 kcal, たんぱく質 60 g, 脂質 57 g, 炭水化物 157 g, カルシウム 592 mg, 鉄 6.0 mg

2日目		食品番号	食品名	数量 g
朝食	トースト	1026	角形食パン・食パン	60
	茹で卵	12005	鶏卵・全卵 − ゆで	50
	ほうれんそうのクリームスープ	6267	ほうれんそう・葉・通年平均 − 生	60
		6153	たまねぎ・りん茎 − 生	10
		1015	薄力粉・1等	6
		14006	調合油	4
		13003	普通牛乳	180
		17027	固形ブイヨン	1
		17012	食塩	0.5
昼食（弁当）	ごはん	1088	精白米・うるち米	100
	肉巻き	11021	もも・赤肉 − 生	50
		6214	にんじん・根, 皮なし − 生	20
		6007	アスパラガス・若茎 − 生	20
		3003	上白糖	1.5
		17007	こいくちしょうゆ	3
		17054	みりん風調味料	3
	付け合わせ	6264	ブロッコリー・花序 − ゆで	30
		6183	赤色ミニトマト・果実 − 生	20
		6312	レタス・土耕栽培・結球葉 − 生	15
	じゃがいものカレー風味炒め	2017	じゃがいも・塊茎, 皮なし − 生	40
		6025	グリンピース・冷凍	6
		17061	カレー粉	0.6
		17012	食塩	0.5
		14006	調合油	3
		16001	清酒・普通酒	3
	ヨーグルト	13026	ヨーグルト・脱脂加糖	80
	果物	7164	グレープフルーツ・紅肉種・砂じょう − 生	50
間食	パン	1210	くるみパン	80
夕食	さばのみそ煮	10154	まさば − 生	65
		6103	しょうが・根茎, 皮なし − 生	3
		17045	米みそ・淡色辛みそ	8
		3003	上白糖	4
		16001	清酒・普通酒	7
	はるさめときゅうりの酢の物	2039	はるさめ・緑豆はるさめ − 乾	10
		6065	きゅうり・果実 − 生	20
		11176	ロースハム	10
		14002	ごま油	1
		3003	上白糖	3
		17016	米酢	5
		17008	うすくちしょうゆ	2
	切干しだいこんの炒め煮	6136	切干しだいこん 乾	5
		10381	焼き竹輪	10
		14006	調合油	1
		17007	こいくちしょうゆ	1.5
		16001	清酒・普通酒	1.5
		3004	三温糖	1

栄養価
エネルギー 1349 kcal, たんぱく質 56 g, 脂質 48 g, 炭水化物 158 g, カルシウム 486 mg, 鉄 7.2 mg

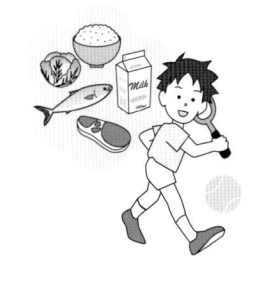

12〜14 歳男子の献立例

区分	料理	食材	分量	作り方
朝食	ご飯	めし	200 g	
	納豆	納豆	40 g	
		こいくちしょうゆ	0.5 mL	
	鮭の塩焼き	生鮭（切り身）	80 g	①鮭に塩をふり，焼く．
		食塩	0.6 g	
	かぼちゃの煮物	西洋かぼちゃ	100 g	①かぼちゃは一口大に切る．
		かつお・昆布だし	20 mL	②だし汁に調味料を合わせ，かぼちゃを煮る．
		上白糖	6 g	
		うすくちしょうゆ	2 mL	
	ほうれんそうと桜えびのおひたし	ほうれんそう	50 g	①ほうれんそうはゆでて水にさらし，5 cm の長さに切る．
		さくらえび	2.5 g	③すりばちでごまをすり，しょうゆと砂糖を加え，①とさくらえびを和える．
		上白糖	2 g	
		こいくちしょうゆ	3 mL	
		ごま－いり	1 g	
	牛乳	普通牛乳	200 mL	
	果物	グレープフルーツ（紅）	100 g	
昼食・弁当	ご飯	めし	220 g	
	ピーマンの肉詰め	青ピーマン	40 g	①たまねぎをみじん切りにし，ひき肉，卵，パン粉，塩・こしょう，ナツメグを加えてよく混ぜる．
		合いびき肉（牛・豚）	80 g	②ピーマンは縦に半分に切り，種をとる．
		たまねぎ	50 g	③②に①を詰める．
		鶏卵	20 g	④フライパンに油をひき，③のピーマン側を下にして中火で約2分焼き，ひっくり返して肉に焼き色がつくまで焼く．
		パン粉	10 g	⑤Aを合わせて，回しかけ，蓋をして蒸し焼きにする．
		食塩	0.4 g	
		こしょう（黒）	少々	
		ナツメグ	少々	
		調合油	8 mL	
		酒	10 mL (A)	
		こいくちしょうゆ	10 mL (A)	
		みりん	7.5 mL (A)	
		上白糖	2 g (A)	
	付け合わせ	レタス	20 g	①レタスは適当な大きさにする．
		ブロッコリー	50 g	②ブロッコリーは一口大にしてゆでる．
		ミニトマト	30 g	
	厚焼き卵（ねぎ入り）	鶏卵	60 g	①ねぎは小口切りにする．
		かつおだし	10 mL	②卵を割り割りほぐし，①，だし汁，砂糖，しょうゆを入れてよく混ぜる．
		葉ねぎ	5 g	③卵焼き型に②を流し入れ，焼き上げる．
		上白糖	4 g	
		うすくちしょうゆ	4 mL	
		調合油	3 mL	
	ポテトサラダ	じゃがいも	60 g	①じゃがいも，にんじんは適当な大きさに切り，ゆでて冷やす．
		きゅうり	10 g	②きゅうりは輪切り，玉ねぎは薄切りにし，塩を振って水気を切る．
		にんじん	10 g	③①，②をマヨネーズで和える．
		たまねぎ	5 g	
		マヨネーズ 全卵型	8 mL	
		キウイフルーツ（緑）	50 g	
夕食	チキンカレー	めし	250 g	①たまねぎ，にんじんは粗みじん切りにし，しめじは小房にほぐす．
		若どり・もも	100 g	②鶏肉は一口大に切る．
		たまねぎ	60 g	③鍋に油をひき，②と①を炒め，水を加えて加熱する．
		にんじん	20 g	④沸騰したら弱火にし，アクを取った後ブイヨンを入れる．
		ぶなしめじ	20 g	⑤具材が柔らかくなったらルウを入れてさらに煮込む．
		固形ブイヨン	1.5 g	
		カレールウ	20 g	
		調合油	4 mL	
		水	180 mL	
	大豆サラダ	大豆水煮	30 g	①きゅうりとトマトは1 cm角に切り，大豆水煮と混ぜ合わせる．
		トマト	20 g	②ドレッシングで和える．
		きゅうり	15 g	
		スイートコーン	10 g	
		和風ドレッシング	8 g	
	おひたし	こまつな	70 g	①こまつなはゆでて冷水にとり，水気を絞り，3 cm程度に切ってしょうゆで和え，かつお節をかける．
		こいくちしょうゆ	1 mL	
		かつお節	0.5 g	
	牛乳	普通牛乳	200 mL	
	果物	オレンジ・ネーブル	100 g	

栄養価

エネルギー 2690 kcal，たんぱく質 98 g，脂質 81 g，炭水化物 358 g，カルシウム 974 mg，鉄 13.0 mg

12〜14 歳女子の献立例

区分	料理	食材	分量	作り方
朝食	トースト	食パン	120 g	
		いちごジャム	20 g	
	ベーコンエッグ	鶏卵	50 g	①フライパンにベーコンを入れ，卵を落として焼く．
		ベーコン	20 g	②塩，こしょうで調味する．
		食塩	0.2 g	
		こしょう	少々	
	こまつなのソテー	こまつな	60 g	①こまつなは3 cmくらいに切る．
		スイートコーン	20 g	②フライパンに油を熱して①を炒め，コーンと塩を加える．
		食塩	0.3 g	
		調合油	3 mL	
	スープ	じゃがいも	50 g	①じゃがいも，にんじん，たまねぎを1 cm角くらいに切る．
		たまねぎ	20 g	②スープに①を入れて煮込み，塩，こしょうで調味する．
		にんじん	30 g	
		固形ブイヨン	1 g	
		食塩	0.2 g	
		こしょう	少々	
	牛乳	普通牛乳	200 mL	
	果物	バナナ	100 g	
昼食・弁当	ご飯	めし	220 g	
	レバー入り肉団子の甘酢和え	鶏レバー	40 g	①レバーを熱湯でしっかりとゆで，フードプロセッサーでペースト状にする．
		鶏ひき肉	40 g	②ねぎとしょうがはみじん切りにし，①とひき肉，卵，塩こしょうを加えて混ぜ合わせ，最後に薄力粉を加えてさらに混ぜる．
		根深ねぎ	10 g	③4つに分けて団子にし，170℃の油で揚げる．
		鶏卵・全卵－生	8 g	④しょうゆ，砂糖に水を加えて煮立て，酢を加え，片栗粉でとろみをつけ③をからめる．
		しょうが	1.2 g	
		食塩	0.3 g	
		こしょう	少々	
		薄力粉	8 g	
		上白糖	3 g	
		こいくちしょうゆ	4 g	
		じゃがいもでん粉	1 g	
		米酢	2 mL	
	付け合わせ	レタス	20 g	
		ミニトマト	30 g	
	ひじきの白和え	木綿豆腐	50 g	①ひじきは水でもどしてゆで，にんじんはせん切りにしておく．
		ほしひじき	2.5 g	②水切りした豆腐をすり鉢に入れ，Aを加えて混ぜ合わせ，①を加えて全体を和える．
		にんじん	8 g	
		練りごま	4.5 g (A)	
		甘みそ	4.5 g (A)	
		上白糖	1 g (A)	
		食塩	0.3 g (A)	
	きんぴらごぼう	ごぼう	25 g	①ごぼうとにんじんはせん切りにし，ごぼうは水にさらしておく．
		にんじん	5 g	②フライパンにごま油をひき，①をしんなりするまで炒める．
		ごま油	1.5 mL	③酒を入れてからめ，砂糖としょうゆを加え，煮汁が少し残るくらいまで煮含め，最後にごまをかける．
		上白糖	1.5 g	
		こいくちしょうゆ	2 mL	
		清酒	15 mL	
		ごま－いり	0.5 g	
	果物	りんご・皮つき	50 g	①うさぎりんごにする．
夕食	ご飯	めし	220 g	
	白身魚とあさりのアクアパッツァ	まだら－生	100 g	①たらの両面に塩とこしょうをまぶし，あさりは砂抜きしておく．
		食塩	0.8 g	
		こしょう	0.05 g	②しめじは小房にわけ，ミニトマトは半分に切る．
		あさり－生（殻付き 50 g）	20 g	③フライパンにオリーブ油を熱して粗みじんにしたにんにくを炒め，香りが立ったら①のたらを入れて両面を焼く．
		ぶなしめじ	25 g	
		ミニトマト	30 g	④あさり，ミニトマト，白ワインを入れ，中火で加熱し，煮立ったら蓋をして10分ほど加熱する．
		にんにく	2.5 g	
		オリーブ油	10 g	
		白ワイン	50 mL	
		パセリ（生）	3 g	
	かぼちゃサラダ	西洋かぼちゃ	50 g	①かぼちゃは適当な大きさに切り，耐熱皿に入れてラップをして電子レンジで加熱する．
		干しぶどう	5 g	②粗熱がとれたらざっくりつぶし，ぬるま湯につけておいた干しぶどうを水気をきって加え，マヨネーズと酢を加えて和える．
		きゅうり	20 g	
		マヨネーズ	5 g	
		穀物酢	3 mL	
	牛乳	普通牛乳	200 mL	
	果物	オレンジ・ネーブル	50 g	

栄養価

エネルギー 2285 kcal，たんぱく質 78 g，脂質 62 g，炭水化物 324 g，カルシウム 867 mg，鉄 12.6 mg

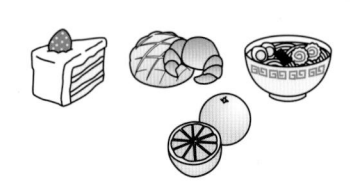
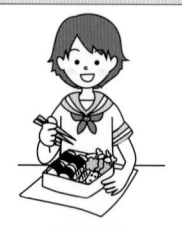

15～17 歳男子の献立例

食事	料理	材料	分量	作り方
朝食	ご飯	めし	230 g	
	ハムエッグ	鶏卵	50 g	①フライパンに薄く油をひき，ハムの上に卵を落として焼き，塩で味を整える．
		ロースハム	20 g	
		食塩	0.1 g	
		調合油	2 mL	
	ごま和え	こまつな	70 g	①こまつなをゆでて冷水にとり，水気を絞って3cmくらいに切る．②ボールに調味料を入れて混ぜ，①を和える．③器に盛りつけて，上にごまをかける．
		ごま－ねり	8 g	
		上白糖	2 g	
		こいくちしょうゆ	3 mL	
		みりん	1 mL	
		清酒	1 mL	
		ごま－いり	0.5 g	
	野菜炒め	りょくとうもやし	30 g	①ウインナーは0.5cmくらいの斜め切りにし，野菜類は同じくらいの大きさに切る．②フライパンに油を熱し，①を入れて炒め，塩，こしょうで調味する．
		ウインナーソーセージ	10 g	
		青ピーマン	15 g	
		たまねぎ	30 g	
		にんじん	10 g	
		食塩	0.5 g	
		こしょう	少々	
		調合油	3 mL	
	牛乳	普通牛乳	200 mL	
	果物	グレープフルーツ	100 g	
昼食・弁当	ご飯	めし	250 g	
	ビビンパ	牛かたロース 赤肉	50 g	①牛肉は適当な大きさに切り，すりおろしたにんにくとしょうが，トウバンジャンを揉みこむ．②卵はゆでておく．③細切りにしたにんじん，ほうれんそう，もやしはゆでて水気を切り，ほうれんそうは3cmの長さに切る．④Aを合わせて加熱して砂糖を溶かし，その1/3量を①に加えて下味をつける．⑤フライパンにごま油を熱し，④の肉を焼き，肉に火が通ったら，③と④の残りの調味料加えてさらに炒め味をなじませる．⑥盛り付けてゆで卵を添える．
		豚レバー	20 g	
		にんにく	0.5 g	
		しょうが	0.5 g	
		トウバンジャン	1 g	
		だいずもやし	40 g	
		ほうれんそう	20 g	
		にんじん	10 g	
		淡色辛みそ（A）	3 g	
		上白糖（A）	3 g	
		みりん（A）	3 mL	
		こいくちしょうゆ（A）	4 mL	
		鶏卵	30 g	
		ごま－いり	1 g	
		ごま油	1 mL	
	さといものそぼろ煮	さといも	70 g	①さといも，こんにゃくは食べやすい大きさに切り，ゆでておく．②鍋に油を薄く引いてひき肉を炒め，①を加えて軽く炒めたら，だし汁と調味料を入れて煮る．③最後に水溶き片栗粉でとろみをつける．
		板こんにゃく	40 g	
		豚ひき肉	10 g	
		調合油	1 mL	
		上白糖	3 g	
		みりん	3 mL	
		こいくちしょうゆ	3 mL	
		かつおだし	30 mL	
		片栗粉	1 g	
	付け合わせ	ブロッコリー	50 g	①ブロッコリーは一口大にして茹でる．
		ミニトマト	30 g	
		ぶどう	60 g	
夕食	ご飯	めし	250 g	
	ミックスフライ	たら（白身魚）	60 g	①えびは背ワタを取って殻をむく．②アスパラは根元を切り，下から3cmくらいをピーラーで皮をむいて下ゆでして，塩こしょうをふった豚肉を巻く．③鮭に塩こしょうをふる．④①，②，③に小麦粉，卵，パン粉の順に衣をつけ，170℃の油で揚げる．⑤せん切りしたキャベツとレモンを添える．
		ブラックタイガー	40 g	
		アスパラガス	20 g	
		ぶたロース	20 g	
		食塩	0.6 g	
		こしょう	少々	
		小麦粉	10 g	
		鶏卵	10 g	
		パン粉	10 g	
		調合油	15 mL	
	付け合わせ	キャベツ	40 g	
		レモン	10 g	
		中濃ソース	10 mL	
	ひじきと厚揚げの梅煮	ほしひじき	5 g	①ひじきは水でもどしておく．②厚揚げは一口大に切る．③梅干しは種をとってたたいておく．④フライパンに油を熱し，水気を切った①を炒める．⑤④に②を加えてさらに炒め，③と調味料を入れて煮立たせる．⑥煮立ったら落し蓋をして，ときどき混ぜながら汁気がなくなるまで煮詰める．
		生揚げ	100 g	
		しそ	1 g	
		ごま－いり	4 g	
		調合油	3 mL	
		梅干し	10 g	
		みりん	6 mL	
		こいくちしょうゆ	8 mL	
		かつおだし	150 mL	
	みそ汁	なす	35 g	①なすは縦に割り，2cm程度の斜め切りにして水にさらす．②鍋にだし汁を沸かし，①を加えて煮た後，わかめを加えみそを溶く．
		カットわかめ	0.5 g	
		かつおだし	150 mL	
		淡色辛みそ	8 g	
	牛乳	普通牛乳	200 mL	
	果物	キウイフルーツ	80 g	

栄養価
エネルギー 2771 kcal，たんぱく質 99 g，脂質 87 g，炭水化物 367 g，カルシウム 1309 mg，鉄 16.5 mg

15～17 歳女子の献立例

食事	料理	材料	分量	作り方
朝食	はちみつバナナトースト	食パン	120 g	①バナナを斜めにスライスする．②パンにバターを塗り，①をのせてはちみつをかける．③シナモンを振り，トースターで5分ほど焼く．
		バナナ	100 g	
		はちみつ	15 g	
		有塩バター	10 g	
		シナモン	少々	
	スペイン風オムレツ	じゃがいも	40 g	①じゃがいもは皮をむき，1cm角に切ってレンジで加熱する．②その他の野菜も1cm角に切る．③フライパンにバターを溶かし，①を炒め，②のトマト以外も炒めて塩こしょうで調味する．④ボールに卵を溶き，トマト，ブイヨンを加え，③に流し入れて半熟まで箸でかき混ぜて両面を焼く．
		鶏卵	50 g	
		たまねぎ	50 g	
		青ピーマン	6 g	
		ベーコン	5 g	
		トマト	15 g	
		食塩	0.3 g	
		こしょう	少々	
		固形ブイヨン	0.5 g	
		有塩バター	2.5 g	
	カフェオレ	インスタントコーヒー	5 g	①コーヒーを熱湯で溶かし，温めた牛乳を加える．
		普通牛乳	100 mL	
昼食・弁当	ご飯	めし	220 g	
	鮭のチーズピカタ	鮭	70 g	①鮭の皮をとり，1cmのそぎ切りにして塩こしょうをふり，小麦粉を薄くまぶす．②卵を溶きほぐし，刻んだパセリ，チーズを入れて混ぜ①にからめる．③フライパンにバターを溶かし，②を入れ，残った卵液も加えて焼き，焼き色がついたら裏返して焼く．
		パセリ	1 g	
		食塩	0.3 g	
		こしょう	少々	
		小麦粉	6 g	
		有塩バター	3 g	
		鶏卵	20 g	
		パルメザンチーズ	4 g	
	れんこんとピーマンの炒めもの	れんこん	30 g	①れんこんは薄切りにし酢水（分量外）にさらしておく．②フライパンにごま油を熱し，①と細切りにしたピーマンを炒める．③塩こしょうで調味する．
		青ピーマン	5 g	
		食塩	0.2 g	
		こしょう	少々	
		ごま油	2 mL	
	生揚げの煮物	生揚げ	30 g	①生揚げ，こんにゃくは1/6に，たけのこは一口大に切り，さっとゆでる．②しょうゆ，砂糖，みりんで味を整えて煮汁を作り，①を加えて煮る．
		板こんにゃく	30 g	
		たけのこ（水煮）	30 g	
		にんじん	30 g	
		こいくちしょうゆ	7 g	
		上白糖	4 g	
		みりん	2 g	
	ほうれんそうのしらす和え	ほうれんそう	50 g	①ほうれんそうをゆでて流水にとり，水気を絞って4cm幅に切る．②ボウルにしらすとし，だし，しょうゆを入れて和える．
		釜揚げしらす	5 g	
		こいくちしょうゆ	4 mL	
		かつお・昆布だし	4 mL	
	果物	キウイフルーツ	50 g	①キウイは洗って皮をむき，食べやすい大きさに切る．②オレンジはくし形に切る．
		オレンジ・ネーブル	30 g	
		ぶどう	20 g	
間食	大学いも	さつまいも	60 g	①さつまいもはよく洗い，皮つきのまま1cmの輪切りにし，1cm幅にさらに切る．②フライパンに油をひき，①をカリッとするまで炒め，Aを加えて味をからめ，盛りつけてごまをふる．
		上白糖（A）	2 g	
		みりん（A）	4 mL	
		こいくちしょうゆ（A）	2.5 mL	
		ごま－いり	1 g	
		調合油	3 mL	
夕食	ご飯	めし	220 g	
	豚ヒレ肉のステーキ（マスタードソース）	豚ヒレ肉	70 g	①豚ヒレ肉は一口大に切り，塩こしょうをして，薄力粉をまぶす．②フライパンに油を熱し，①を入れて両面をしっかりと火を通す．③肉が焼けたら取り出し，同じフライパンでソースを作る．④皿にリーフレタスをしき，肉の上から③をかける．
		食塩	0.3 g	
		こしょう	少々	
		薄力粉	1 g	
		清酒	5 mL	
		こいくちしょうゆ	4 mL	
		粒入りマスタード	2 g	
		調合油	1.5 mL	
		リーフレタス	5 g	
	ささみとオクラの和え物	鶏ささみ	20 g	①ささみはゆでてほぐし，オクラは板ずりしてゆでて5mm厚に切る．②ドレッシングで和える．
		オクラ・果実－生	30 g	
		ごまドレッシング	6 mL	
	ひじきの炒り煮	ほしひじき	8 g	①ひじきは水で戻す．②にんじん，油揚げはせん切りする．③①を炒めて②とあさりを加え，調味料を入れて味を整える．
		にんじん	10 g	
		油揚げ	10 g	
		あさり（水煮）	5 g	
		だししょうゆ	5 mL	
		上白糖	4 mL	
		みりん	2 mL	
		調合油	3 mL	
	けんちん汁	木綿豆腐	50 g	①豆腐は水切りし，だいこんとにんじんはいちょう切りする．②ごぼうはささがきにし，こんにゃくはスプーンでちぎっておく．③鍋にごま油を熱し，①，②の豆腐以外を炒める．④だし汁を加えて，柔らかくなるまで煮る．⑤豆腐を入れ，調味してひと煮立ちさせる．
		だいこん	30 g	
		にんじん	10 g	
		ごぼう	8 g	
		板こんにゃく	20 g	
		ごま油	2 g	
		かつお・昆布だし	180 mL	
		うすくちしょうゆ	2 mL	
		食塩	1.5 mL	
	ヨーグルト	ヨーグルト（無糖）	100 g	

栄養価
エネルギー 2313 kcal，たんぱく質 84 g，脂質 60 g，炭水化物 334 g，カルシウム 829 mg，鉄 11.0 mg

9

思春期の栄養 管理の実際

10 青年期の栄養管理の実際 ●

10.1 ··· 青年期の生理的特徴

青年期は, 思春期から成人期へ移行する時期である. 身体発達はほぼ完了し, 内分泌などの機能が整い, 生理的成熟が顕著で生殖可能な身体に変化する. 女性は妊娠や出産という生殖の役割を果たす時期となる. 青年期は, 疾病の罹患率は低く, 死亡者数は少ないが, 自殺や不慮の事故が死因の上位を占めている. この時期の健康観は, 病気の有無よりも美容やファッションの視点で健康を捉える傾向にある. 青年期の食生活や生活習慣の適否が, その後の成人期・高齢期の健康に大きく影響を与えることを考慮しなければならない.

1) 発育・発達

青年期は, 人間の成長における形成的な段階であり, 性的成熟に伴う身体的変化は完了するが, 精神的発達は, 就学や社会生活・家庭環境などにより個人差が大きい. 青年期の後半は, 社会での活躍が期待され, 自立のための生活基盤を築く大切な時期となる. その通過点には, ホルモンの変化・性的発達, 新しい感情や葛藤, さらに, 認知的・知的能力の向上, 道徳的発達などがあり, 自我意識や社会意識も芽生える.

2) や せ

出産可能な青年女子では, やせの者が多い. 2022（令和4）年国民健康・栄養調査では, 20歳代女性のやせの者の割合は19.1％を占めている. 健康日本21（第三次）ではBMI 18.5未満の20～30歳代女性の割合の目標値を15％としている. 近年, 低出生体重児の割合が増えているが, その背景の1つに若年女性のやせや妊娠中の体重増加不足が関連するといわれている. 適正体重の維持とバランスのとれた食生活の確立は, 自身の健康の維持・増進だけでなく, 将来生まれてくる子どもの健康にとっても重要であることを理解する.

10.2 ··· 青年期のケア・マネジメント

1) 摂取栄養量

「日本人の食事摂取基準2025年版」によれば, 18～29歳の参照体位は, 男性では身長172.0 cm, 体重63.0 kg, 女性では身長158.0 cm, 体重51.0 kgである.

①**エネルギー量**：　身体活動レベルに見合った適正なエネルギー量の摂取を心がけ, 18歳以上では目標とするBMIの範囲以内（18～49歳：18.5～24.9 kg/m²）を維持するようにする. 体重が不変で体組成に変化がなければ, エネルギー必要量はエネルギー消費量に等しいと考えられ, 推定エネルギー必要量は基礎代謝量に身体活動レベルを乗じて算出する. 18～29歳の身体活動レベルふつうの場合, 男性2600 kcal/日, 女性1950 kcal/日である.

②**たんぱく質**：　窒素出納法で得られたたんぱく質維持必要量を用いて推定平均必要量を設定. 成人を含め全年齢区分で男女ともに0.66 g/kg体重/日を用いて算定した. 18～29歳のたんぱく質の推奨量は, 男性65 g/日, 女性50 g/日で, 目標量は13～20％Eである. アミノ酸組成の優れた動物性たんぱく質食品を十分に摂取し, 植物性たんぱく質特に大豆製品を取り入れるなどする. 動物性たんぱく質比は50％程度とするとよい.

③**脂質**：　1歳以上については総エネルギー摂取量に占める割合（％エネルギー，％E）として目標量20〜30％を設定．飽和脂肪酸は7％E以下，n-6系およびn-3系脂肪酸は目安量が示されている．そのほか目標量の設定はないが，コレステロールは脂質異常症の重症化予防の観点から200 mg/日未満にする．トランス脂肪酸は冠動脈疾患に関与することからできるだけ低く（1％E未満に）留めることが望ましい．

④**ビタミン類**：　造血作用に関与するビタミンB_6やB_{12}，葉酸を多く含む野菜類は，貧血防止のためにも積極的に摂取するとよい．赤身の肉・魚・緑黄色野菜などから鉄を補い，鉄の吸収を高めるビタミンCも不足しないようにバランスの良い食事を心がける．

⑤**ミネラル類**：　骨量が最大になる時期であり，カルシウムの摂取が不十分では，将来骨粗鬆症になるリスクが高まる．適度な運動を行うとともに，牛乳・乳製品，大豆製品や小魚・緑黄色野菜，およびビタミンDやビタミンKを補い，カルシウムを多く含む食品をとり入れる．

⑥**その他**：　青年期は徐々に体を動かす機会が減少し，消費エネルギーが低下する．簡便な高エネルギー食品の普及で摂取エネルギーの過剰が起こりやすく，肥満傾向になりやすいため，生活習慣病予備軍をつくらない対策が必要である．女子は便秘になりやすいため，食物繊維の供給源である海藻・きのこ・野菜・果物等を積極的に摂取して便秘予防に努める．

2）栄養ケア・マネジメント

①**食生活の偏り**：　青年期は，他の年代に比べて朝食欠食率や外食率が高いのが特徴である．令和元年度国民健康・栄養調査では，20〜29歳の欠食率は男性27.9％，女性18.1％で，「朝何も食べない人」は男女とも50％を超えている．外食率（週に1回以上）は男性66.9％，女性56.6％である．また，持ち帰りの弁当・惣菜を週1回以上利用している人は男女とも53％を超えており，2人に1人が中食を利用している．

　また，仕事や1人暮らしなどこれまでと異なる生活になると，食事や生活リズムが変わり，夜食なども増えてくる．野菜不足や塩分・脂肪過多となり，生活習慣病のリスクが高まる．日常的に野菜を積極的にとり入れ，減塩を意識し，揚げ物や油の多いメニューを控えるようにすることが大切である．

②**メンタルヘルス**：　青年期は，社会的な役割や責任を自覚する時期であり，また，環境の変化や新生活への不安や悩みなどから，ストレスを感じたり，うつ傾向を示す者も多い．神経性やせ症や神経性過食症などの摂食障害は，特に若年女性に多い．

　インターネットやスマートフォンの普及により人と話す機会が減ったことによりコミュニケーション能力の低下から心の不調（不安障害・うつ病・心身症・統合失調症など）を来たしやすく，自身で自覚できないことも多い．早めに不調に気づきセルフケアを行う，周りの人が気づいて相談にのる，必要に応じてメンタルヘルスの専門家につなぐことなどが必要になる．

10.3 ・・・ 対象者のプロフィール

A（身体状況） 23歳，女性，アパレルメーカー会社員 身長 161 cm 体重 48 kg BMI 18.5 体脂肪率 27％ 腹囲 65 cm	**C（臨床検査）** 主訴なし，現病歴なし，既往歴なし 独身，一人暮らし，実家から通学していた学生生活から1人で生活するようになり3年が経つ． 仕事でイベントがある場合は21時頃まで社内に残る． 常に倦怠感があり，朝は起きにくい． 便秘がちである．
B（臨床検査） 総たんぱく質 7.0 g/dL アルブミン 3.9 g/dL 赤血球数 380×10⁴/μg ヘモグロビン 11.5 g/dL ヘマトクリット 38％ AST 10 U/L ALT 8 u/L 総コレステロール 180 mg/dL 中性脂肪 80 mg/dL HDLコレステロール 60 mg/dL 血圧 102/60 mmHg	**D（食生活状況）** 朝食を欠食することがある． エナジードリンクを飲んで出社することもある． 昼は社員食堂を利用しているが，コンビニで簡単な食事を購入することもある． 家では簡単な料理はするが，魚料理はしない． 会社までの通勤は電車で片道1時間． 自宅から駅までは徒歩15分だが，バスの利用が多い． 学生時代はテニスサークルに所属していたが，現在は全く運動していない 飲酒は週に1〜2日，ビールを2缶飲む程度である． 友人を誘って夕食をとることも多く，よく行くのは居酒屋で，家では作らない揚げ物を好んで食べる．喫煙はしない．
E（環境） 住居はワンルームマンション．周辺にはスーパーマーケットはなくコンビニのみで，買い物には不便な地域である．	

1日目		食品番号	食品名	重量 g
朝食	りんごジュース	7150	りんご・濃縮還元ジュース	150
昼食	たらこスパゲッティ	1063	マカロニ・スパゲッティ－乾	70
		10202	すけとうだら・たらこ－生	40
		7156	レモン・果汁－生	5
		16010	ぶどう酒・白	7
		14017	有塩バター	8
		6128	かいわれだいこん・芽ばえ－生	10
	サラダ	6061	キャベツ・結球葉－生	60
		6212	にんじん・根, 皮つき－生	5
		11176	ぶた・ハム類・ロースハム	10
		6313	サラダな・葉－生	10
		17015	穀物酢	5
		14006	調合油	10
		17012	食塩	0.5
		17064	こしょう・白, 粉	0.01
	コーヒー	16045	コーヒー・浸出液	200
	ご飯	1088	水稲めし・精白米・うるち米	150
夕食	卵スープ	9041	乾燥わかめ・素干し・水戻し	10
		12004	鶏卵・全卵－生	10
		17024	鶏がらだし	150
	豚肉のしょうが焼き	11123	ぶた・大型種肉・ロース・脂身つき－生	70
		17007	こいくちしょうゆ	6
		17054	みりん風調味料	4
		17069	しょうが・おろし	5
		14012	綿実油	5
		6061	キャベツ・結球葉－生	40
		6245	青ピーマン・果実－生	10
		14012	綿実油	2
		17012	食塩	0.4
間食	野菜ジュース	6186	トマト・ミックスジュース食塩添加	120
	クッキー	15098	ソフトビスケット	30

栄養価
エネルギー 1264 kcal, 脂質 48 g, たんぱく質 40 g, 炭水化物 157 g

1日目		食品番号	食品名	重量 g
朝食	ロールパン	1034	ロールパン	60
		7014	いちご・ジャム・低糖度	5
	ゆで卵	12004	鶏卵・全卵－生	60
	コーヒー	16045	コーヒー・浸出液	200
昼食	サンドイッチ	1026	角形食パン	60
		11175	ぶた・ハム類・ボンレスハム	20
		12004	鶏卵・全卵－生	10
		17043	マヨネーズ・卵黄型	10
		10097	かつお・缶詰・油漬・フレーク	10
		13040	プロセスチーズ	10
		6312	レタス・土耕栽培・結球葉－生	6
		6065	きゅうり・果実－生	5
		14020	マーガリン・家庭用・有塩	6
	サイダー	16054	炭酸飲料類・サイダー	200
夕食	ご飯	1088	水稲めし・精白米・うるち米	150
	野菜炒め	11129	ぶた・大型種肉・ばら・脂身つき－生	40
		6061	キャベツ・結球葉－生	35
		6153	たまねぎ・りん茎－生	70
		6214	にんじん・根, 皮なし－生	10
		17012	食塩	1
		17065	こしょう・混合, 粉	0.02
		14012	植物油脂類・綿実油	5
	ポテトサラダ	2017	じゃがいも・塊茎, 皮なし－生	50
		6065	きゅうり・果実－生	20
		17043	マヨネーズ・卵黄型	15
		17015	穀物酢	3
		3003	車糖・上白糖	3
		17012	食塩	0.5
		17065	こしょう・混合, 粉	0.2
	お茶	16037	緑茶・せん茶・浸出液	200
間食	シュークリーム	15073	シュークリーム	100

栄養価
エネルギー 1547 kcal, 脂質 72 g, たんぱく質 41 g, 炭水化物 175 g

大学生男一人暮らしの献立例

朝食	ピザトースト	食パン	120 g	①食パンにピザソースをぬり, カツオフレーク, スライスしたたまねぎ, ピーマン, トマトをのせて, チーズを散らして, オーブントースターで焼く.
		ゴーダチーズ	40 g	
		かつお (油漬・フレーク)	40 g	
		たまねぎ	20 g	
		青ピーマン	20 g	
		トマト	60 g	
		ピザソース	20 g	
	牛乳	普通牛乳	200 mL	
	果物	グレープフルーツ	150 g	
昼食	おにぎり (市販)	めし (おにぎり)	240 g	
		うめ・梅干し・塩漬	5 g	
		しろさけ 焼き	5 g	
	おでん (市販)	板こんにゃく	50 g	
		だいこん	60 g	
		つみれ	50 g	
		生揚げ	60 g	
		焼き竹輪	50 g	
	きゅうりの酢の物	きゅうり	50 g	①きゅうりは薄い小口切りにし, 塩をまぶして 10 分おき. ②熱湯で湯通ししたわかめを 2 cm 角に切る. ③①の水気を切り, ②と合わせ, 調味料で和える.
		わかめ (生)	15 g	
		穀物酢	5 mL	
		かつおだし汁	5 mL	
		食塩	0.5 g	

夕食	牛肉の卵とじ丼	めし	240 g	①卵は割りほぐす. ②鍋にだし汁と牛肉を入れて煮立て, アクをとる. ③薄切り玉ねぎ, しめじを加えて中火で汁気がなくなるまで煮る. ④①を加えて半熟になったら火を止め, どんぶりに盛ったご飯にのせて, みつば, 紅しょうがを添える.
		牛・ばら	70 g	
		たまねぎ	50 g	
		ほんしめじ	30 g	
		鶏卵	50 g	
		かつおだし汁	50 g	
		上白糖	15 mL	
		こいくちしょうゆ	15 g	
		切りみつば・葉－生	10 g	
		しょうが・漬物・酢漬	5 g	
	ほうれんそうのごま和え	ほうれんそう	70 g	①ほうれんそうはゆでる. ②すりごまと砂糖, しょうゆを合わせ, ①と和える.
		上白糖	5 g	
		こいくちしょうゆ	5 mL	
		ごま (すり)	3 g	
	みそ汁	じゃがいも	30 g	①じゃがいもとたまねぎは薄切りする. ②だし汁で①を煮る. ③みそをだしで溶きながら入れ, 仕上げに小口切りのねぎを加える.
		たまねぎ	20 g	
		葉ねぎ	5 g	
		かつお・昆布だし汁	180 mL	
		淡色辛みそ	10 g	
	果物	りんご・皮なし－生	80 g	

栄養価
エネルギー 2335 kcal, 脂質 70 g, たんぱく質 86 g, 炭水化物 322 g

大学生女子：やせの対策料理

区分	料理名	材料	分量	作り方
朝食	フレンチトースト	食パン	90 g	①卵を割りほぐし，砂糖，牛乳を加えて混ぜる。②半分に切った食パンを①に浸し，フライパンで焼く。
		普通牛乳	80 mL	
		上白糖	6 g	
		鶏卵	40 g	
		有塩バター	5 g	
		メープルシロップ	10 g	
	ゆでキャベツのサラダ	キャベツ	70 g	①キャベツはゆでて2 cm角に，ブロッコリーはゆでて子房に分ける。②セロリは斜め切り，りんごは薄切りして塩水につけ水気を切る。③レーズンは湯で戻し水気を切る。④ハムは湯をかけ，1 cm角に切る。⑤①〜④をドレッシングで和える。
		セロリ	10 g	
		りんご	20 g	
		ブロッコリー	40 g	
		豚・ハムロース	20 g	
		干しぶどう	5 g	
		和風ドレッシング（市販）	15 mL	
	フルーツのヨーグルトかけ	いちご 生	40 g	①いちご，キウイ，バナナ，プルーンを一口大に切る。②ヨーグルトにはちみつを混ぜ，①と和える。
		キウイフルーツ	40 g	
		プルーン（乾）	20 g	
		バナナ - 生	40 g	
		ヨーグルト・全脂無糖	100 g	
		はちみつ	6 g	
	カフェオレ	コーヒー	150 mL	
		普通牛乳	50 mL	
昼食	焼きめし	めし	210 g	①焼き豚，にんじんは7 mm角に切る。②鍋に油を熱し，卵を溶き入れ炒り卵にして取り出した後①を炒め，ご飯，じゃこも加えて炒める。③②を鍋に戻しさらに炒め，グリーンピース，小口切りした葉ねぎを加えさっと炒める。④塩，こしょう調味してごま油，しょうゆを鍋肌から入れて仕上げる。
		鶏卵	30 g	
		焼き豚	40 g	
		ちりめんじゃこ	10 g	
		にんじん	20 g	
		葉ねぎ	20 g	
		グリンピース	10 g	
		食塩	1 g	
		こしょう	0.1 g	
		こいくちしょうゆ	4 mL	
		ごま油	4 mL	
		調合油	6 mL	
	切り干し大根の梅和え	切り干し大根（ゆで）	60 g	①水で戻した切り干し大根は，ゆでて水切りして食べやすい長さに切る。②にんじんは5 cm長さのせん切り，しそはせん切りにする。③梅干しと調味料を合わせ，①②を入れて和える。
		にんじん	40 g	
		梅干し	5 g	
		しそ（葉）	1 g	
		穀物酢	3 mL	
		本みりん	3 mL	
夕食	ご飯	めし	160 g	
	鮭のムニエル	しろさけ（生）	80 g	①鮭に塩，こしょうをし，水気をふいて小麦粉をつける。②フライパンにオリーブ油を熱し，鮭を焼く。③エリンギをバターでソテーして付け合わせに添え，鮭にレモン汁をかける。
		小麦粉	4 g	
		食塩	0.8 g	
		こしょう	0.1 g	
		オリーブ油	4 mL	
		有塩バター	4 g	
		エリンギ - 生	30 g	
		レモン 果汁	10 mL	
	ビーンズサラダ	きゅうり	20 g	①きゅうり，トマト，チーズは1 cm角に切る。②Aの調味料を合わせて，ゆでたひじき・だいず・いんげんまめと①を混ぜる。
		トマト	20 g	
		ひじき（ゆで）	20 g	
		だいず（ゆで）	20 g	
		いんげんまめ（ゆで）	20 g	
		モッツァレラチーズ	30 g	
		A ┌ こいくちしょうゆ	4 mL	
		├ 穀物酢	6 mL	
		├ 調合油	4 mL	
		└ 上白糖	2 mL	
	じゃがいものポタージュ	じゃがいも	60 g	①じゃがいもはいちょう切り，たまねぎは薄切りする。②鍋にバターを溶かし，たまねぎ，じゃがいもの順に炒め，洋風だしでやわらかくなるまで煮る。③②をミキサーにかけ，塩こしょうで調味し，生クリームを加える。④盛り付けてクルトンをのせる。
		たまねぎ	30 g	
		洋風だし	200 mL	
		生クリーム	15 mL	
		有塩バター	5 g	
		食塩	0.3 g	
		こしょう	0.1 g	
		クルトン	5 g	

栄養価
エネルギー 2108 kcal，脂質 65 g，たんぱく質 75 g，炭水化物 275 g，鉄 8.0 mg，カルシウム 715 mg

大学生女子：貧血の対策料理

区分	料理名	材料	分量	作り方
朝食	ご飯	めし	180 g	
	さくらえび入り卵焼き	鶏卵・全卵 - 生	50 g	①溶いた卵に鶏がらだし，しょうゆ，さくらえび，刻んだ葉ねぎを混ぜる。②大根はおろして水気を切る。③鍋に油を熱し，①を入れて焼く。④大根おろしを添える。
		さくらえび - 素干し	5 g	
		葉ねぎ	3 g	
		鶏がらだし（顆粒）	0.5 g	
		こいくちしょうゆ	1 mL	
		調合油	3 mL	
		だいこん	20 g	
	水菜の和え物	水菜	70 g	①水菜は食べやすい長さに切り，さっとゆでて水気を切る。②①にほぐしたかにかまぼこを加え，調味料と和える。かつおぶしをのせる。
		かに風味かまぼこ	3 g	
		だししょうゆ	3 g	
		かつお節	1 g	
	みそ汁	木綿豆腐	30 g	①豆腐は1 cmさいの目切り，わかめは2 cmに切る。②だしを火にかけ，みそを溶き入れ①を加えてひと煮立ちさせて火をとめる。
		わかめ（生）	10 g	
		かつお・昆布だし汁	180 mL	
		淡色辛みそ	10 g	
昼食	あさりと菜の花のパスタ	スパゲッティ・乾	100 g	①スパゲッティをゆで，お湯を切りバターをからめる。②フライパンにオリーブ油を熱し，みじん切りしたにんにくを炒め，なばな，あさりを炒め，①を加えて塩，こしょうで味を調える。
		あさり・缶詰・水煮	25 g	
		なばな	100 g	
		にんにく	2 g	
		有塩バター	3 g	
		オリーブ油	6 mL	
		食塩	1 g	
		こしょう	0.1 g	
	アボカドサラダ	トマト	50 g	①アボカドは皮と種を除き，2 cm角切りにしてレモン汁をかける。トマトは1 cm角切りにする。②①にお湯で戻した干しぶどうを加え，ドレッシングを入れて混ぜ，アーモンドをのせる。
		アボカド	70 g	
		干しぶどう	10 g	
		スライスアーモンド	5 g	
		フレンチドレッシング（市販）	8 mL	
		レモン・果汁	5 mL	
	りんごヨーグルト	りんご	80 g	①りんごをいちょう切りにして，ヨーグルトをかける。
		ヨーグルト・全脂無糖	100 g	
夕食	ご飯	めし	180 g	
	こまつなと牛肉の中華風炒め	こまつな	80 g	①牛肉は一口大に切り，しょうゆ，こしょう，酒で下味をつける。②たまねぎは薄切り，こまつなは4 cmに切る。③鍋に油を熱し，①を焼き，たまねぎ，こまつなの順に加え，オイスターソースを入れて全体を炒める。
		牛肉・もも	70 g	
		たまねぎ	30 g	
		オイスターソース	5 mL	
		日本酒	5 mL	
		こいくちしょうゆ	5 mL	
		こしょう	0.1 g	
		調合油	5 mL	
	もやしのナムル	もやし	80 g	①にんじんはせん切りにして，固めにゆでる。もやしは歯ざわりを残してゆでる。②水切りした①に，しょうゆ，ごま油，ごまを入れてよく混ぜる。
		にんじん	25 g	
		いりごま	2 g	
		ごま油	4 mL	
		こいくちしょうゆ	3 mL	
	すまし汁	えのきたけ	20 g	①えのきは3 cmに切り，みつばは2 cmに切り，焼き麩は水に浸した後，絞る。②かつおだしにえのきを入れて煮立て，塩としょうゆで調味して，焼き麩を入れる。③吸い口の葉ねぎを添える。
		焼きふ	3 g	
		みつば	2 g	
		かつおだし	180 mL	
		食塩	0.7 g	
		うすくちしょうゆ	1 mL	
	果物	キウイフルーツ	60 g	

栄養価
エネルギー 1995 kcal，脂質 69 g，たんぱく質 65 g，炭水化物 270 g，鉄 20.6 mg，カルシウム 911 mg

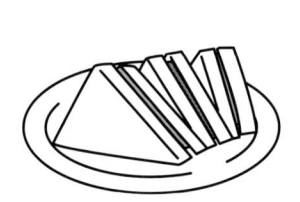
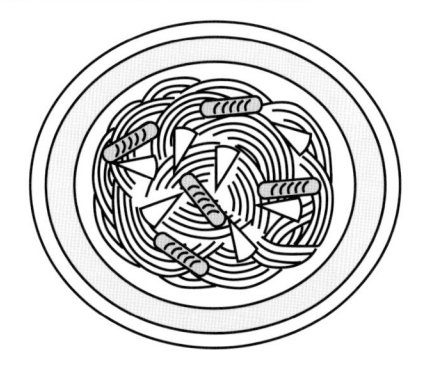
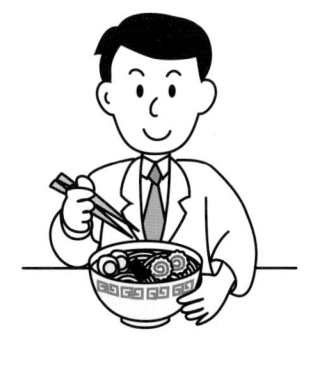

11 成人期の栄養管理の実際 ●

11.1 ··· 成人期の生理的特徴

　成人期は，青年期（18〜29歳）・壮年期（30〜49歳）・実年期（中年期）（50〜64歳）に分けることができる．青年期は，身体や臓器が生理的・機能的に成熟するが，壮年期・実年期は加齢とともに徐々にさまざまな機能が減退し，実年期では退行性変化があきらかとなる．女性では実年期の少し前から更年期を迎える．閉経後には脂質や骨代謝機能が低下し，高 LDL-コレステロール血症や骨粗鬆症を生じやすくなる（第12章参照）．

1）代 謝 機 能

　成人期は，社会や家庭で多様な役割を担う機会が増し，人生において最も充実した時期となる．一方，職場や家庭内環境においてストレスを受けることも多いほか，不規則な生活時間や運動・睡眠不足，過食・過飲，欠食や外食，喫煙など健康を損なう要因が増えるため，日常の生活習慣によって健康上の問題が多々生じる時期でもある．

　とくに，壮年期以降は摂取する食事量が大きく変化しないにもかかわらず，基礎代謝量や身体活動量の低下がみられるため，エネルギー収支バランスが正になり，相対的に肥満となりやすい．2023（令和5）年国民健康・栄養調査成績では，男性の肥満者（BMI $\geqq$ 25 kg/m^2）は40〜60歳代で約35%とその割合が高く，女性では年齢が上がるにつれ肥満者の割合は上昇し，60歳代では25.0%にのぼる（図11-1）．

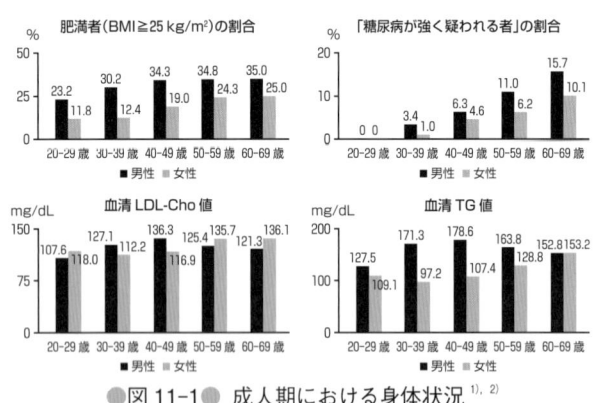

●図 11-1● 成人期における身体状況 [1], [2]

　また，肥満により蓄積した内臓脂肪に起因して，糖代謝異常，脂質異常，高血圧やメタボリックシンドローム（図11-2）などの病態を起こしやすくなる．

①**糖質代謝の特徴**：　加齢に伴い，膵臓からのインスリン分泌能低下や糖を代謝する骨格筋量の減少，インスリン感受性の低下（インスリン抵抗性）により，耐糖能が低下し血糖値が下がりにくくなる．

　2023（令和5）年国民健康・栄養調査成績では，男女とも年齢が上がるにつれ「糖尿病が強く疑われる者」の割合は上昇する（図11-1）．

②**脂質代謝の特徴**：　脂質代謝は男性と女性で異なる．男性では，30歳代から40歳代にかけて血清 LDL-コレステロール・中性脂肪（TG）値が上昇する．女性では，40歳代以降に上昇し高くなる（図11-1）．脂質代謝はエストロゲン濃度に大きく影響されるため，女性では閉経後のエストロゲン低下をきっかけに大きく変動するからである．

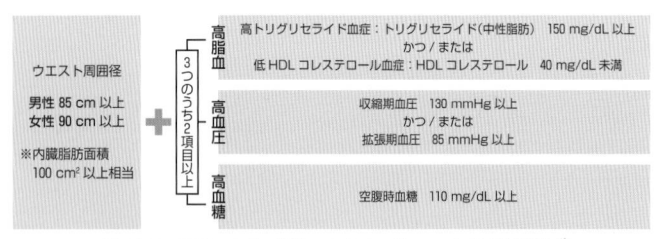

●図 11-2● メタボリックシンドローム診断基準 [3]

1）摂取栄養量

①エネルギー： エネルギー収支バランスの維持を示す指標として，体格指数（BMI）を目安にする．目標とするBMIは，男女とも18～49歳では18.5～24.9 kg/m²，50～64歳では20.0～24.9 kg/m²と設定されている．成人期・身体活動レベル（ふつう）の体重1 kg当たりの推定エネルギー必要量は，男性では約40 kcal/kg/日，女性では約38 kcal/kg/日であるが，壮年期以降は身体活動レベルが低下するため身体活動レベルに見合った数値とする．

②たんぱく質： 成人期と次に迎える高齢期の健康づくりやフレイル予防を視野に入れ，男女とも目標量として，18～49歳は13～20％E，50～64歳は14～20％Eである．また，ストレス時には十分なたんぱく質の摂取が必要である．

③脂質： 飽和脂肪酸は，高LDL-コレステロール血症や冠動脈疾患の危険因子であり，過剰摂取では生活習慣病を発症するため，予防には目標量が設定されている．脂質および飽和脂肪酸の目標量は，男女とも18～64歳まで20～30％E（脂質）・7％E以下（飽和脂肪酸）である．n-6・n-3系脂肪酸は目安量が策定されており，n-6系脂肪酸は，9 g/日（18～64歳女性）～12 g/日（18～29歳男性），n-3系脂肪酸は，1.7 g/日（18～49歳女性）～2.3 g/日（50～64歳男性）と設定されている．

④炭水化物： 炭水化物が直接に特定の健康障害の原因になる報告はないが，エネルギー源として重要な役割を担っていることから目標量（50～65％E）が設定されている．糖類（単糖及び二糖類）の過剰摂取が肥満やう歯の原因となることは広く知られているが，日本において添加糖類/遊離糖類摂取量の把握が現状困難であることおよび他国との糖類摂取状況が大きく異なる可能性があることから，目標量は設定されていない．食物繊維は，摂取不足が生活習慣病の発症に関連するという報告が多く，食物繊維の摂取量が多いと体重や収縮期血圧，総コレステロール値が低いことから目標量「18 g以上/日（18～64歳女性）～22 g以上/日（30～64歳男性）」が設定されている．

⑤ビタミン・ミネラル： ビタミンCには抗酸化作用がある．喫煙者では需要が高まるため，同年代の推奨量（100 mg/日）以上にビタミンCを摂取することが推奨される．ビタミンDは，多くの日本人で欠乏または不足している可能性があり，ビタミンDの不足は筋骨格系の機能維持に負の影響を持つとされる．ビタミンDの目安量は，男女とも9.0 μg/日であるが，日照により産生されることから，日照時間を考慮に入れることが重要である．食塩摂取は，血圧やがん（特に胃がん）に関係している．食塩相当量の目標量は，男性7.5 g・女性6.5 g未満/日であるが，日本人の平均食塩摂取量は約9.8 g/日（2023（令和5）年国民健康・栄養調査成績）である．

⑥アルコール（エタノール）： 必須の栄養素ではないが，エネルギー源（7 kcal/g）となるため，エネルギー摂取量を考慮する際には含まれることになる．

現在，「生活習慣病のリスクを高める量（純アルコール摂取量が男性40 g以上/日，女性20 g以上）を摂取している者」の割合は，男性14.1％，女性9.5％である．推移でみると，男性では増減はないが，女性では増加している傾向にある（2023（令和5）年国民健康・栄養調査成績）．また，男性では40歳代（23.6％），女性では50歳代（14.6％）が最も高い．健康日本21（第三次）では「生活習慣病のリスクを高める量を飲酒している者」の割合の目標値（令和14年度）を10％に設定している．また，アルコール健康障害の発生を防止するため，「健康に配慮した飲酒に関するガイドライン」（2024年，厚生労働省）が策定された（表11-1）．

純アルコール20 g を含む酒類
・ビール（5％）：500 mL（ロング缶1本）
・ワイン（12％）：200 mL（グラス2杯弱）
・ウィスキー（43％）：60 mL（ダブル）
・焼酎（25％）：100 mL（グラス1/2杯）
・酎ハイ（7％）：350 mL（缶1本）

●**表11-1** ● わが国における疾病別の発症リスクと飲酒[4]

疾病名	1日の飲酒量（純アルコール量）	
	男性	女性
脳卒中（出血性）	20 g	0 g＜［少しでも］
（脳塞栓）	40 g	11 g
虚血性心疾患・心筋梗塞	現在研究中	現在研究中
高血圧	0 g＜［少しでも］	0 g＜［少しでも］
胃がん	0 g＜［少しでも］	20 g
肺がん（喫煙者）	40 g	研究データなし
（非喫煙者）	関連なし	研究データなし
大腸がん	20 g	20 g
食道がん	0 g＜［少しでも］	研究データなし
肝がん	60 g	20 g
前立腺がん（進行がん）	20 g	研究データなし
乳がん	研究データなし	14 g

純アルコール20 gは日本酒（アルコール15％）で1合（180 mL）程度に相当.

2）栄養ケア・マネジメント

　成人期では，運動不足，食生活，飲酒，喫煙，ストレスなど健康を損なうリスクが多い．そのため，実年期には悪性新生物，メタボリックシンドロームに加え，肝臓病や腎臓病などの慢性疾患が発症しやすくなる．

①悪性新生物：　人口統計資料集（2024）によると，成人期の死因の1位（男性45歳〜64歳/女性35〜64歳）であり，最も多い部位別死亡数は男性では肺，女性では大腸である．定期的な検診や「がんを防ぐための新12か条」を参考に，十分な睡眠・適度な運動・喫煙を守ることが重要である．

②肥満症：　肥満（BMIが25 kg/m² 以上）で，肥満による11種の健康障害（耐糖能障害や脂質異常症など）が1つ以上あるか，健康障害を伴いやすい内臓脂肪蓄積がある場合に診断される．摂取エネルギー＝消費エネルギーとなるような食事や生活活動に留意する．

③2型糖尿病：　インスリン分泌低下またはその作用不足をきたす複数の遺伝的要因に，過食や運動不足などの生活習慣に起因する内臓脂肪肥満が加わり，インスリン作用の需要と供給のバランスが崩れ2型糖尿病は発症する．原因は何であれ，適正なエネルギー摂取と継続的な運動習慣により病状の進展を遅らせることができる．

④脂質異常症：　男性は30歳代以降，女性は50〜60歳代で脂質異常症が見られる（2019年国民健康・栄養調査成績）．肥満予防を心がけるほか，女性では閉経による影響を考慮し低脂肪食を心がける．

⑤高血圧症：　本態性高血圧が90%を占めており，減塩食（6 g 未満/日）を心がける．慢性的な高血圧症は動脈硬化による心血管・脳血管障害のリスクが高くなるばかりでなく腎臓病や糖尿病を悪化させる．正常血圧は，115/75 mmHg 未満（家庭血圧），120/80 mmHg 未満（診察室血圧）である．

⑥メタボリックシンドローム：　脳梗塞や心筋梗塞など動脈硬化性疾患のリスクが集積している病態である．好ましくない生活習慣によって内臓脂肪が蓄積されていることが原因となっているため，まず内臓脂肪を減らすことが第一である．食事療法と運動療法により生活習慣を改善し，体重および内臓脂肪の減少と代謝疾患の改善を図る．減量の目標は，現体重から3〜6カ月で3%以上，高度肥満（BMI：35 kg/m² 以上）では5〜10%の減量とする．

11.3 ··· 対象者のプロフィール

A（身体状況） 45歳，男性 身長 170.0 cm 体重 73.7 kg BMI 25.5 標準体重 63.6 kg 腹囲 88 cm 体脂肪率 24.0%	C（臨床診査） 本人に既往歴，合併症などはない． 家族は，夫婦と子ども1人． 喫煙あり（20歳から30歳まで）． 子どもができてから喫煙をやめた． その後，口寂しさから間食が増え，20歳代頃の体重と比較すると，15 kg 程度増加した． 仕事は，管理職で通勤以外の運動習慣はない．
B（臨床成績） ヘモグロビン 15.0 g/dL ヘマトクリット 45% FBS 105 mg/dL 総コレステロール 250 mg/dL IDL-コレステロール 160 mg/dL HDL-コレステロール 41 mg/dL 中性脂肪 203 mg/dL ALT 33 IU/L AST 24 IU/L， 血圧 136/88 mmHg	D（食生活状況） エネルギー摂取量は，3日間の食事記録より2700〜2800 kcal（その内，脂質の摂取が多い）． 昼食は，社食および外食，コンビニが多く，ときに菓子パンの摂取がある． また，間食の摂取としてチョコレート（約200 kcal 程度）がある． 日常的にカフェインの多飲（1日3〜4杯程度）やアルコールの摂取（毎日ビール1本）がある． 食事時間は，朝食6時〜6時30分，昼食12時〜13時，夕食20時30分〜21時． 中学生の子どもが食べ盛りなので，肉類などボリュームがある料理が多く，野菜料理は少なめである． 昼食後から夕食までの時間に，口寂しさから間食を食べてしまう．
	E（環境） 母親が糖尿病で治療中．

11.4 ··· 対象者の2日分の食事記録

1日目		食品番号	食品名	重量
朝食	ピザトースト	1026	こむぎ・角形食パン・食パン	90
		14017	無発酵バター・有塩バター	4
		11187	ぶた・セミドライソーセージ	30
		6182	赤色トマト・果実 − 生	30
		6245	青ピーマン・果実 − 生	10
		7039	オリーブ・塩漬・スタッフドオリーブ	10
		13032	ナチュラルチーズ・エメンタール	25
		17012	食塩	0.1
		17064	こしょう・白, 粉	0.01
		17036	トマトケチャップ	9
	フルーツ ヨーグルト	13025	ヨーグルト・全脂無糖	80
		7124	ブルーベリー − 生	6
	カフェオレ	16045	コーヒー・浸出液	100
		13003	普通牛乳	100
		3010	加工糖・コーヒーシュガー	1
間食	コーヒー	16045	コーヒー・浸出液	200
		3010	加工糖・コーヒーシュガー	1
昼食	カレーライス	11031	うし・かた・皮下脂肪なし − 生	50
		6212	にんじん・根, 皮つき − 生	10
		6153	たまねぎ・りん茎 − 生	50
		2017	じゃがいも・塊茎, 皮なし − 生	50
		8016	ぶなしめじ − 生	20
		6223	にんにく・りん茎 − 生	1
		14017	無発酵バター・有塩バター	5
		17026	洋風だし	200
		17012	食塩	1.5
	(カレールウ)	14017	無発酵バター・有塩バター	5
		1015	こむぎ・薄力粉・1等	15
		17061	カレー粉	2
	(ご飯)	1088	こめ・精白米・うるち米	150
	漬物	6143	漬物・福神漬	10
	あげパン	15125	揚げパン	100
	コーヒー	16045	コーヒー・浸出液	200
		3010	加工糖・コーヒーシュガー	1
間食	チョコレート	15137	アーモンドチョコレート	30
	コーヒー	16045	コーヒー・浸出液	200
		3010	加工糖・コーヒーシュガー	1
夕食	ご飯	1088	こめ・精白米・うるち米	150
	肉じゃが	11031	うし・かた・皮下脂肪なし − 生	60
		2017	じゃがいも・塊茎, 皮なし − 生	150
		6153	たまねぎ・りん茎 − 生	45
		6212	にんじん・根, 皮つき − 生	37.5
		6023	グリンピース − 生	7.5
		14006	調合油	6
		3003	車糖・上白糖	10.5
		17007	こいくちしょうゆ	10.5
		17012	食塩	1.5
			水	90
	鶏ミンチボール の甘酢がけ	11230	にわとり・ひき肉 − 生	90
		12004	鶏卵・全卵 − 生	15
		6227	葉ねぎ・葉 − 生	7.5
		6103	しょうが・根茎, 皮なし − 生	3
		2034	じゃがいもでん粉	1.5
		17012	食塩	0.9
		17064	こしょう・白, 粉	0.015
		14006	調合油	2.25
		6245	青ピーマン・果実 − 生	22.5
		6212	にんじん・根, 皮つき − 生	37.5
		6153	たまねぎ・りん茎 − 生	60
	(合わせ調味料)	17025	中華だし	37.5
		16001	清酒・普通酒	6
		17015	穀物酢	10.5
		3003	車糖・上白糖	7.5
		17008	うすくちしょうゆ	13.5
		2034	じゃがいもでん粉	2.25
	お茶	16039	番茶・浸出液	120
	ビール	16006	ビール・淡色	500

栄養価

エネルギー 2779 kcal, たんぱく質 86.4 g, 脂質 102.0 g, 飽和脂肪酸 38.71 g, n-3 系脂肪酸 1.96 g, n-6 系脂肪酸 13.38 g, コレステロール 299 mg, 炭水化物 344.3 g, 食物繊維 39.2 g, アルコール 19.7 g, 食塩相当量 14.2 g, カリウム 4088 mg, カルシウム 834 mg, ビタミン D 1.6 μg

2日目		食品番号	食品名	重量
朝食	ツナマヨ トースト	1026	こむぎ・角形食パン・食パン	90
		10263	缶詰・油漬・フレーク・ライト	45
		17042	半固形状ドレッシング・マヨネーズ・全卵型	45
	フルーツ ヨーグルト	13025	ヨーグルト・全脂無糖	80
		7124	ブルーベリー − 生	6
	カフェオレ	16045	コーヒー・浸出液	100
		13003	普通牛乳	100
		3010	加工糖・コーヒーシュガー	1
間食	コーヒー	16045	コーヒー・浸出液	200
		3010	加工糖・コーヒーシュガー	1
昼食	焼きそば	1048	こむぎ・中華めん・ゆで	150
		6061	キャベツ・結球葉 − 生	90
		6245	青ピーマン・果実 − 生	50
		6289	ブラックマッペもやし − 生	50
		11163	ぶた・ひき肉 − 生	30
		17001	ウスターソース	27.5
		14006	調合油	12.5
	(付け合わせ)	9002	あおのり・素干し	0.5
		6104	しょうが・漬物・酢漬	10
	かきたま汁	12004	鶏卵・全卵 − 生	20
		6278	糸みつば・葉 − 生	3
		17021	かつお・昆布だし・荒節・昆布だし	150
		17012	食塩	1
		17008	うすくちしょうゆ	1.5
		2034	じゃがいもでん粉	1.5
	ご飯	1088	こめ・精白米・うるち米	150
	漬物 (きゅうりのぬか漬け)	6068	きゅうり・漬物・ぬかみそ漬	30
	お茶	16039	番茶・浸出液	200
間食	チョコレート	15137	アーモンドチョコレート	30
	コーヒー	16045	コーヒー・浸出液	200
		3010	加工糖・コーヒーシュガー	1
夕食	ご飯	1088	こめ・精白米・うるち米	150
	豚肉の 生姜焼き	11123	ぶた・ロース・脂身つき − 生	135
		17007	こいくちしょうゆ	15
		16001	清酒・普通酒	4.5
		3003	車糖・上白糖	4.5
		6103	しょうが・根茎, 皮なし − 生	4.5
		14006	調合油	9
	(付け合わせ)	6061	キャベツ・結球葉 − 生	30
		6289	ブラックマッペもやし − 生	30
		17012	食塩	1.5
		6180	スイートコーン・缶詰・ホールカーネルスタイル	25
		17042	半固形状ドレッシング・マヨネーズ・全卵型	5
	ニラ玉炒め	6207	にら・葉 − 生	40
		12004	鶏卵・全卵 − 生	30
		17012	食塩	0.3
		17065	こしょう・混合・粉	0.01
		14006	調合油	4
	お茶	16039	番茶・浸出液	120
	ビール	16006	ビール・淡色	500

栄養価

エネルギー 2706 kcal, たんぱく質 76.7 g, 脂質 127.8 g, 飽和脂肪酸 31.42 g, n-3 系脂肪酸 5.51 g, n-6 系脂肪酸 29.68 g, コレステロール 357 mg, 炭水化物 284.4 g, 食物繊維 22.1 g, アルコール 19.4 g, 食塩相当量 13.3 g, カリウム 3050 mg, カルシウム 545 mg, ビタミン D 3.7 μg

基準	男	女
エネルギー	2250〜3150 kcal	1700〜2350 kcal
たんぱく質	13〜20%	13〜20%
脂質	20〜30%	20〜30%
飽和脂肪酸	7% 以下	7% 以下
n-3 系脂肪酸	2.2〜2.3 g	1.7〜1.9 g
n-6 系脂肪酸	11〜12 g	9 g
炭水化物	50〜65%	50〜65%
食物繊維	20〜22 g 以上	18 g 以上
食塩相当量	7.5 g 未満	6.5 g 未満
カリウム	3000 mg 以上	2600 mg 以上
カルシウム	600〜650 mg	550 mg
ビタミン D	9.0 μg	9.0 μg

40 歳男性の献立例（夕食）

料理	食材	分量	作り方
ご飯	めし	200 g	
豚肉とこまつなとたっぷりきのこのチゲ風スープ	こまつな	75 g	①こまつなは 3 cm の長さに切る.
	豚・ロース・脂身つき	20 g	②豚薄切り肉は 2 cm 幅に切る.
	しいたけ	20 g	③しいたけは薄切り，しめじは子房，えのきは 3 等分に切る.
	ぶなしめじ	20 g	④キムチは 3 cm 幅，豆腐は 2 cm 角に切る.
	えのきたけ	20 g	⑤温めたフライパンにごま油を入れ，豚薄切り肉を炒め，塩・しょうゆ少々をふる.
	キムチ	20 g	⑥しいたけ，しめじ，えのき，キムチ，小松菜を加え炒める.
	木綿豆腐	40 g	⑦スープを注ぎ，豆腐，しょうゆを加え 7 分程度煮る.
	ごま油	4 mL	
	鶏がらだし	150 mL	
	食塩	0.2 g	
	こしょう・黒，粉	0.2 g	
	こいくちしょうゆ	4 mL	
いわしのパン粉焼き	まいわし	80 g	①いわしを開いて，酒をかけておく.
	清酒	5 mL	②①に塩，こしょうをふり，エリンギを並べ，パン粉，パセリを散らし，オリーブ油をかける.
	食塩	0.5 g	
	こしょう・黒，粉	0.2 g	③オーブンで 5 分程度焼く.
	エリンギ	20 g	④皿にレタス，トマトを盛付け，③を盛付ける.
	パン粉・乾	8 g	（適宜レモン汁をかける）
	パセリ・乾	1 g	
	オリーブ油	4 mL	
	レモン果汁	3 mL	
付け合わせ	トマト	40 g	
	レタス	10 g	
かぼちゃのお浸し	かぼちゃ	80 g	①かぼちゃは 2 cm 幅に切り，皮をところどころむく.
	かいわれだいこん	10 g	②熱湯でかぼちゃを 30 秒ゆで，冷水にとり，水気を切る.
	いりごま	1 g	③②に長さ 3 等分に切ったかいわれだいこんを混ぜる.
	削り節	0.5 g	④調味料を混ぜ，③にかけて，削りかつおをのせる.
	こいくちしょうゆ	3 mL	
	かつおだし	2 mL	
	穀物酢	2 mL	
果物	キウイフルーツ・黄肉種	50 g	

栄養価

エネルギー 766 kcal，たんぱく質 31.0 g，脂質 21.7 g，飽和脂肪酸 5.81 g，n-3 系脂肪酸 2.00 g，n-6 系脂肪酸 4.20 g，コレステロール 68 mg，炭水化物 110.2 g，食物繊維 12.4 g，食塩相当量 2.8 g，カリウム 1857 mg，カルシウム 311 mg，ビタミン D 26.2 µg

40 歳女性の献立例（夕食）

料理	食材	分量	作り方
じゃこのチャーハン	めし	150 g	①小松菜はラップに包んで電子レンジで加熱し，みじん切りにする.
	しらす干し	20 g	②きくらげは水で戻し，食べやすい大きさに切る.
	たまねぎ	50 g	③たまねぎ，にんじんはみじん切りにしておく.
	にんじん	20 g	④ちりめんじゃこは熱湯をかけてふやかしておく.
	こまつな	35 g	⑤フライパンにごま油を熱して，①〜④の材料をさっと炒め，⑤を加えて炒めたら，調味し，ごまをかける.
	きくらげ，乾	1.5 g	
	いりごま	5 g	
	ごま油	9 mL	
	こいくちしょうゆ	1.5 mL	
	トウバンジャン	1 g	
豆腐と豆乳のスープ	絹ごし豆腐	50 g	①鶏ミンチに酒をふっておく.
	調製豆乳	50 mL	②鍋に鶏ミンチを入れて火にかけ，菜箸でほぐしながら，白っぽくなるまで炒りつける.
	鶏・ひき肉	35 g	③水とおろししょうがを加え，旨みが出るまで中火で煮る.
	しょうが・おろし	4 g	
	根深ねぎ	3 g	④③の火を弱め，豆乳を加えて温める.
	こしょう・黒，粉	0.2 g	⑤豆腐をスプーンですくって入れ，豆腐が温まったら，しょうゆ，塩で味を調える.
	清酒	4 mL	⑥器に盛り，白ねぎ（白髪ねぎ）をのせ，こしょうをふる.
	こいくちしょうゆ	4 mL	
	食塩	0.2 g	
	水	75 mL	
ほうれんそうとひじき桜えびのお浸し	ほうれんそう	80 g	①ひじきを戻し，熱湯に通した後，冷まし水気を切り 2 cm 程度に切る.
	ひじき・乾	4 g	②ほうれんそうはゆでた後，水気を切り，4 cm 程度に切る.
	さくらえび・素干し	3 g	③ボウルに①，②，桜えびを入れて混ぜ，ドレッシングであえて器に盛る.
	和風ドレッシング・ノンオイル	8 mL	
切干しだいこんの煮物	切干しだいこん，乾	15 g	①切干しだいこんは水で戻し，一口大に切る.
	にんじん	10 g	②にんじんをいちょう切りにする.
	かつお・昆布だし	70 mL	③だし汁で①，②をゆで，砂糖，しょうゆを加え，煮汁がなくなるまで煮る.
	上白糖	2 g	
	こいくちしょうゆ	3 mL	
果物	りんご・皮つき	50 g	

栄養価

エネルギー 653 kcal，たんぱく質 23.6 g，脂質 19.6 g，飽和脂肪酸 3.77 g，n-3 系脂肪酸 0.58 g，n-6 系脂肪酸 7.39 g，コレステロール 100 mg，炭水化物 91.2 g，食物繊維 15.5 g，食塩相当量 3.7 g，カリウム 2247 mg，カルシウム 483 mg，ビタミン D 3.7 µg

低エネルギー食

区分	料理	食材	分量	作り方
朝食	ご飯	めし	150 g	
	なすと油揚げのみそ汁	なす	30 g	①なすとじゃがいもは，いちょう切りにする.
		じゃがいも	50 g	②油揚げは熱湯に通して油抜きをし，短冊切りにする.
		油揚げ	5 g	③だし汁で①，②を煮て，みそを溶かす.
		葉ねぎ	2 g	
		米みそ	6 g	
		かつお・昆布だし	120 mL	
	卵焼き	鶏卵	40 g	①卵を割りほぐし，食塩，砂糖を混ぜる.
		上白糖	2 g	②卵焼き器に油をひき，巻きながら焼く.
		食塩	0.5 g	③冷めてから 2 等分に切って，盛付ける.
		調合油	1 mL	
	さやいんげんとしめじのソテー	さやいんげん	30 g	①さやいんげんは斜め半分に切り，かためにゆでて湯をきる.
		ぶなしめじ	30 g	②しめじは子房に切る.
		調合油	3.5 mL	③にんにくは，みじん切りにする.
		にんにく	5 g	④フライパンに油とにんにくを入れて炒める.
		有塩バター	5 g	⑤香りが立ったら，さやいんげんとしめじを加えて，3 分程度炒める.
		こいくちしょうゆ	3 mL	⑥全体がしんなりとなったらバターとしょう油，こしょうを加えて炒め合わせる.
		こしょう・黒，粉	0.2 g	
昼食	ご飯	めし	150 g	
	麻婆豆腐	木綿豆腐	150 g	①ねぎ，しょうが，にんにくを各々みじん切りにする.
		豚・ひき肉	40 g	②豆腐は 2 cm 角に切り，熱湯で 1 分程度ゆで，ざるにあげて水をきる.
		根深ねぎ	20 g	③酒，しょうゆ，だし汁を混ぜ合わせておく.
		しょうが	3 g	④フライパンにごま油を熱し，①を入れて炒める.
		にんにく	3 g	
		ごま油	2 mL	⑤香りが立ったら，トウバンジャンとひき肉を加えて，中火にして肉に焼き色がつくまで炒める.
		トウバンジャン	1 g	
		鶏がらだし	50 mL	⑥豆腐と③を加え，5 分程度煮たら水溶きかたくり粉を回し入れ静かに混ぜ，弱火にかけ，とろみをつける.
		清酒	2.5 mL	
		こいくちしょうゆ	3 mL	
		片栗粉（じゃがいもでん粉）	3 g	
		水	5 mL	
	ほうれんそうのはくさい巻き	はくさい	100 g	①はくさいはゆで，ざるにあげ，ほうれんそうはゆでて水気をしぼる.
		ほうれんそう	50 g	②巻きすにはくさいを並べ，ほうれんそうを芯にして巻き，6 等分に切り分ける.
		こいくちしょうゆ	1.8 mL	③②を皿に盛付け，しょう油にだし汁を加えたものをかける.
		かつお・昆布だし	3 mL	
	りんごのヨーグルトがけ	ヨーグルト・全脂無糖	150 g	①りんごを一口大に切って皿に盛り，ヨーグルトをかける.
		りんご・皮つき	100 g	
夜食	ご飯	めし	150 g	
	あじの南蛮漬け	まあじ	60 g	①あじは三枚におろし，食べやすい大きさに斜め切りにし，水洗いして水気をしっかりふきとり，こしょうをふる.
		こしょう・黒，粉	0.02 g	
		片栗粉（じゃがいもでん粉）	6 g	②たまねぎは薄いくし形に切り，にんじんはせん切りにし，ピーマンとパプリカは縦に細く切る.
		たまねぎ	36 g	
		にんじん	12 g	③赤とうがらしは小口切りにする.
		青ピーマン	6 g	④鍋に，酢，砂糖，酒，しょう油，赤とうがらしを合わせてひと煮立ちさせ，冷ます.
		赤ピーマン	6 g	
		黄ピーマン	6 g	⑤あじに薄くかたくり粉をまぶし，170℃の揚げ油に入れ，きつね色になるまで 3 分程度揚げる．最後に強火にしてカリッと仕上げ，あつあつのうちに④につける．裏返し，調味液を全体にからませる.
		穀物酢	18 mL	
		上白糖	6 g	
		清酒	6 mL	
		こいくちしょうゆ	6 mL	
		とうがらし・乾	6 g	
		調合油（吸収率:8%程度）	5 mL	
	だいこんの薄くず煮	だいこん	100 g	①だいこんは 1.5 cm 角に切り，にんじんはこれよりも少し小さめに切る.
		にんじん	15 g	②干し貝柱はぬるま湯に 30 分程度つけて戻しておく.
		貝柱・煮干し	2 g	③鍋にだし汁，②，酒を入れて温め，①を入れ，弱火で 20 程度煮る.
		昆布だし	120 mL	
		清酒	5 mL	④だいこんが十分やわらかくなったら，塩で調味し，水溶きかたくり粉でとろみをつける.
		食塩	1 g	
		片栗粉（じゃがいもでん粉）	1.5 g	
	果物	いちご	80 g	

栄養価

エネルギー 1609 kcal，たんぱく質 55.5 g，脂質 41.9 g，飽和脂肪酸 13.20 g，n-3 系脂肪酸 2.22 g，n-6 系脂肪酸 10.40 g，コレステロール 252 mg，炭水化物 246.0 g，食物繊維 28.7 g，食塩相当量 5.6 g，カリウム 3927 mg，カルシウム 598 mg，ビタミン D 7.2 µg

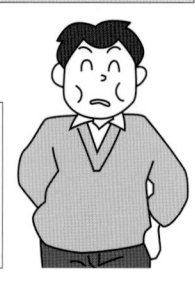

40 歳代男性では，メタボリックシンドロームの予防のため，適正なエネルギー摂取とともに，炭水化物のエネルギー比率を低めかつ n-3 系脂肪酸の積極的な摂取を，女性では骨粗鬆症予防のために積極的なカルシウム摂取を心がける.

低脂肪食

区分	料理名	食品	分量	作り方
朝食	ご飯	めし	150 g	
	だいこん・にんじんとしめじのみそ汁	だいこん	30 g	①だいこん，にんじんは皮をむき，厚さ2mmのいちょう切りにする．②しめじは石づきをとってほぐす．③ねぎは小口切りにする．④だし汁で①②を煮（中火），煮立ったら弱火にする．⑤野菜がやわらかくなったら，みそを溶き入れひと煮し，ねぎを加えて火を止める．
		にんじん	10 g	
		ぶなしめじ	10 g	
		米みそ	6 g	
		かつお・昆布だし	120 mL	
		葉ねぎ	2 g	
	炒り豆腐	木綿豆腐	100 g	①ひじきを戻し，熱湯に通した後，冷まして2cm程度に切る．②しいたけは薄切り，にんじんは千切り，ねぎは小口切りにする．③豆腐は水気を切る．④さやえんどうは熱湯でさっとゆでる．⑤油をひいたフライパンでねぎを炒め，香りが出る．⑥ひじき，しいたけ，にんじんをフライパンに入れ，だしを加えてにんじんがやわらかくなるまで煮る．⑦豆腐を崩しながら加え，調味料を入れる．⑧汁気がほとんどなくなったら，卵を溶いて全体に混ぜる．⑨さやえんどうを手早く混ぜ，器に盛る．
		ひじき・乾	4 g	
		にんじん	10 g	
		しいたけ・生	10 g	
		根深ねぎ	10 g	
		さやえんどう	10 g	
		鶏卵	15 g	
		調合油	2.5 mL	
		昆布だし	20 mL	
		上白糖	3 g	
		食塩	0.5 g	
		こいくちしょうゆ	1.2 mL	
	ピーマンとじゃが芋の酢の物	青ピーマン	30 g	①ピーマン，じゃが芋は千切りにし，水に30分程さらす．②じゃが芋は，40秒程度ゆで，氷水にとって冷やし，ざるにあげて水気をきる．③ボウルに調味料を混ぜ合わせ，ピーマンとじゃが芋を加えて和え，冷蔵庫で冷やす．④ミニトマトはくし形に切る．⑤器に③を盛ってミニトマトを添え，ごまと一味とうがらしをふる．
		じゃがいも	40 g	
		ミニトマト	15 g	
		上白糖	5 g	
		穀物酢	8 g	
		こいくちしょうゆ	2 mL	
		ごま油	3 mL	
		いりごま	1.5 g	
		とうがらし・粉	0.01 g	
	果物	オレンジ	50 g	
昼食	さばのかば焼き風丼	めし	200 g	①三枚おろしにしたさばに酒をふる．②さばの水気をふきとり，食べやすい大きさに切り，薄力粉をまぶす．③フライパンで両面を焼き，取りだす．④調味料を煮立てて③を入れ，からめる．⑤ししとうがらしは，素焼きをする．⑥熱いご飯の上に，④⑤をのせる．
		まさば	70 g	
		清酒	3 mL	
		薄力粉	3 g	
		調合油	5 mL	
		こいくちしょうゆ	8 mL	
		みりん	5 mL	
		上白糖	3 g	
		ししとう	10 g	
	ちんげん菜のごま酢和え	ちんげん菜	60 g	①ちんげん菜は熱湯でゆで，水にとって冷まし，3cmの長さに切る．②ごまはフライパンで炒ってから，粒が少し残るくらいにすりつぶす．③②に調味料を混ぜ合わせ，①を加えて和える．
		いりごま	2 g	
		上白糖	2 g	
		穀物酢	7 mL	
	切干し大根のサラダ	切干しだいこん・乾	15 g	①切干し大根は水で戻し，ざるにあげ熱湯に通す．②きゅうりは千切りに，かにかまはほぐす．③粗熱がとれた①の水気をしぼり，食べやすい長さに切る．④ボウルに調味料を混ぜ合わせ，②，③を加えて和える．
		かに風味かまぼこ	10 g	
		きゅうり	25 g	
		マヨネーズ	11 g	
		穀物酢	2.5 mL	
		カレー粉	0.5 g	
夜食	ご飯	めし	150 g	
	きのこと豚肉のさっと煮	ぶなしめじ	40 g	①しめじは子房に分ける．えのきは長さ3cm程度，しいたけは幅1cmに切り，きくらげは水に戻して千切りする．②ピーマンとパプリカは1cm程度の千切りにする．③鍋に湯を沸かし，豚肉をさっとゆでる．④別の鍋にだし汁を入れひと煮立ちしたら，豚肉，①，②を加えてひと煮する．
		えのきたけ	50 g	
		しいたけ・生	30 g	
		きくらげ・乾	1 g	
		青ピーマン	10 g	
		赤ピーマン	10 g	
		黄ピーマン	10 g	
		豚・もも・脂身つき	50 g	
		昆布だし	125 mL	
		清酒	7 mL	
		こいくちしょうゆ	3.6 mL	
		食塩	0.4 g	
	おくら納豆と長いもの和え物	おくら	30 g	①おくらはさっとゆでて，水気を切り，5mm幅の輪切りにする．②長いもは1cm角に切る．③ボウルに調味料を混ぜ合わせ，納豆，①，②を加えて和える．
		ながいも	20 g	
		挽きわり納豆	25 g	
		こいくちしょうゆ	1.5 g	
		かつお・昆布だし	1.5 mL	
	茶わん蒸し	鶏卵	25 g	①鶏肉を一口大に切る．にんじん，しいたけは薄切りにする．みつばは2cm幅に切る．②卵を溶き，こしてだし汁，しょうゆと合わせて器にそそぐ．③①と大豆を②に加える．④強火で3分，弱火で10〜15分蒸す．
		かつお・昆布だし	75 mL	
		こいくちしょうゆ	0.6 mL	
		鶏・ささみ	5 g	
		にんじん	5 g	
		しいたけ・生	5 g	
		糸みつば	2 g	
		大豆・水煮缶詰	3.5 g	
	果物	キウイフルーツ・黄肉種	50 g	

栄養価
エネルギー 1760 kcal, たんぱく質 59.9 g, 脂質 46.8 g, 飽和脂肪酸 10.41 g, n-3系脂肪酸 3.34 g, n-6系脂肪酸 12.54 g, コレステロール 236 mg, 炭水化物 268.8 g, 食物繊維 34.3 g, 食塩相当量 5.8 g, カリウム 3852 mg, カルシウム 507 mg, ビタミンD 7.0 μg

減塩食

区分	料理名	食品	分量	作り方
朝食	ベーグル	ベーグル	90 g	
	ミニオムレツ	鶏卵	25 g	①卵を割り，塩，こしょうをふり，混ぜる．②小さいフライパンを十分に熱して油を入れ，①を加え固まりだしたら大きくかき混ぜ，好みの固さに焼く．
		食塩	0.1 g	
		こしょう・黒・粉	0.1 g	
		オリーブ油	1.25 mL	
	かぼちゃのチーズ焼き	日本かぼちゃ	80 g	①かぼちゃは8mm厚さに切る．②①がひたるくらいの水を入れ，やわらかくなるまで電子レンジにかける．③塩，こしょうをふり，溶けるチーズをのせ，オーブントースターで焼く．④器に盛り，パセリをちらす．
		プロセスチーズ	10 g	
		食塩	0.2 g	
		こしょう・黒・粉	0.2 g	
		パセリ・乾	0.1 g	
	鮭ときのこの豆乳スープ	さけ	40 g	①鮭は，皮と骨を取り除き，一口大に切る．②玉ねぎは薄切り，にんじんはいちょう切り，はくさいは芯と葉にわけ，食べやすい大きさに切る．③マッシュルームは薄切りに，しめじは，小房に分ける．④鍋に水とブイヨン，②，③を入れて煮，やわらかくなったら豆乳と①を加える．⑤鮭に火が通った器に盛り，ゆでたブロッコリーをちらす．
		たまねぎ	20 g	
		にんじん	10 g	
		はくさい	20 g	
		マッシュルーム・ブラウン・生	20 g	
		ぶなしめじ	20 g	
		固形ブイヨン	1.5 g	
		水	100 mL	
		調製豆乳	200 mL	
		ブロッコリー	20 g	
	果物	ブルーベリー	40 g	
		キウイフルーツ・黄肉種	50 g	
昼食	ご飯	めし	150 g	
	千切り野菜のスープ	たまねぎ	15 g	①ウインナーは5mm幅の輪切りにする．②たまねぎは薄く切る．③にんじん，キャベツ，セロリは，千切りにする．④さやえんどうは筋をとり，ゆでて斜めに細く切る．⑤コンソメスープで②，③をやわらかくなるまで煮込む．⑥⑤にウインナーを加え2分程中火で煮込み，④を加える．
		にんじん・根	10 g	
		キャベツ	20 g	
		セロリ	5 g	
		さやえんどう	5 g	
		ウインナーソーセージ	10 g	
		固形ブイヨン	0.3 g	
		水	120 mL	
	鶏肉のアーモンド焼き	鶏・もも・皮なし	60 g	①鶏肉はそぎ切りにし，塩，酒をまぶし10分程度おく．②卵白をほぐし，かたくり粉を混ぜる．③①の汁気を切り，②をつけてスライスアーモンドをまぶす．④揚げ油を170℃に熱し，③を入れ，薄く色づく程度に2〜3分揚げる．⑤リーフレタスを敷いた器に盛りつけ，トマトとパセリ，くし形に切ったレモンを添える．
		食塩	0.5 g	
		清酒	5 mL	
		卵白	5 g	
		片栗粉（じゃがいもでん粉）	3 g	
		スライスアーモンド	10 g	
		調合油	7 mL	
	つけ合わせ	トマト	40 g	
		リーフレタス	10 g	
		パセリ・生	1 g	
		レモン	25 g	
	きゅうりとわかめとたこの酢の物	きゅうり	40 g	①カットわかめは水にさらして戻し，水けを絞る．②きゅうりは輪切りにし，たこは食べやすい大きさに切る．③昆布だしに調味料を合わせ，①，②を入れて，混ぜる．④おろしたしょうがを振りかける．
		まだこ・ゆで	30 g	
		カットわかめ・乾	1.5 g	
		しょうが	1 g	
		穀物酢	5 mL	
		昆布だし	5 mL	
		上白糖	1 g	
		食塩	0.3 g	
夜食	ご飯	めし	150 g	
	実だくさんのすまし汁	さつまいも	40 g	①さつまいもは3mm幅のいちょう切り，ごぼうはささがき，なすは5mm幅の半月切りにし，水につけておく．②だいこん，にんじんは千切り，たまねぎは薄切りにする．③油揚げは熱湯に通し，短冊切りにする．④長ねぎは小口切りにする．⑤だし汁で①，②，③をやわらかく煮，④を加える．
		だいこん	20 g	
		ごぼう	10 g	
		にんじん	10 g	
		たまねぎ	10 g	
		なす	10 g	
		油揚げ	5 g	
		根深ねぎ	5 g	
		かつお・昆布だし	120 mL	
		こいくちしょうゆ	1 mL	
	ぶりの大葉焼き	ぶり	60 g	①ぶりは3等分の大きさに切り，しょうが，酒，みりん，おろししょうがで下味をつける（15〜20分程度）．②①の水気を拭き取ってから大葉を巻き，かたくり粉をまぶす．③フライパンに油を熱し，②を焼く．
		青じそ[3枚程度]	1.5 g	
		こいくちしょうゆ	5 g	
		清酒	3 mL	
		みりん	4 mL	
		しょうが	5 g	
		片栗粉（じゃがいもでん粉）	1.5 g	
		調合油	3 mL	
	こまつなともやしのごまマヨ和え	こまつな	50 g	①こまつなはゆでて，水気をしぼり，3cm幅に切る．②もやしはさっとゆで，ざるにとって冷まし，水気をとる．③ボウルに調味料とすりごまを入れ混ぜ合わせ，粗熱がとれた①，②を入れて和える．
		もやし	40 g	
		いりごま	2.5 g	
		マヨネーズ	4 g	
		こいくちしょうゆ	1.5 mL	
		上白糖	1.5 g	
	果物	パインアップル	100 g	

栄養価
エネルギー 1826 kcal, たんぱく質 69.9 g, 脂質 55.9 g, 飽和脂肪酸 12.02 g, n-3系脂肪酸 3.65 g, n-6系脂肪酸 13.87 g, コレステロール 282 mg, 炭水化物 259.4 g, 食物繊維 25.7 g, 食塩相当量 5.9 g, カリウム 3397 mg, カルシウム 537 mg, ビタミンD 7.0 μg

低脂肪食では，総脂質量を減らすだけでなく，脂質の質も考慮して，肉よりも青背の魚を積極的に用いる．減塩食は，アーモンドなど香りの強い食品で塩分の少なさを補う．また，汁物の液量を通常の半量にして塩分量を減らすが，野菜やいもなど具沢山の汁物にして，汁からもカリウムを摂取する．野菜に含まれるカリウムはナトリウムを排出するので，積極的に用いる．

12 更年期の栄養管理の実際 ●

12.1 ··· 更年期の生理的特徴

　更年期は，女性では，「閉経前5年間と閉経後5年間を合わせた10年間」，閉経とは「女性が性成熟期の終わりに達し，卵巣の活動性が低下して月経が永久に停止した状態である」（日本産婦人科学会）と定義される．男性では，一般に40歳代後半からテストステロン（男性ホルモン）が低下し，更年期症状が生じるが個人差が大きく期間は特定されていない．更年期は，体力の衰えや老化への不安，子の自立による役割や生きがいの喪失，親の介護など生活の変化やストレスが生じやすい時期でもある．

1）内分泌系

DHEA: dehydroepian drosterone

　更年期には，成長ホルモン，エストロゲン，テストステロン，デヒドロエピアンドロステロン（DHEA）などのホルモン分泌が減少する．DHEAは，テストステロンやエストロゲン合成の材料であり，抗炎症作用や糖尿病予防，動脈硬化や脂質異常症の改善などの働きがあり若返りホルモンとも呼ばれている．これらのホルモン分泌が減少すると，自律神経失調症，膠原病，2型糖尿病，動脈硬化症，脂質異常症を発症しやすくなる．

2）生殖器系

　卵巣機能は，視床下部−脳下垂体−卵巣系により調節されている（図12-1）．視床下部からゴナドトロピン放出ホルモン（GnRH）が分泌されると，その刺激で脳下垂体前葉から卵胞刺激ホルモン（FSH）と黄体形成ホルモン（LH）が分泌され，卵巣からエストロゲンやプロゲステロンが分泌される．エストロゲンやプロゲステロンは，FSHやLHの分泌を抑制する（ネガティブフィードバック）．更年期では，エストロゲンとプロゲステロンの分泌量が減少し血中濃度が低下することで，脳下垂体前葉への抑制がなくなり，FSHやLHの分泌が増加する（図12-2）．

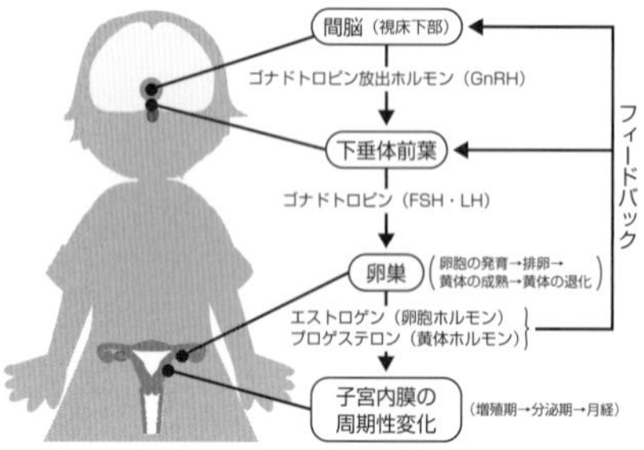

　30歳代に約15gであった卵巣の重量は，50歳代には約5gまでに減少する．また，37〜38歳を過ぎた頃から卵胞数が急速に減少し，50歳ではほぼ消失する．これに伴い，月経周期の短縮や無排卵による不規則な月経を経て，次第に月経周期の延長が起こり，月経血量も減少し，やがて閉経となる．12カ月以上の無月経が持続すれば，前回の月経をもって閉経と判定される．日本人女性の平均閉経年齢は約50歳であるが個人差が大きい．

●図12-1● 女性ホルモンの分泌と調節機構

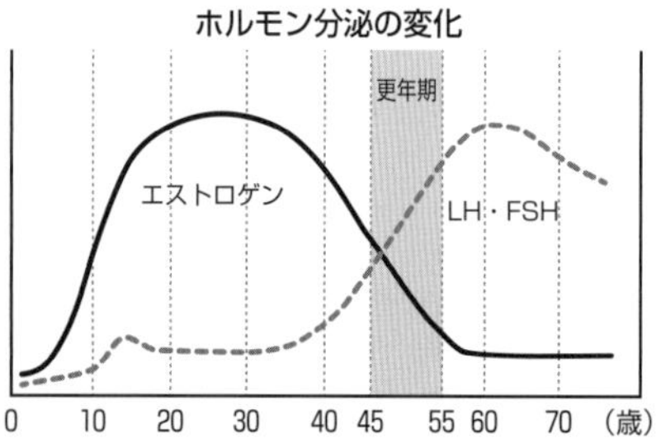

●図12-2● 更年期前後のホルモン分泌の変化

12.2 ··· 更年期のケア・マネジメント

1）摂取栄養量

　日本人の食事摂取基準（2025年版）における50〜64歳の女性のエネルギーおよび栄養素の摂取基準は以下である[2]．

①**エネルギー**：　基礎代謝量の低下に伴いエネルギー必要量は減少する．推定エネルギー必要量は，身体活動レベル「低い」で 1700 kcal/日，「ふつう」で 1950 kcal/日，「高い」で 2250 kcal/日である．また，目標とする BMI の範囲（20.0〜24.9（kg/m²））を考慮して摂取エネルギー量を調節する（表 2-2 参照）．

②**たんぱく質**：　推定平均必要量は 40 g/日，推奨量は 50 g/日，目標量は 14〜20％E である．

③**脂質**：　脂質の目標量は，20〜30％E である．飽和脂肪酸の摂取量を目標量（7％E）以下とし，n-6 系脂肪酸（目安量 9 g/日），n-3 系脂肪酸（目安量 1.9 g/日）の摂取を増やすことが重要である．

④**炭水化物**：　炭水化物の目標量は 50〜65％E，食物繊維の目標量は 18 g/日以上である．

⑤**ビタミン**：　ビタミン類はバランスよく摂取することが重要であるが，特に骨粗鬆症予防のためにビタミン D（目安量 9.0 μg/日）およびビタミン K（目安量 150 μg/日）を積極的に摂取する．

⑥**ミネラル**：　骨粗鬆症予防のために，カルシウムは推奨量（650 mg/日）以上の摂取を目指す．また，リンは骨の構成成分である一方，腸管からのカルシウム吸収を阻害する作用もあるため，過剰摂取（目安量 800 mg/日，耐容上限量 3000 mg/日）に注意する．

⑦**その他の生理活性物質**：　大豆に含まれる生理活性物質である大豆イソフラボンは，エストロゲンと類似した構造をもち，エストロゲン様作用を示す．肥満予防，骨量減少の抑制，乳がんのリスク低減，また，更年期症状の血管運動神経症状の緩和にも有効であることが示されており，大豆食品の積極的な摂取が勧められる．ただし安全性を考慮して，サプリメントのような「大豆イソフラボンを濃縮，あるいは強化した食品」からの大豆イソフラボンの過剰摂取には，注意が必要である．

●表 12-1● 簡略更年期指数（SMI*）[3, 4]

症状	強	中	弱	無	点数
①顔がほてる	10	6	3	0	
②汗をかきやすい	10	6	3	0	
③腰や手足が冷えやすい	14	9	5	0	
④息切れ，動悸がする	12	8	4	0	
⑤寝つきが悪い，または眠りが浅い	14	9	5	0	
⑥起こりやすく，すぐイライラする	12	8	4	0	
⑦くよくよしたり，憂鬱になることがある	7	5	3	0	
⑧頭痛，めまい，吐き気がよくある	7	5	3	0	
⑨疲れやすい	7	4	2	0	
⑩肩こり，腰痛，手足の痛みがある	7	5	3	0	
合計点					

* simplified menopausal index
どれか 1 つの症状でも強く出ていれば，「強」にマークする．

2）栄養ケア・マネジメント

①**更年期障害**：　卵巣機能の低下や消失は，女性の健康にさまざまな影響をもたらす．更年期に現れる多種多様な症状の中で，器質的変化に起因しない症状を「更年期症状」，更年期症状の中で日常生活に支障をきたす病態を「更年期障害」と定義している[1]．卵巣機能の低下に加え，加齢に伴う身体的変化，精神・心理的な要因，社会文化的な環境因子などが複合的に影響することによって，症状が発現すると考えられる．更年期症状の把握には，簡略更年期指数（SMI）（表 12-1）などが用いられる．40〜50 歳代の女性の約 2 割が SMI スコアの 51 点以上に該当することが報告されている[3, 4]．

SMI の評価は以下である．

1) 0〜25 点：　上手に更年期を過ごしている．これまでの生活態度を続けて良い．
2) 26〜50 点：　食事，運動などに注意を払い，生活様式などにも無理をしないようにする．
3) 51〜65 点：　医師の診察を受け，生活指導，カウンセリング，薬物療法を受けた方が良い．
4) 66〜80 点：　長期間（半年以上）の計画的な治療が必要である．
5) 81〜100 点：　各科の精密検査を受け，更年期障害のみである場合は，専門医での長期的な対応が必要である．

②**骨粗鬆症**：　エストロゲンの低下は骨吸収（骨からカルシウムを溶出させて血中濃度を維持する）を亢進させるため，更年期では骨密度が急激に低下する．したがって，若年期における最大骨量（ピークボーンマス）をできる限り高めておくことが重要である．しかし，日本人のカルシウム摂取量は，ほぼすべての年代で推定平均必要量を下回っている（50〜59 歳の女性で約 446 mg/日）[5]．

　骨粗鬆症の予防には，栄養と運動習慣が重要である．やせは骨折のリスクを高めるため，適正体重を維持する．また，たんぱく質・カルシウム・ビタミン D・ビタミン K を十分に摂るとともに，歩行など適度な運動を推奨する．また，皮膚におけるビタミン D 合成のためには，適度に日光浴をする必要もある．

③**動脈硬化性疾患**：　更年期においてエストロゲン分泌量が減少すると，肝臓における LDL-コレステロールの取り込みが低下し，血中 LDL-コレステロール濃度が上昇して動脈硬化性疾患のリス

クが高まる．動脈硬化性疾患を予防するためには，適正体重を維持し，エネルギー産生栄養素をバランスよく摂取し，食物繊維は 25 g/日以上を目標とする．また，肉類や鶏卵の過剰摂取を控え，魚や野菜類，大豆および大豆製品，ナッツ類の摂取を増やす．飲酒習慣がある場合は，アルコールの過剰摂取を控えることも重要である．

12.3 ··· 対象者のプロフィール

A（身体状況）
52 歳，女性，主婦
身長 155.3 cm
体重 61.5 kg（20 歳代の体重 48 kg）
BMI 25.4 kg/m^2
腹囲 89.3 cm
体脂肪率 31.5%

B（臨床成績）
赤血球数 441×10^4/μL
ヘモグロビン 14.85 g/dL
白血球数 5900/μL
血小板数 26.6×10^4/μL
AST（GOT）28 U/L
ALT（GPT）37 U/L
総コレステロール 225 mg/dL
中性脂肪 145 mg/dL
HDL コレステロール 55 mg/dL
血清 Ca 9.5 mg/dL

C（臨床診査）
同居家族は，夫（58 歳，会社役員）と長男（25 歳，独身，会社員）．
長女（22 歳，独身，会社員）は，就職のため最近一人暮らしを始めた．一番の話し相手であったため，家を出たことを寂しく思っている．
51 歳のときに閉経．日常的に疲労感がある．のぼせや冷えが半年前からあり，右肩が痛くて腕を上げることができない．物忘れが多くなったと感じている．料理がおっくうになり，加工食品の利用や惣菜を買ってくることが多くなり自己嫌悪感を感じている．

D（食生活状況）
昼食は一人で食べることが多く，あり合わせの食事内容になる．夕食は，家族を待っての食事（20 時半頃）になる．また，夕方にお腹がすくため，間食には甘いものや菓子パンなどボリュームのあるものを食べることが多い．週に 1〜2 回は友人や趣味仲間と外食をするが，一皿物が多い．喫煙はしないが，飲酒は毎日家族と夕食時にビールをコップ 1 杯程度飲む．朝食でカフェオレ，間食では砂糖入りのコーヒーを飲む．偏食はないが，夫と長男の好みに合わせて肉料理が多い．乳製品は好きであるが，大豆製品，野菜，果物はあまり食べない．家族の帰宅が遅いと眠れず，睡眠が十分ではない．家族の食事が終わった後，残り物を食べる習慣があり，食べ過ぎる傾向がある．

E（環境）
義父母（82 歳・80 歳）は，車で 15 分程度の場所で暮らしているため，週に 2 日程度，通院や買い物などを手伝っている．食事や入浴等は義父母自身でできるが，将来の介護が大変と思い悲観的な考えが浮かぶ．サプリメントは使用していない．運動習慣はない．

12.4 ··· 対象者の 2 日分の食事記録

1日目		食品番号	食品名	重量(g)
朝食	トースト	1026	角形食パン	60
		14020	マーガリン	10
	ベーコンエッグ	12004	鶏卵・全卵 – 生	50
		11183	ベーコン	20
		14006	調合油	4
		17012	食塩	0.5
		17063	こしょう・黒，粉	0.1
		6183	赤色ミニトマト	30
	カフェオレ	16046	インスタントコーヒー	3
		13003	普通牛乳	150
昼食	冷やし中華	1048	中華めん – ゆで	220
		6182	赤色トマト – 生	50
		6065	きゅうり – 生	30
		12004	鶏卵・全卵 – 生	25
		11176	ぶた・ハム類・ロースハム	20
		14006	植物油脂類・調合油	4
		17141	めんつゆ・二倍濃厚	30
		17015	穀物酢	15
		14002	植物油脂類・ごま油	4
	お茶	16042	発酵茶・ウーロン茶・浸出液	150
	ご飯	1088	めし	150
	みそ汁	6134	だいこん – 生	50
		9044	カットわかめ	0.5
		17045	米みそ・淡色辛みそ	12
夕食	とんかつ	11123	ぶた・ロース・脂身つき – 生	90
		17012	食塩	0.8
		17063	こしょう・黒，粉	0.1
		1015	小麦粉・薄力粉・1 等	5
		12004	鶏卵・全卵 – 生	10
		1079	パン粉 – 乾燥	10
		14006	植物油脂類・調合油	15
		6061	キャベツ – 生	80
		17001	ウスターソース	18
	おひたし	6267	ほうれんそう・葉 – 生	100
		17007	こいくちしょうゆ	5
		5018	ごま – いり	2
	ビール	16006	ビール・淡色	180
間食	シュークリーム	15073	シュークリーム	100
	チョコレート	15116	ミルクチョコレート	15
	コーヒー	16045	コーヒー・浸出液	150
		3005	グラニュー糖	3

栄養価
エネルギー 2107 kcal，たんぱく質 69 g，脂質 92 g，炭水化物 233 g，カルシウム 585 mg，鉄 8.2 mg

2日目		食品番号	食品名	重量(g)
朝食	トースト	1026	角形食パン	60
		14020	マーガリン	10
	スクランブルエッグ	12004	鶏卵・全卵 – 生	50
		14006	調合油	4
		17012	食塩	0.5
		6183	赤色ミニトマト	30
	カフェオレ	16046	インスタントコーヒー	3
		13003	普通牛乳	150
昼食	チャーハン	1088	めし	150
		12004	鶏卵・全卵 – 生	50
		11176	ロースハム	20
		6226	根深ねぎ	10
		14006	調合油	10
		17012	食塩	1
		17007	こいくちしょうゆ	1
	わかめスープ	9044	カットわかめ	1
		6226	根深ねぎ	5
		17093	顆粒中華だし	2.5
夕食	ご飯	1088	めし	150
	みそ汁	6191	なす – 生	30
		4040	油揚げ – 生	5
		9044	カットわかめ	0.5
		17045	米みそ・淡色辛みそ	12
	さんまの塩焼き	10173	さんま – 生	100
		17012	食塩	1.8
		6134	だいこん – 生	30
		17110	ぽん酢しょうゆ	2
	筑前煮		和風野菜ミックス（冷凍）	100
		11221	にわとりもも・皮つき – 生	30
		14006	調合油	4
		17021	かつお・昆布だし	50
		3003	車糖・上白糖	4
		17007	こいくちしょうゆ	1
	ビール	16006	ビール 淡色	180
間食	あんパン	15069	あんパン こしあん入り	100
	コーヒー	16045	コーヒー 浸出液	150
		3005	グラニュー糖	3

栄養価
エネルギー 1965 kcal，たんぱく質 61 g，脂質 78 g，炭水化物 229 g，カルシウム 375 mg，鉄 6.0 mg

献立例

朝食	トースト	角形食パン	60 g
		オレンジマーマレード・低糖度	20 g
	ツナサラダ	まぐろ・缶詰・水煮	40 g
		赤色ミニトマト	40 g
		レタス	30 g
		黄ピーマン	15 g
		分離液状・和風ドレッシング	15 mL
	カフェオレ	インスタントコーヒー	3 g
		低脂肪牛乳	150 mL
	果物	りんご	100 g
昼食	しらすとえだまめのチャーハン	めし	180 g
		鶏卵	30 g
		えだまめ・冷凍	30 g
		しらす・釜揚げしらす	30 g
		乾しいたけ・乾	5 g
		根深ねぎ	10 g
		調合油	7 mL
		こいくちしょうゆ	1 mL
		食塩	1 g
		こしょう・混合, 粉	0.1 g
	干しえびときくらげの中華スープ	干しえび	5 g
		きくらげ・乾	1.5 g
		たまねぎ	15 g
		にら	15 g
		鶏卵	20 g
		顆粒中華だし	1.5 g
		水（えびの戻し汁を含む）	150 mL
	さつまいものレモン煮	さつまいも	50 g
		レモン・果汁	5 mL
		上白糖	3 g
		水	50 mL
間食	果物	バナナ	100 g
夕食	ご飯	めし	150 g
	豆腐つくね	木綿豆腐	80 g
		鶏ひき肉	40 g
		れんこん	20 g
		にんじん	20 g
		葉ねぎ	10 g
		米みそ・淡色辛みそ	4 g
		じゃがいもでん粉	5 g
		調合油	7 mL
		だいこん	30 g
		ぽん酢しょうゆ	2 mL
		しそ・葉・生	1 g
	ほうれんそうとチーズのピーナッツ和え	ほうれんそう	80 g
		ピーナッツバター	8 g
		モッツァレラチーズ	10 g
		こいくちしょうゆ	1 mL
	三つ葉とえのきのおすまし	えのきたけ	20 g
		糸みつば	5 g
		焼きふ	0.5 g
		かつおだし	150 mL
		食塩	0.7 g
		うすくちしょうゆ	1 mL

①レタスは食べやすい大きさにちぎる. パプリカは種を除いて薄切りにする.
②食材を盛り付けてドレッシングをかける.

①えだまめは解凍してさやから出しておく.
②長ねぎ, しいたけは粗みじん切りにする.
③卵はほぐして, 小さじ1の油で炒めて取り出す.
④残りの油で野菜としらす干しを炒め, ご飯と卵を入れて炒め, ぱらっとなったら調味をする.

①干しえびときくらげは少量のぬるま湯で戻す.
②たまねぎと戻したきくらげは千切り, にらは4 cmくらいに切る.
③干しえびの戻し汁と水を沸騰させ, ①, ②を入れて煮る.
④たまねぎがやわらかくなったら調味する.

①さつまいもを1 cm幅の輪切りにし, 水にさらす.
②さつまいもの水を切り, レモン果汁, 上白糖, 水を入れ, 火にかける.
③さつまいもが柔らかくなったら, 冷まして味を染み込ませる.

①豆腐はペーパータオルで包むなどして水気を切る.
②れんこん, にんじんはみじん切りにする（フードプロセッサー等を使用してもよい）.
③ねぎは小口切りにする.
④具をすべて混ぜ合わせ, 形作る.
⑤油を熱したフライパンで, 火が通るまで両面を焼く.
⑥だいこんおろしと大葉を添え, ぽん酢をかける.

①ほうれんそうは下処理をして洗い, ゆでる.
②水にさらした後, 4〜5 cmの長さに切る.
③モッツァレラチーズは一口大に切る.
④ピーナッツバターに砂糖, しょうゆ, だしを入れて混ぜる.
⑤④で②と③を和える.

①焼きふは水で戻しておく.
②えのきたけ, 三つ葉は食べやすい長さに切る.
③だし汁でえのきたけを2〜3分煮て調味し, 焼きふを入れ, 最後に三つ葉を散らす.

栄養価
エネルギー 1613 kcal, たんぱく質 58 g, 脂質 38 g, 炭水化物 250 g, カルシウム 939 mg, 鉄 9.5 mg

大豆イソフラボンの多い料理

ポークビーンズ	だいず・ゆで	50 g
	ぶた・もも・脂身つき	50 g
	たまねぎ	30 g
	にんじん	20 g
	調合油	5 mL
	トマト・缶詰・ホール	50 g
	水	50 mL
	固形ブイヨン	2 g
	食塩	0.5 g
	こしょう・混合, 粉	0.1 g

①野菜は1 cm角くらいに切る.
②豚肉は食べやすい大きさに切る.
③野菜と豚肉を油で炒め, ゆで大豆を入れ, トマト缶, 水, 調味料を入れて煮込む.

栄養価
エネルギー 234 kcal, たんぱく質 16 g, 脂質 13 g, 炭水化物 8 g, カルシウム 57 mg, 鉄 1.8 mg

大豆イソフラボンの多い料理

ゴーヤチャンプルー	木綿豆腐	80 g
	ぶた・ばら・脂身つき	40 g
	にがうり	60 g
	にんじん	20 g
	調合油	4 mL
	食塩	1 g
	こいくちしょうゆ	2 mL

①豆腐はペーパータオルで包むなどして, 水気を切っておく.
②にがうりは半分に切って種を除いて薄切りにする.
③にんじんは短冊切りにする.
④豚バラ肉は3 cmくらいに切る.
⑤油で肉, にんじん, にがうり, 豆腐の順に入れて, 炒め, 調味をする.

栄養価
エネルギー 250 kcal, たんぱく質 11 g, 脂質 21 g, 炭水化物 2 g, カルシウム 91 mg, 鉄 1.7 mg

簡便に作れる料理

ながいもの梅肉和え	ながいも	90 g
	梅干し	5 g
	こいくちしょうゆ	2 mL
	あまのり・焼きのり	0.5 g

①ながいもは皮をむいて短冊に切る.
②梅干しは包丁でたたいてペースト状にし, しょうゆと混ぜる.
③①を②で和え, のりをのせる.

栄養価
エネルギー 63 kcal, たんぱく質 1.7 g, 脂質 0 g, 炭水化物 13 g, カルシウム 19 mg, 鉄 0.5 mg

簡便に作れる料理

かじきまぐろのカレー焼き	まかじき	100 g
	食塩	0.8 g
	カレー粉	1.5 g
	小麦粉・薄力粉・1等	3 g
	オリーブ油	4 mL
	こしょう・混合, 粉	0.05 g

①かじきに塩・こしょうをふった後, 小麦粉, カレー粉の順にまぶす.
②フライパンに油をひいて, 火が通るまで両面を焼く.

栄養価
エネルギー 149 kcal, たんぱく質 19 g, 脂質 5 g, 炭水化物 8 g, カルシウム 14 mg, 鉄 1.0 mg

大豆イソフラボンは, 豆腐などにも多く, 湯豆腐, 冷やっこなど手軽に食べられるのでだるいときなどにはおすすめ. 魚などの焼き物もスパイスを変えると手軽にアレンジができるので, 色々と試してみるとよい.

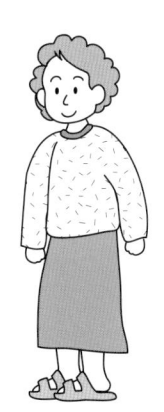

12

更年期の栄養管理の実際

13 高齢期の栄養管理の実際 ●

現在，世界保健機関（WHO）では65歳以上を高齢者としており，我が国でもこれに準じ，65～74歳を前期高齢者，75歳以上を後期高齢者と定義している[1]．日本の高齢化率は29.3%（2024年）で[2]，平均寿命は男性81.09歳・女性87.14歳（2024年）である[4]．平均健康寿命は73.4歳（2024年）でその差が約10年あり，2040年までに75歳以上とすることを目指している．

13.1 ··· 高齢期の生理的特徴

1）感覚機能

①**視覚**：　水晶体の柔軟性の低下や毛様体筋の萎縮により，近距離の焦点の調節力が低下する．いわゆる老眼となり，近くのものを見ることが難しくなり，本や新聞を読むなどの日常動作に支障を感じるようになる．また，白内障の進行は豊かな食生活に支障をきたす．

②**聴覚**：　内耳の機能低下により，老人性難聴（加齢性難聴）といわれ，高音域の聞き取り能力の著しい低下が生じる．言葉が聞き取りにくくなり特に小さな音や雑音があると聞き取りづらくなる．

③**嗅覚**：　嗅上皮における嗅細胞数の低下により，嗅覚の低下が目立つようになるが，他の感覚と比較して変化を受けにくい．

④**味覚**：　舌表面や口腔内の味蕾に存在する味細胞の減少や唾液分泌量の低下により，味覚感受性が低下し，味覚の閾値が上昇する（図13-1）．特に塩味の感受性の低下が著しいとされているが，個人差が大きい．また，味覚と嗅覚は密接に関連しており，嗅覚の機能低下が味覚の感知に影響を及ぼし，食欲が減退することがある．

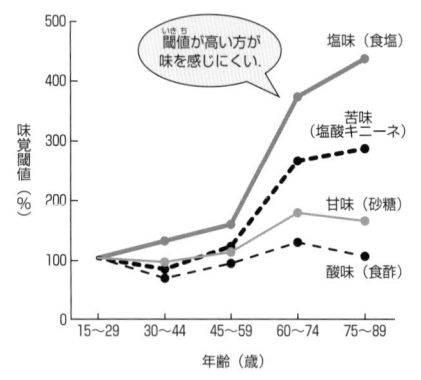

●図13-1● 加齢に伴う味覚の変化[3]

2）咀嚼・嚥下機能

咀嚼とは，口腔内に入れた食物をかみ砕き，舌を使って唾液と混ぜ合わせて食塊を形成することである．嚥下とは，咀嚼によって形成された食塊を口腔・咽頭・食道・胃へ送り出す一連のプロセスを指す（図13-2）．加齢とともに唾液分泌量や舌の運動機能が低下し，歯が欠損することで咀嚼能力が低下する．また，飲み込むときに喉頭蓋が十分にふさがらず，気管支に液体や食物片が流入し，誤嚥を招くことがある．異物を気道から取り除こうとする生体防御反応が咳（咳嗽）で，咳反射の低下により誤嚥性肺炎（図13-3）を発症する．脳梗塞やパーキンソン病なども要因となる．

3）消化・吸収機能

加齢により唾液線が変性・萎縮し，唾液分泌量が減少するので口腔内の乾燥を生じやすくなる．また，食道では粘膜などの萎縮により蠕動運動が低下し，上部括約筋の張力低下が起こる．胃の粘膜も萎縮し，胃酸分泌の低下を招くと考えられてきたが，加齢による影響ではなく，ヘリコバクターピロリ感染によって引き起こされた，長期の慢性炎症の影響であるとの見解もある．小腸は絨毛が萎縮し，吸収面積の低下や粘膜下層の線維化がみられ，消化吸収能は軽度の低下で，各種栄養素の消化酵素活性も低下する．大腸は固有筋層や結合組織が萎縮することにより，蠕動運動機能が低下し，便秘になりやすい．

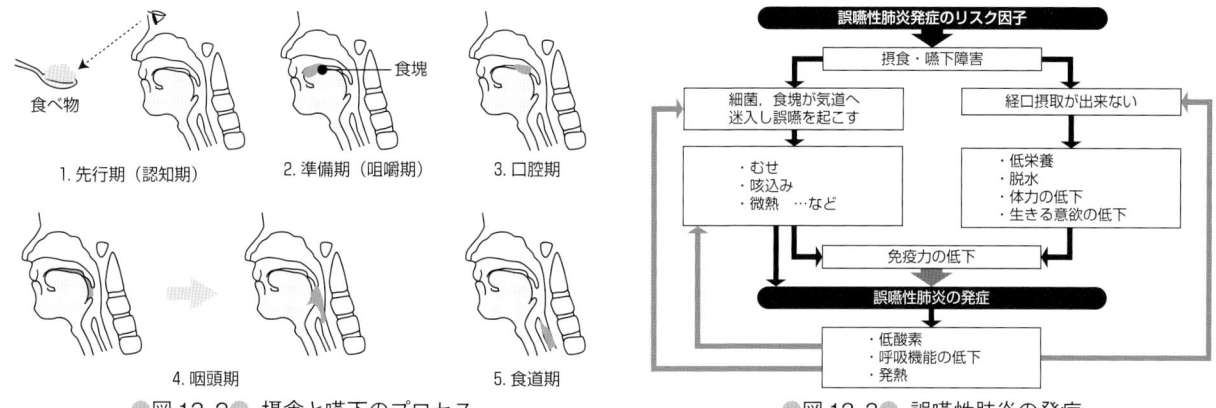

1. 先行期（認知期） 2. 準備期（咀嚼期） 3. 口腔期

食べ物 食塊

4. 咽頭期 5. 食道期

●図 13-2● 摂食と嚥下のプロセス

誤嚥性肺炎発症のリスク因子

摂食・嚥下障害

細菌，食塊が気道へ迷入し誤嚥を起こす	経口摂取が出来ない
・むせ ・咳込み ・微熱 …など	・低栄養 ・脱水 ・体力の低下 ・生きる意欲の低下

免疫力の低下

誤嚥性肺炎の発症

・低酸素
・呼吸機能の低下
・発熱

●図 13-3● 誤嚥性肺炎の発症

ADL
activities of daily living

IADL
instrumental activities of daily living

4）身体能力と身体活動・ADL と IADL

　加齢による身体能力の低下に伴い，身体活動量も低下がみられる．「日本人の食事摂取基準 2025 年版」では，身体活動レベル（PAL）について，65～74 歳では低い（1.50）・普通（1.70）・高い（1.90）の 3 区分であるが，75 歳以上では低い（1.40 外出しない）・普通（1.70 外出する）の 2 区分である[4]．「健康づくりのための身体活動・運動ガイド 2023」（付表 16 参照）では高齢者は，1 日 40 分以上の身体活動（1 日約 6000 歩以上＝週 15 メッツ×時以上）を推奨している[5]．

　WHO は，高齢者の生活機能の自立度を健康の指標とすることを提唱している．日常の生活動作の自立度は，ADL や IADL で評価できる（表 13-1）．身体機能の低下は精神面や認知機能へも影響し，認知症や寝たきりの要介護となる．

●表 13-1● ADL と IADL の評価

ADL（日常生活動作）：自立度の指標． 起居動作・食事・排泄・入浴・更衣・整容（身だしなみ）・移乗・移動動作の必要最低限の動作		
評価方法	①バーセルインデックス （Barthel Index） （付表 19）	移乗・移動・階段昇降・食事・入浴・トイレ動作・排尿コントロール・排便コントロール・更衣・整容の 10 項目を「自立しているか」「介助が必要か」点数で評価する．点数が高いほど自立度が高い．
	②カッツインデックス （Katz Index）（付表 20）	入浴・更衣・トイレ動作・移動・排泄コントロール・食事の 6 項目を「自立しているか」「介助が必要か」点数で評価する．自立している項目数によって，A～G の 7 段階で自立指標という総合判定をする．
	③ダスク-21（DASC-21） （付表 21）	認知症の総合アセスメントシートで認知機能と生活機能を 21 項目で評価する．入浴・着替え・排泄・整容・食事・移動の 6 項目について「問題なくできる」「見守りや声がけを要する」「一部介助を要する」「全介助を要する」の 4 段階で評価する．
IADL（手段的日常生活動作）：生活の質を向上させるために必要な手段的スキルを評価する． 電話・買い物・家事・洗濯・服薬・金銭管理など日常生活における応用的な行動		
評価方法	①ロートンの尺度 （Lawton）の尺度 （付表 22）	電話を使用する能力・買い物・食事の支度・家事・洗濯・交通手段・服薬の管理・金銭管理能力の 8 項目を 3～5 段階の 0～1 点で評価する．最大 8 点で点数が高いほど自立度が高い．
	②老研式活動能力指標 （付表 23）	公共交通機関を使って外出・買い物・食事の準備・金銭管理など IADL の評価項目が 5 つ，知的能動性（新聞や本・雑誌を読むか，健康に対しての関心など）と社会的役割（人とのコミュニケーションについての質問など）の全部で 13 項目ある．「はい/いいえ」で返答して，点数が高いほど自立度が高い．
	③ダスク-21（DASC-21）	同上

日本老年医学会

13.2 ··· 高齢期のケア・マネジメント

1）摂取栄養量

　「日本人の食事摂取基準 2025 年版」では，高齢者は，基礎代謝量，身体活動レベルの低下により，エネルギー必要量が減少する．身体活動レベルが低いとエネルギー摂取量はさらに少なくなり，たんぱく質や他の栄養素の充足がより難しくなる．高齢者では，咀嚼能力の低下，消化・吸収率の低下，運動量の低下に伴う摂取量の低下などが見られる．これらは個人差があり，また，何らかの疾患を有していることも特徴として挙げられる．そのため，年齢だけでなく個人の特徴に十分に注意を払う必要がある．

　①**エネルギー**：　高齢者は，身体活動量を増加させ，望ましい BMI（65 歳以上は 21.5～24.9）

を維持するためのエネルギー消費量と摂取量のバランスを考慮する.

②**たんぱく質**：　推奨量を満たした上でフレイルの発症予防を目的とする目標量を満たさなければならない．65歳以上では，推定平均必要量は50 g/日（男性）・40 g/日（女性），推奨量は60 g/日，（男性）・50 g/日（女性），目標量は15〜20%E（男女とも）である．2025年版においてもフレイル，サルコペニアの発症予防を目的とした望ましいたんぱく質摂取量を策定することは難しいものの，少なくとも高齢者においては推奨量の値より多めに摂取する方が（1.2 g/kg体重/日以上）フレイル，サルコペニアを予防できる可能性があると考えられている．

③**脂質**：　男女とも脂質は目標量で20〜30%E，飽和脂肪酸は目標量で7%以下，n-6系脂肪酸は目安量で7 g/日（75歳以上女性）〜9 g/日（65〜69歳男性），n-3系脂肪酸は目安量で1.8 g/日（75歳以上女性）〜2.2 g/日（65〜69歳男性）である．

④**炭水化物**：　目標量は男女とも50〜65%，食物繊維は目標量で20 g以上/日（男性）・17 g以上/日（女性）である．

⑤**ビタミン**：　フレイル予防に当たっては，日照により皮膚でビタミンDが産生されることから，日常生活において可能な範囲内での適度な日照を心がける．ビタミンDの摂取については，日照時間を考慮に入れる必要がある．

⑥**ミネラル**：　高齢者に見られる潜在性鉄欠乏貧血や，亜鉛の欠乏による味覚障害に留意して摂取する．

2）栄養ケア・マネジメント

VF
video fluorography

UDF
universal degsin food；「容易にかめる」「歯ぐきでつぶせる」「舌でつぶせる」「かまなくてよい」に分け，食品の硬さや嚥下機能の目安を示す.

①**低栄養**：　身体機能の衰えによる活動量や消化吸収能の低下から食事摂取量が減少する．また，ADLの低下・疾病の発症・独居などが原因で栄養バランスの乱れや欠食になることがあり，低栄養に陥りやすい．早期に発見して介入することが大切である（第1章P.9参照）．

②**咀嚼・嚥下障害**：　誤嚥予防には，VF検査（嚥下造影検査）で嚥下運動や適切な食形態を評価・診断し，特別用途食品（表13-2）や「日本摂食嚥下リハビリテーション学会嚥下調整食分類2021」（「学会分類2021」）（表13-3），ユニバーサルデザインフード（UDF；日本介護食品協議会，2002年）

●**表13-2**● 特別用途食品（嚥下困難者用食品）

①嚥下困難者用食品（ゼリー・ペースト）	「やわらかい」「まとまりやすい（凝集性）」「べたつかない（付着性）」の3つの規格基準をクリアしたものだけに表示が許可されている．許可基準Ⅰ，Ⅱ，Ⅲの区分がある．	許可基準Ⅰは嚥下障害がより重度な人にも使える最も飲み込みやすい食品　摂食目安温度：10℃
②とろみ調製用食品（とろみ）材	液体にとろみをつけるための食品で，液体に混ぜて使用する．粘度要件と性能要件をクリアしたものに表示が許可されている．粘度要件；添加量のわずかな差で粘度が大きく変動しない「とろみ材」を選定するため，各粘度値に調整する際の添加濃度が基準の範囲内であること．	

平均粘度（mPa・s）	100	400
添加濃度*（%）	0.1以上1.5未満	1.5以上4.0未満

＊蒸留水に対する添加濃度

●**表13-3**● 学会分類2021（とろみ）早見表と解説[7]

	段階1 薄いとろみ	段階2 中間のとろみ	段階3 濃いとろみ
英語表記	Mildly thick	Moderately thick	Extremely thick
性状の説明（飲んだとき）	・「drink」するという表現が適切なとろみの程度 ・口に入れると口腔内に広がる液体の種類・味や温度によっては，とろみが付いていることがあまり気にならない場合もある ・飲み込む際に大きな力を要しない ・ストローで容易に吸うことができる	・明らかにとろみがあることを感じ，かつ「drink」するという表現が適切なとろみの程度 ・口腔内での動態はゆっくりですぐには広がらない ・舌の上でまとめやすい ・ストローで吸うのは抵抗がある	・明らかにとろみが付いていて，まとまりがよい ・送り込むのに力が必要スプーンで「eat」するという表現が適切なとろみの程度 ・ストローで吸うことは困難
性状の説明（見たとき）	・スプーンを傾けるとすっと流れ落ちる ・フォークの歯の間から素早く流れ落ちる ・カップを傾け，流れ出た後には，うっすらと跡が残る程度の付着	・スプーンを傾けるととろとろと流れる ・フォークの歯の間からゆっくりと流れ落ちる ・カップを傾け，流れ出た後には，全体にコーティングしたように付着	・スプーンを傾けても，形状がある程度保たれ，流れにくい ・フォークの歯の間から流れ出ない ・カップを傾けても流れ出ない（ゆっくりと塊となって落ちる）
粘度（mPa・s）	50-150	150-300	300-500
LST値（mm）	36-43	32-36	30-32
シリンジ法による残留量（mL）	2.2-7.0	7.0-9.5	9.5-10.0

『日摂食嚥下リハ会誌25（2）:135-149, 2021』または日本摂食嚥下リハビリテーション学会ホームページ： https://www.jsdr.or.jp/wp-content/uploads/file/doc/classification2021-manual.pdf 『嚥下調整食学会分類2021』を必ずご参照ください.

を活用する.

③**脱水**： 加齢による体内水分量の減少，温度感受性の鈍化による体温の上昇，口渇中枢の鈍化による口渇感の減弱，腎臓の濃縮力低下による尿量の増加にもかかわらず頻尿や誤嚥を避けるために意図的に水分摂取を控えたりすることで脱水症状に陥りやすい．周囲の介護者が細かめに水分摂取を勧めることが重要である．また，活動量の低下や水分・食事摂取量の減少は慢性的な便秘の要因にもなり得る．調理を工夫し食物繊維の多い食品の摂取を心がける．

④**フレイル・サルコペニア・ロコモティブシンドローム**： 高齢者においては，筋タンパク質の合成反応（同化反応）が減弱するたんぱく質同化抵抗性が報告されており，たんぱく質摂取後の骨格筋におけるたんぱく質合成が成人と比べて低下する．低栄養の予防が第一となる．

フレイルは，加齢や疾患によって身体的・精神的なさまざまな機能が徐々に衰え，心身のストレスに脆弱になった状態で，基本的な対応は低栄養と同様である．早期発見・介入により健常状態へ回復可能となる．

サルコペニアとは，骨格筋量の低下に加えて，筋力または身体機能の低下と定義されている．骨格筋量低下を抑制することが予防に繋がり，運動療法と栄養補給療法の併用が有効である．

ロコモティブシンドロームとは，筋肉・骨・関節・軟骨・椎間板などの運動器のいずれか，または複数に障害が起こり，歩行や日常生活に何らかの障害をきたしている状態を指す．

⑤**転倒・骨折・認知症**： 高齢者では骨粗鬆症による骨の脆弱性が増し，転倒による骨折発生頻度が上昇する．転倒・骨折は要介護の主な要因となっている．加齢に伴い認知機能は低下し，認知症患者では摂食障害・体重減少・低栄養が問題となっている．認知症高齢者では脳機能正常高齢者と比較して，サルコペニアやフレイルを合併しやすい傾向がある．認知機能の検査には，改訂長谷川式簡易知能評価スケール（付表24参照）がある．

13.3 ··· 対象者のプロフィール

A（身体状況）	C（臨床診査）
65歳，女性，主婦（自営業） 身長 150 cm 体重 42 kg BMI 18.7 標準体重 49.5 kg 腹囲 75 cm 体脂肪率 20%	既往歴：軽度の骨粗鬆症のため，服薬あり．血圧が少し高いが，降圧剤は服用していない． 腰痛症があり，治療している． 自覚症状：胃がもたれることがあり，食欲が湧かないことがある． 家族構成：夫（68歳）と二人暮らし（自営業で飲食店を営む，夫は血圧が高いが，ほぼ健康）． 生活状況：現役で働いている．自営業のため，立ち仕事が多い．調理はするが，あまり食欲がない． 健康を気にして，週3回は1回30分程度ウォーキングしている． 口腔内の状況：夫婦ともに部分入れ歯である．
B（臨床成績） 赤血球数 410×10⁴/μL ヘモグロビン 11.8 g/dL ヘマトクリット 37.7% 総コレステロール 188 mg/dL 中性脂肪 115 mg/dL HDL コレステロール 55 mg/dL LDL コレステロール 120 mg/dL FBS 95 mg/dL 血圧 145/90 mmHg 血清アルブミン 4.0 g/dL 血清総たんぱく質 7.0 g/dL	D（食生活状況） 夫婦ともに，好き嫌いはほとんどない． 部分入れ歯であるため，硬いものは避ける傾向がある． 健康を気にしているが，食欲がなく，牛，豚，鶏肉よりも魚を好む． 胃がもたれるので，油脂の多いものは避け，食事の量も少ない． 牛乳，しらす干し，納豆は毎日摂取しているが，ヨーグルトは好まない．
	E（環境） 自営業で飲食店を営んでいるため，調理自体は自分達で行っている．

1日目	食品番号	食品名	重量(g)
軟飯	01083	精白米	60
	04032	木綿豆腐	50
	06227	葉ねぎ	10
豆腐のみそ汁	17045	みそ	15
	17028	顆粒和風だし	2
		水	150
	12004	鶏卵	50
	14006	調合油	3
目玉焼き	17012	食塩	0.2
	17065	こしょう	0.2
	11186	ウインナー	20
牛乳	13005	低脂肪乳	150
	01039	うどん	100
	11221	鶏もも肉	50
	06233	白菜	40
	06214	にんじん	20
	08001	えのき	25
カレー南蛮うどん	06227	葉ねぎ	15
	17023	煮干しだし	300
	17138	料理酒	5
	16025	みりん	30
	17007	こいくちしょうゆ	18
	17061	カレー粉	2
	02034	片栗粉	12
	13003	牛乳	100
	13014	生クリーム	20
パンナコッタ	03003	上白糖	10
	11198	ゼラチン	1.3
	07125	ブルーベリージャム	3
軟飯	01083	精白米	60
	10379	かまぼこ	15
	17138	料理酒	4
すまし汁	17028	顆粒だし	2
	17008	うすくちしょうゆ	5
	08013	乾燥しいたけ	1
	10047	いわし	60
煮魚	06103	しょうが	3
	17007	こいくちしょうゆ	7
	16025	みりん	3
	06245	ピーマン	50
	10056	じゃこ	10
	05018	ごま	7
ピーマンの中華炒め	16025	みりん	12
	17008	うすくちしょうゆ	5
	06223	にんにく	1
	17073	唐辛子	0.1
	14006	調合油	3

（朝食・昼食・夕食の区分が左端に示されている）

栄養価
エネルギー 1520 kcal, 脂質 53.8 g, たんぱく質 67.9 g, 炭水化物 193.7 g, カルシウム 682 mg, 食物繊維総量 9.7 g, 食塩 11.7 g

2日目	食品番号	食品名	重量(g)
軟飯	01083	精白米	60
	04046	糸引き納豆	40
オクラ納豆	06032	オクラ	20
	17007	こいくちしょうゆ	1
	06317	れんこん	60
	06214	にんじん	30
	17028	顆粒和風だし	2
	17138	料理酒	10
きんぴら	03003	上白糖	2
	16025	みりん	2
	05017	ごま	1
	14006	調合油	5
	06172	とうがらし	0.5
果物	07107	バナナ	100
	01083	精白米	60
	12004	鶏卵	50
炒飯	11176	ロースハム	20
	06226	根深ねぎ	30
	14006	調合油	5
	17007	こいくちしょうゆ	3
	11219	鶏むね肉	70
	03003	上白糖	1
	17012	食塩	0.5
	17138	料理酒	4
鶏肉ときゅうりのサラダ	06065	きゅうり	50
	17110	ぽん酢	15
	17031	オイスターソース	2
	05017	ごま	4
	14002	ごま油	3
お茶	16040	ほうじ茶	120
軟飯	01083	精白米	60
	06086	小松菜	30
みそ汁	06214	にんじん	5
	17045	みそ	5
	17028	顆粒和風だし	2
	10154	さば	70
	17012	食塩	0.5
さばの塩焼き	17007	こいくちしょうゆ	3
	06134	大根	40
	06095	大葉	0.5
	06048	かぼちゃ	80
	17028	顆粒和風だし	2
煮物	17138	料理酒	3
	17012	食塩	0.5
	17008	うすくちしょうゆ	0.5
	03003	上白糖	8

栄養価
エネルギー 1523 kcal, 脂質 45.9 g, たんぱく質 66.9 g, 炭水化物 223.1 g, カルシウム 289 mg, 食物繊維総量 15.1 g, 食塩 8.2 g

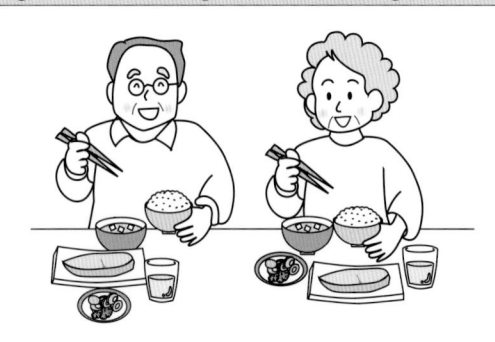

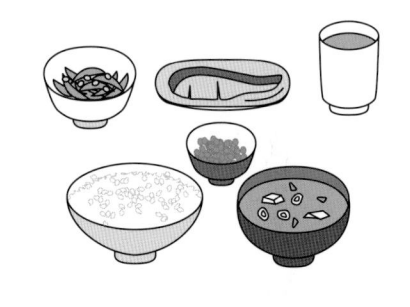

軟食の料理例

全粥

全粥	精白米	40 g	①米は洗い，浸水させておく.
	水	200 mL	②鍋に①を入れ，ふたをして中火にかける. 沸騰したら弱火で30〜40分加熱する. ③5〜10分蒸らす.

栄養価
エネルギー 142 kcal，脂質 0.4 g，たんぱく質 2.4 g，炭水化物 31.0 g，カルシウム 2 mg，食物繊維 0.2 g，食塩 0.0 g

はくさいと豆腐のとろみ煮	はくさい	50 g	①はくさいを一口大に切る.
	木綿豆腐	30 g	②にんじんは皮をむき，いちょう切り，しいたけは薄切りにする.
	にんじん	30 g	③鍋に水，だし，しょうゆ，みりん，上白糖を入れ，加熱する.
	しいたけ	10 g	
	顆粒和風だし	0.1 g	④③に①②を入れ，やわらかくなるまで加熱する.
	うすくちしょうゆ	3 mL	⑤水溶き片栗粉を入れ，とろみをつける.
	みりん	3 mL	
	上白糖	1 g	
	片栗粉	1 g	
	水	70 mL	

栄養価
エネルギー 57 kcal，脂質 1.6 g，たんぱく質 3.2 g，炭水化物 8.6 g，カルシウム 58 mg，食物繊維 2.3 g，食塩 0.6 g

白身魚の色紙煮	たら	60 g	①たらを一口大に切り，食塩，料理酒で和え，片栗粉をまぶす.
	食塩	0.5 g	②にんじんは軟らかくなるまで加熱し，すり鉢でつぶす.
	料理酒	5 mL	
	片栗粉	1 g	③ほうれんそうはゆで，水気をきり，1 cm幅に切る.
	だし汁	15 mL	④だし汁，しょうゆ，みりんを煮立て，①を入れて加熱する.
	こいくちしょうゆ	3 mL	
	みりん	3 mL	⑤火が通り，とろみがついたら皿に盛る.
	にんじん	10 g	⑥にんじん，ほうれんそうを添える.
	ほうれんそう	10 g	

栄養価
エネルギー 66 kcal，脂質 0.2 g，たんぱく質 11.1 g，炭水化物 4.0 g，カルシウム 28 mg，食物繊維 0.6 g，食塩 1.3 g

かぼちゃのあんかけ	かぼちゃ	100 g	①かぼちゃは皮をむきくし切りにし，蒸す.
	むきえび	15 g	②さやいんげんをゆで，5 mm幅に切る.
	だし汁	30 mL	
	食塩	0.5 g	③鍋にだし汁，えびを入れ加熱する.
	上白糖	3 g	④③に食塩，上白糖，みりん，うすくちしょうゆを加え，加熱する.
	みりん	8 mL	
	うすくちしょうゆ	6 mL	⑤④にさやいんげんを加え，水溶き片栗粉でとろみをつける.
	さやいんげん	10 g	⑥かぼちゃを器に移し，⑤をかける.
	片栗粉	1.5 g	

栄養価
エネルギー 110 kcal，脂質 0.4 g，たんぱく質 5.1 g，炭水化物 25.4 g，カルシウム 38 mg，食物繊維 3.7 g，食塩 0.6 g

野菜の甘酢和え	こまつな	40 g	①小松菜，えのきを1 cm幅に切る.
	にんじん	10 g	②にんじんは皮をむき，2 cm程度の千切りにする.
	えのき	10 g	③①②をゆでる.
	食塩	0.7 g	④食塩，上白糖，酢，ごまをあえる.
	上白糖	3 g	⑤④にさやいんげんを加え，水溶き片栗粉でとろみをつける.
	穀物酢	8 mL	
	ごま	2 g	⑥かぼちゃを器に移し，⑤をかける.

栄養価
エネルギー 38 kcal，脂質 1.2 g，たんぱく質 1.3 g，炭水化物 6.1 g，カルシウム 95 mg，食物繊維 1.6 g，食塩 0.7 g

---

基本的に野菜は長く加熱をするとやわらかくなるが，水分のある状態で行うと水分も多く含み食べやすくなる. いも類も加熱により糊化して食べやすくなるが，水分の少ないさつまいもなどは，レンジ加熱ではパサつく傾向があるので気をつけよう. 肉・魚は加熱時間が長くなるとパサつく傾向にあるので種類，部位を選び，加熱時間にも注意が必要となる.

流動食（経口）の料理例

かぶのポタージュ	かぶ	40 g	①かぶ，たまねぎの皮をむき，薄切りにする.
	たまねぎ	20 g	
	オリーブ油	2 mL	②①をオリーブ油で炒める.
	クリームチーズ	18 g	③②に火が通ったら，粗熱をとり，チーズ，コンソメ水と一緒にミキサーで撹拌する.
	コンソメ	1.5 g	
	水	150 mL	④③を鍋に移し，こしょうをふる.
	こしょう	0.1 g	

栄養価
エネルギー 92 kcal，脂質 8.1 g，たんぱく質 2.0 g，炭水化物 4.7 g，食塩 0.8 g

ライスポタージュ	めし	50 g	①めしをバターで炒める.
	バター	8 g	②ミキサーで①，スキムミルク，水を撹拌する.
	スキムミルク	15 g	
	水	150 mL	③②を鍋に入れ，加熱する.
	食塩	0.5 g	④③に生クリームを入れ，食塩で調味する.
	生クリーム	5 mL	

栄養価
エネルギー 207 kcal，脂質 8.9 g，たんぱく質 6.5 g，炭水化物 26.9 g，食塩 0.9 g

にんじんのポタージュ	にんじん	50 g	①にんじんは皮をむき，5 mm程度幅に輪切り，たまねぎは薄切りにする.
	たまねぎ	15 g	
	精白米	5 g	②①を油で炒める.
	調合油	5 mL	③②と洗った米とコンソメ，牛乳混ぜ合わせ，10分程度煮込む.
	コンソメ	1.2 g	
	牛乳	150 mL	④③の荒熱をとり，ミキサーで撹拌する.
	食塩	0.2 g	⑤④を鍋に戻し，生クリームを入れ，食塩で調味する.
	生クリーム	15 mL	

栄養価
エネルギー 238 kcal，脂質 17.4 g，たんぱく質 6.1 g，炭水化物 18.2 g，食塩 0.9 g

- ご飯は水分を加えて柔らかく.
- パンはフレンチトーストにしてしっとりさせる.
- 麺類は箸で切れるくらいまで柔らかく煮る.
- もちは窒息する危険があるため，白玉粉もちで代用する.
- 肉はひき肉や薄切り肉を使用する.
- 魚介は刺身や煮魚が最適.
- 卵はスクランブルエッグや温泉卵で.
- 大豆製品は絹ごし豆腐や刻み納豆で.
- 野菜は一口サイズでスプーンでつぶせる柔らかさに.
- きのこ類は細かく刻んで肉団子などにまぜる.
- 海藻類，わかめやのりは柔らかくする.
- 菓子類はしっとり系を，粉っぽいものは避ける.

13

高齢期の栄養管理の実際

易消化食 1 日の献立

朝食	トースト	食パン	60 g	①食パンを焼き，ジャムを塗る．
		ブルーベリージャム	15 g	
	野菜のスープ煮	かぶ	40 g	①かぶ，たまねぎをくし形に，にんじんは輪切りにする．
		たまねぎ	20 g	②じゃがいもの皮をむき，いちょう切りにする．
		にんじん	10 g	③鍋に水，コンソメ，①②を入れて軟らかくなるまで加熱する．
		じゃがいも	50 g	
		コンソメ	0.5 g	
		水	120 mL	
	こまつなの巣ごもり卵	こまつな	40 g	①こまつなをざく切りし，フライパンで茎の部分を先に炒める．火が通ったら，葉の部分を追加し，塩，こしょうで味付けする．
		油揚げ	5 g	②①を巣の形に整えて，中心に鶏卵を割り入れる．
		サラダ油	15 g	③分量外の水を入れ，蓋をして蒸し焼きにする．
		塩	0.5 g	
		こしょう	0.5 g	
		鶏卵	60 g	
	バナナ	バナナ	100 g	
	ミルクティー	紅茶	100 mL	①温めた紅茶と牛乳を混ぜ，砂糖を加える．
		牛乳	50 mL	
		上白糖	3 g	
昼食	ご飯	精白米	80 g	①米を炊飯する．
	肉団子のトマト煮	鶏ひき肉	60 g	①鶏ひき肉にみじん切りにしたたまねぎと，鶏卵，牛乳，パン粉，塩，こしょうを混ぜ，一口大の団子をつくる．
		たまねぎ	20 g	②フライパンに薄く切ったたまねぎとサラダ油を入れ炒める．
		鶏卵	5 g	③たまねぎが透明になったら，カットトマト，水，コンソメを入れ，加熱する．
		牛乳	5 mL	④③が煮立ったら，①を入れ，塩，こしょうで調味する．
		パン粉	3 g	⑤加熱したブロッコリーを添える．
		塩	0.3 g	
		たまねぎ	30 g	
		カットトマト	50 g	
		サラダ油	5 mL	
		コンソメ	1.0 g	
		水	100 mL	
		塩	0.5 g	
		こしょう	0.2 g	
		ブロッコリー	30 g	
	炊き合わせ	かぼちゃ	60 g	①かぼちゃの種とわたを取り除き，皮の固い部分をそぎながら，一口大に切る．
		にんじん	15 g	②にんじんは 1 cm の輪切りにする．
		かつおだし	100 mL	③かつおだし，しょうゆ，上白糖を混ぜ，鍋で加熱する．
		こいくちしょうゆ	5 mL	④にんじん，かぼちゃを入れ，軟らかくなるまで煮る．
		上白糖	3 g	
	ごま和え	ほうれんそう	60 g	①たっぷりの熱湯でほうれんそうをゆでる．
		すりごま	3 g	②①を水のはったボウルに入れ，冷ます．
		こいくちしょうゆ	6 mL	③②の水気を絞り，煮切ったみりんとしょうゆ，ごまと和える．
		みりん	4 g	
夕食	ご飯	精白米	80 g	①米を炊飯する．
	みそ汁	れんこん	30 g	①煮干しだしで，いちょう切りにしただいこんとにんじんを煮る．
		だいこん	30 g	②皮をむきすりおろしたれんこんを①に加える．
		にんじん	10 g	③弱火で 3 分程度加熱し，火をとめてからみそとすりおろしたしょうがを入れる．
		しょうが	2 g	
		煮干しだし	150 mL	
		淡色辛みそ	8 g	
	豆腐ステーキ野菜あんかけ	木綿豆腐	100 g	①豆腐を水切りして，塩，こしょう，小麦粉をまぶす．
		小麦粉	5 g	②にんじんは短冊切り，ピーマン，パプリカは薄切りに，えのきは石づきを切り落とし，長さを半分に切る．
		塩	0.1 g	③フライパンでサラダ油を加熱し，①を焼く．
		こしょう	0.1 g	④③を焼き終えたら，②を同じフライパンで炒める．
		調合油	3 mL	⑤鍋にコンソメ，ケチャップ，こいくちしょうゆ，料理酒，上白糖を入れ加熱し，最後にかたくり粉でとろみをつける．
		にんじん	5 g	⑥③④に⑤をかける．
		ピーマン	5 g	
		パプリカ	5 g	
		えのき	5 g	
		水	70 g	
		コンソメ	0.5 g	
		ケチャップ	3 g	
		こいくちしょうゆ	2 mL	
		料理酒	2 mL	
		上白糖	2 g	
		かたくり粉	2 g	
	しょうが和え	緑豆もやし	45 g	①たっぷりの熱湯でもやしをシャキッとした食感残るまでゆでる．
		きゅうり	10 g	②①の水気をよく切る．
		しょうが	1 g	③きゅうりは斜めの薄切りにしてから細切りにする．しょうがは皮をむいて，みじん切りにする．
		こいくちしょうゆ	2 mL	④しょうが，しょうゆ，みりん，ごま油を混ぜ一煮立ちさせ，もやしときゅうりと和える．
		みりん	2 mL	
		ごま油	1 mL	
	粉吹きいも	じゃがいも	50 g	①じゃがいもは皮を剥き，一口大に切る．
		白ワイン	2 mL	②ごぼうはしっかりと洗い，斜めに 1 cm 幅程度に切る．
		食塩	0.5 g	③鍋にじゃがいもを入れ，水をじゃがいもがひたるくらいまで入れて加熱し，煮立ったら中火で 10 分ほど加熱する．
		こしょう	0.2 g	④③をざるにあげ，流水でぬめりをとる．

栄養価

エネルギー 1628 kcal，脂質 48.2 g，たんぱく質 51.8 g，炭水化物 265.0 g

介護食（開始～移行食）の料理例

嚥下食レベル：開始食（レベル 0；L0）嚥下調整食 1j

みそ汁ゼリー	みそ	8 g	①だし汁にみそを加え，加熱する
	だし汁	120 mL	②①にゼラチンを加える．
	ゼラチン	2 g	③器に移し，冷やし固める．

栄養価

エネルギー 24 kcal，脂質 0.5 g，たんぱく質 3.2 g，炭水化物 1.8 g

嚥下食レベル：嚥下食 II（レベル 1；L2）嚥下調整食 2-1
形態：ゼリー食・ピュレー食

ミートプリン	豚ひき肉	35 g	①ひき肉に上白糖，食塩，こしょう，料理酒，卵を入れミキサーで撹拌する．
	上白糖	0.3 g	②①に常温にした生クリームを加え，再度撹拌する．
	食塩	0.1 g	③耐熱容器に②を入れ，蒸す．
	こしょう	0.1 g	
	料理酒	2 mL	
	鶏卵	10 g	
	生クリーム	15 mL	

栄養価

エネルギー 151 kcal，脂質 13.5 g，たんぱく質 7.7 g，炭水化物 1.5 g

嚥下食レベル：嚥下食 III（レベル 3；L3）嚥下調整食 1j
形態：ゼリー食・ピュレー食

トマトゼリー	トマトジュース	80 mL	①鍋にジュース，水，とろみ調整食品を入れ，よく混ぜる．
	水	20 mL	②①を焦げ付かないように加熱する．
	とろみ調整食品	0.5 g	③②丸い型に流し入れ，冷やし固める．

栄養価

エネルギー 14 kcal，脂質 0.1 g，たんぱく質 0.6 g，炭水化物 3.2 g

嚥下食レベル：移行食（レベル 4；L4）
形態：軟らかゲル食

蒸し豚肉の野菜巻き	豚ひき肉	50 g	①豚ひき肉にだし汁，食塩，こしょう，片栗粉を加え，ミキサーで撹拌する．
	だし汁	30 mL	②にんじん，こまつなを軟らかくなるまでゆでる．
	食塩	1.2 g	③フライパンで鶏卵を加熱し，炒り卵を作る．
	こしょう	0.2 g	④巻きすの上にラップを敷き，①を広げ，その上ににんじん，こまつな，炒り卵をのせ，巻く．
	片栗粉	1.2 g	⑤④を蒸す．
	料理酒	3 mL	⑥⑤に火が通ったら，冷まして，輪切りりする．
	にんじん	10 g	
	こまつな	10 g	
	鶏卵	20 g	

栄養価

エネルギー 147 kcal，脂質 10.7 g，たんぱく質 11.9 g，炭水化物 2.6 g

多くの野菜は加熱により軟化するが，たけのこやたけのこ類，海藻類は加熱によっても軟化しないことが多い．

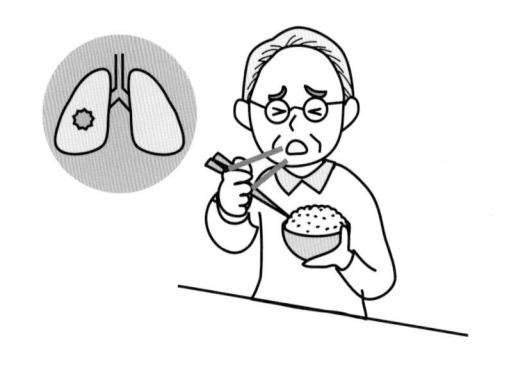

70 歳以上：身体活動レベル低い（男性）

区分	料理	食材	分量	作り方
朝食	軟飯	精白米	60 g	①洗米し，米の2.5倍の水を加えて炊飯する．
		水	150 mL	
	みそ汁	木綿豆腐	80 g	①豆腐をさいの目に切る．
		にんじん	10 g	②にんじんの皮をむき，いちょう切りに，ねぎは小口切りにする．
		葉ねぎ	5 g	③だし汁に①②を入れ，加熱する．
		みそ	8 g	④③に火が通ったら，火を止めてみそで調味する．
		かつおだし	150 mL	
	スクランブルエッグ	鶏卵	50 g	①たまねぎの皮をむき，さいの目に切る．
		たまねぎ	30 g	②フライパンで油を加熱し，①とミックスベジタブル，塩，こしょう，コンソメを入れる．
		ミックスベジタブル	10 g	③②に火が通ったら，卵を入れて，形を整える．
		調合油	3 mL	
		食塩	0.3 g	
		こしょう	0.1 g	
		コンソメ	0.3 g	
	ゆで野菜サラダ	キャベツ	50 g	①キャベツは3cm程度の角切り，ブロッコリーは小房に分けてゆでる．
		ブロッコリー	20 g	②酢，オリーブ油，塩，こしょうを混ぜ合わせ，①と和える．
		ミニトマト	15 g	
		りんご酢	10 g	
		オリーブ油	8 mL	
		食塩	0.5 g	
		こしょう	0.3 g	
昼食	軟飯	精白米	60 g	①洗米し，米の2.5倍の水を加えて炊飯する．
		水	150 mL	
	鶏の照り焼き	鶏もも肉	70 g	①フライパンに油をひいて，鶏肉を皮を下にして焼く．
		こいくちしょうゆ	8 g	②しょうゆ，みりん，上白糖，しょうがを混ぜ合わせる．
		料理酒	8 g	③①に②を加えて加熱する．
		みりん	8 mL	
		上白糖	4 g	
		しょうが	1.5 g	
		調合油	3 mL	
	こまつなのごま和え	こまつな	60 g	①こまつなは3cm程度に切り，沸騰させたお湯でゆでる．
		ごま	5 g	②ごま，しょうゆ，上白糖，水を混ぜ合わせる．
		こいくちしょうゆ	2 mL	③①と②を和える．
		上白糖	0.5 g	
		水	2 mL	
	マッシュポテト	じゃがいも	40 g	
		バター	10 g	
		牛乳	20 mL	
		食塩	0.1 g	
		こしょう	0.1 g	
	フルーツ	バナナ 生	100 g	
	牛乳	低脂肪乳	150 mL	
夜食	軟飯	精白米	60 g	①洗米し，米の2.5倍の水を加えて炊飯する．
		水	150 mL	
	蒸し魚の野菜あんかけ	たら	70 g	①たらに料理酒をふる．
		料理酒	2 mL	②にんじんの皮をむき，千切りにする．
		にんじん	5 g	③チンゲン菜を2cm程度幅に，たまねぎは皮をむいて，薄切りにする．
		チンゲン菜	15 g	④だし汁にみりん，しょうゆ，②③を入れ，加熱する．
		たまねぎ	15 g	⑤④に火が通ったら，①を入れさらに加熱する．
		昆布だし	100 mL	⑥水溶き片栗粉でとろみをつける．
		みりん	3 mL	
		こいくちしょうゆ	5 mL	
		片栗粉	1.5 g	
	含め煮	キャベツ	50 g	①キャベツは3cm程度の角切り，にんじんは皮をむき，千切りにする．
		にんじん	10 g	②ささみは一口大にする．
		とりささみ肉	20 g	③鍋に①，②とみそ，だし汁，上白糖を入れ，煮る．
		だし汁	50 mL	
		みそ	5 g	
		上白糖	2 g	
	酢の物	きゅうり	50 g	①わかめを水で戻す．
		カットわかめ	1 g	②きゅうりを輪切りにする．
		ごま		③ごま，酢，しょうゆ，上白糖を混ぜ合わせる．
		穀物酢	20 mL	④わかめの水を絞り，②，③と和える．
		こいくちしょうゆ	6 mL	
		上白糖	6 g	

栄養価
エネルギー 1712 kcal，脂質 49.6 g，たんぱく質 70.2 g，炭水化物 255.7 g，カルシウム 654 g，食物繊維 41.8 g，食塩 7.6 g

70 歳以上：身体活動レベル低い（女性）

区分	料理	食材	分量	作り方
朝食	パン	ロールパン	60 g	
		いちごジャム	10 g	
	じゃがいものポタージュ	じゃがいも	100 g	①じゃがいもを5mm幅程度に切る．
		たまねぎ	40 g	②たまねぎ，にんじんの皮をむき，薄切りにする．
		バター	5 g	③鍋にバターを溶かし，たまねぎが透明になるまで炒める．
		水	200 mL	④③に①を加える．
		にんじん	30 g	⑤④に水，にんじん，塩を入れ，弱火で軟らかくなるまで加熱する．
		食塩	0.9 g	⑥⑤を裏ごし，再度鍋に戻し，牛乳を加えて加熱する．
		牛乳	50 mL	⑦⑥に生クリームを加えて，パセリをふる．
		生クリーム	15 mL	
		乾燥パセリ	0.1 g	
	スペイン風オムレツ	鶏卵	30 g	①下ゆでしたじゃがいも，湯むきしたトマト，たまねぎをさいの目に，ピーマン，ハムを角切りにする．
		じゃがいも	20 g	②溶きほぐした卵に塩，こしょう，コンソメを加える．
		たまねぎ	20 g	③フライパンにバターを入れ，加熱し，②を流し入れる．
		ピーマン	5 g	④③が半熟状態になったら，①を加え，形を整える．
		ロースハム	10 g	
		トマト	20 g	
		食塩	0.1 g	
		こしょう	0.1 g	
		バター	3 g	
		コンソメ	1.0 g	
	ヨーグルト	カップヨーグルト	75 g	
昼食	軟飯	精白米	60 g	①洗米し，米の2.5倍の水を加えて炊飯する．
		水	150 g	
	さけのマスタード焼き	さけ	60 g	①さけに塩を振り，出てきた水分をふき取る．
		食塩	0.1 g	②こしょう，マスタード，マヨネーズを混ぜる．
		こしょう	0.1 g	③②を①に塗り，皮をしたにして焼く．
		粒入りマスタード	3 g	
		マヨネーズ	8 g	
	付け合わせ	ほうれんそう	30 g	①ゆでたほうれんそうを2cm程度に切る．
		スイートコーン	5 g	②フライパンにバターを溶かし，コーン①を加熱し，塩，こしょうで調味する．
		バター	3 g	
		食塩	0.1 g	
		こしょう	0.1 g	
	みそ炒め	ピーマン	50 g	①ピーマンの種をとり，千切りにする．
		ツナ缶	10 g	②にんじんの皮をむき，千切りにする．
		にんじん	15 g	③フライパンに油を熱し，ツナとにんじんを炒める．
		上白糖	2 g	④③にピーマンを入れ，砂糖とみそで調味する．
		みそ	5 g	
		調合油	2 mL	
	サラダ	キャベツ	45 g	①えびとキャベツをゆでる．
		むきえび	10 g	②キャベツを3cm角に切り，ドレッシングをかける．
		和風ドレッシング	5 g	
	フルーツ	白桃缶	40 g	
夜食	軟飯	精白米	60 g	①洗米し，米の2.5倍の水を加えて炊飯する．
		水	150 mL	
	吉野汁	こまつな	25 g	①乾燥しいたけを水で戻す．
		あさり	10 g	②鍋に①の戻し汁と塩，しょうゆを入れ加熱する．
		にんじん	10 g	③にんじんを千切り，白ねぎを斜め切り，戻したしいたけを薄くスライスする．
		白ねぎ	5 g	④②ににんじんを入れ，火が通ったら，しいたけ，あさり，こまつなを加える．
		乾燥しいたけ	1 g	⑤④に白ねぎを加え，水溶き片栗粉でとろみをつける．
		かつおだし	150 mL	
		食塩	0.5 g	
		薄口しょうゆ	2.0 mL	
		かたくり粉	2.0 g	
	白身魚の野菜巻き	白身魚のすり身	50 g	①すり身に食塩，しょうがのしぼり汁，料理酒で下味をつけ，だし汁を加えてフードプロセッサーで撹拌する．
		食塩	0.5 g	②にんじんをやわらかくゆで，やさいんげんはさっとゆでる．
		しょうがしぼり汁	2 mL	③巻きすにラップを敷き，①を広げその上に②をのせ，巻き，両端を輪ゴムでとめる．
		昆布だし	20 mL	④③を蒸す．
		料理酒	3 mL	
		にんじん	10 g	
		さやいんげん	10 g	
		かたくり粉	2 g	
	バンサンスー	乾燥はるさめ	15 g	①はるさめをゆでて，流水で冷やす．
		きゅうり	20 g	②にんじんは皮をむき，きゅうりと同じ大きさの千切りにする．
		にんじん	10 g	③ハムも千切りにする．
		ロースハム	10 g	④穀物酢，砂糖，しょうゆ，ごま油，からごまを混ぜる．
		白ごま	3 g	⑤①，②，③を混ぜ，ごまを和える．
		穀物酢	5 mL	
		上白糖	3 g	
		しょうゆ	3 mL	
		ごま油	2 mL	
		からし	0.5 g	

栄養価
エネルギー 1521 kcal，脂質 49.3 g，たんぱく質 63.3 g，炭水化物 222.3 g，カルシウム 419 g，食物繊維 22.2 g，食塩 6.6 g

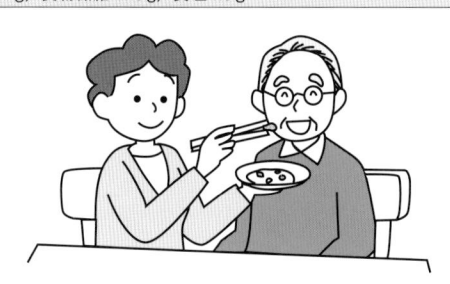

14 運動・スポーツと栄養管理の実際

1）エネルギー代謝

　運動を含むすべての身体活動は骨格筋の収縮により行われ，エネルギー源であるアデノシン三リン酸（ATP）が必要である．骨格筋に存在するATPはごくわずかであるため，運動を持続させるためにATPを絶えず合成する必要がある．運動時にATPを産生する機構は大きく3つに分けられる．

① ATP-クレアチンリン酸（CP）系：骨格筋に存在するCPをクレアチン（Cr）と無機リン酸（Pi）に分解するときに発生するエネルギーを利用してATPを産生する．この反応は，速やかに多量のATPを産生することができる．しかし，CPは筋肉内にはわずかしか存在しないため，激しい運動を行った場合には，運動持続可能時間が数秒程度である．この系は，瞬発的に大きな力を発揮する場合に役立つ．

②解糖系：グルコースまたはグリコーゲンをピルビン酸もしくは乳酸にまで分解する過程でATPを産生する．反応速度が速く短時間に比較的多くのATPを産生することができる．激しい運動を行った際に，筋グリコーゲンを分解して多量のATPを産生する．「乳酸系」と呼ばれることもある．

③有酸素系：解糖系で生成されたピルビン酸もしくは遊離脂肪酸を，クエン酸回路および電子伝達系でATPを産生する系で，酸素が必要となるため有酸素（エアロビック）系という．体脂肪の分解で供給された遊離脂肪酸を基質として利用することができる．反応速度が遅く一度に多量のATPを産生することはできないが，持続的なATP産生が可能で，低強度の運動を長時間行うことができる．

2）呼吸・循環応答

　呼吸・循環応答とは，運動によって呼吸や血液量が増し，それが刺激となり同じ反応が反復されることである．運動時には，骨格筋に酸素と栄養素を供給するために血液を供給する必要があり，呼吸および循環血液量が著しく増加する．酸素摂取量は，運動筋肉における酸素利用能と，心血管系による供給能で決まる．運動すると体温が上昇し，血中酸素濃度が低下して呼吸中枢を興奮させ呼吸が早くなる．心拍出量は，1回拍出量×心拍数（回/分）で表され，1回拍出量は比較的低い運動強度で一定となる．運動強度が高くなると，心拍数が増して心拍出量を増加させて調節する．

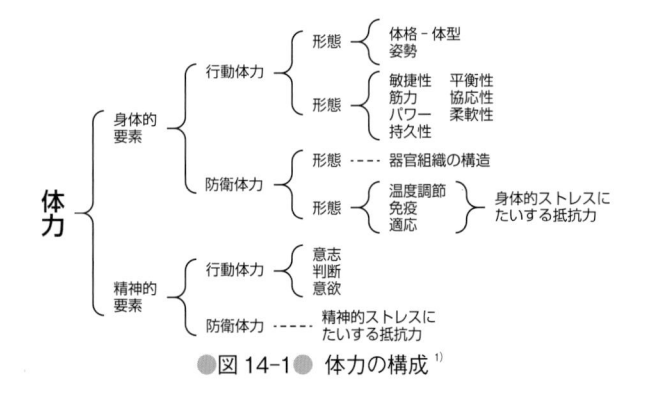

●図 14-1● 体力の構成 [1]

3）体　　力

　体力とは，生きていくために必要な力・能力のことであり，身体を動かすこと・健康を保つことへの意欲，気力，精神的ストレスへの抵抗力など，精神的な面の充実を図ることも重要である．身体的要素と精神的要素に分けられ，さらに行動体力と防衛体力に分けられる．運動・スポーツの分野では，身体的要素の行動体力をさすことが多い．一方，身体的要素の防衛体力は，免疫力や生体の恒常性維持などである．

行動体力は，瞬発力・持久力・調整力（敏捷性，平衡性，柔軟性など）からなり，全身持久力には，呼吸・循環などの心肺機能が関与し，健康の維持・増進のためにも重要な能力である．体力の構成を図 14-1 に示す．

14.2 ··· 運動の健康への影響

1）健康の維持・増進

身体活動や運動をよく行う者は，生活習慣病などの罹患率や死亡率が低く，メンタルヘルスや生活の質の改善にも効果がもたらされている．身体活動・運動の取り組みを推進するため，「健康づくりのための身体活動・運動ガイド 2023」が策定されている（付表 16 参照）[2]．全体の方向性は「個人差等を踏まえ，強度や量を調整し，可能なものから取り組む．今よりも少しでも身体を動かす」である．

2）生活習慣病予防

適度な強度および量の有酸素運動を行うと，血糖の取り込み能が向上し，血糖値が低下することで糖代謝の改善が期待できる．習慣的な運動によって，糖代謝の組織である筋肉量が増加することも糖代謝改善の一因となる．また，有酸素運動時には脂質代謝が盛んになるため，体脂肪の減少や血中 LDL-コレステロール値の低下，HDL-コレステロールの上昇など脂質異常症の改善にもつながる．さらに，有酸素運動を習慣的に実施した場合，安静時の血圧低下作用も期待できる．このように，習慣的な運動を実施することは，食事改善と合わせて，生活習慣病の予防・改善において重要な役割を果たす．

14.3 ··· 運動時における栄養ケア・マネジメント

1）運動とトレーニング

一般に，健常人では，健康の維持・増進のために適度な運動が効果的であり，運動は身体を動かすことが目的である．スポーツ選手の場合は，身体を動かすだけでなく，筋肉量の増加や持久力アップなどの目的で運動することが多く，トレーニングと呼ばれる．

トレーニングは，目的によってさまざまな方法があり，量・強度・頻度などを調整しながら実施される．スポーツ選手のトレーニングは多岐にわたり，多くの場合，エネルギー消費量が多くなり，発汗などによる栄養素の損失も多くなるため，エネルギーおよび栄養素摂取量を増加させる必要がある．特に，持久的なトレーニングを行っているスポーツ選手では，エネルギー消費量の増加が著しいため十分な食事量の確保が重要である．

2）食事内容と摂取のタイミング

スポーツ選手の食事内容は，主食/主菜/副菜/牛乳・乳製品/果物の 5 種類を揃えることを基本とし，できるだけ栄養密度の高い食品を多く取り入れる．主食の糖質は，エネルギー供給源として重要であるから減量中であっても，減らし過ぎないように注意する．スポーツ選手の日常的な糖質摂取のガイドラインは以下である[3]．

①軽いトレーニング（低強度もしくは技術練習）： 3〜5 g/kg 体重/日
②中強度のトレーニング（中強度の運動：〜1 h/日）： 5〜7 g/kg 体重/日
③高強度のトレーニング（持久性の運動・中〜高強度：1〜3 h/日）： 6〜10 g/kg 体重/日
④かなり高強度のトレーニング（非常に強い運動・中〜高強度：4〜5 h/日）： 8〜12 g/kg 体重/日

たんぱく質の摂取量は，持久系種目では 1.2〜1.4 g/kg 体重/日，瞬発系種目では 1.2〜1.7 g/kg 体重/日が推奨されている[4]．

食事のタイミングは，朝・昼・夕の 1 日 3 食を基本として，トレーニングに応じて適宜，補食を摂取する．補食は，3 食では補いきれないエネルギーおよび栄養素を補給するためやベストなタイ

①運動前は空腹状態を避ける	空腹のままトレーニングをしても，体の栄養素が不足の状態であるからエネルギー源となる糖質が補給できるようにし，固形食の場合はトレーニングの2時間前までに摂取する．
②運動中は消費する水分や糖分を補給する	発汗による損失では，発汗量の80％を補給を目安に摂取する（500〜1000 mL/hr）．ミネラルの補給には5〜15℃のスポーツ飲料などを用いる．
③運動後は消耗した筋肉を修復するためしっかり食事を摂る	エネルギーや栄養素を大量に消費している状態で，筋グリコーゲンの再補充や筋肉合成のために栄養素は体に吸収されやすい．運動後45分以内に食事やプロテインを摂取するのが好ましい．

ミングで栄養補給をするためのものである．エネルギー補給のための糖質中心のおにぎり・パン・エネルギーゼリー・バナナなどが選択されることが多い．運動前・運動中・運動後の食事については表に示す．

3）エネルギー不足と貧血

　スポーツ選手における貧血は，発汗や消化管からの出血などによる鉄の消耗の増加と鉄摂取不足や鉄吸収不足による鉄欠乏性貧血，激しい運動による赤血球の破壊に伴う溶血性貧血，筋肉合成が激しい場合にたんぱく質が相対的に不足して起こる貧血などがある．また，スポーツ選手では，日々のエネルギー消費量が多いにもかかわらず，それに見合った食事量を摂取できていない場合もあり，相対的にエネルギーが不足することで貧血のリスクになる．

4）栄養補助食品の利用

　スポーツ選手では，栄養素等の必要量が多くなるが，3食と間食で摂取するのが基本である．必要に応じて，エネルギー補給系/プロテイン・アミノ酸/ビタミン・ミネラルなどの栄養補助食品や競技能力向上が期待される成分を含むエルゴジェニックエイドを利用する場合もある．栄養補助食品は，通常の食事では摂取しにくい栄養素を簡単に摂取できるが，過剰摂取やドーピング検査陽性などのリスクを伴うため，利用にあたっては十分に注意する．

　国際オリンピック委員会では，「とくに，若い世代のアスリートは自分でよく考えて栄養豊富な食事を選択することが重要であり，サプリメントの使用は勧められない」としており，若年スポーツ選手への栄養補助食品の利用は慎重になるべきであると警告している．

14.4 ··· 対象者のプロフィール

A（身体状況）	C（臨床診査）
18歳（高校3年）男子（水泳選手） 身長 180 cm 体重 73 kg 体脂肪率 8.2％ 体脂肪量 6 kg 除脂肪体重 67 kg BMI 22.5	小学生から水泳を始めた．全国大会での優勝を目指している． 大きなケガなどはなし，アレルギーもなし． 通学は徒歩と電車で片道60分． 起床は7時頃，就寝は0時頃である． 練習は，平日は16時半〜19時半の3時間程度，土曜日は9時〜13時の4時間程度，日曜日は基本的に休みだが，競技会に出場する場合もある． 疲労が次の日まで残ることがあり，疲れやすいと思っている．
B（臨床成績） 赤血球数 485×104/μL　総たんぱく 7.0 g/dL ヘモグロビン 15.4 g/dL　アルブミン 4.4 g/dL ヘマトクリット 43.9％　AST（GOT）22 IU/L 白血球数 6900/μL　ALT（GPT）14 IU/L 血清鉄 110 μg/dL　総コレステロール 総鉄結合能（TIBC）　　　178 mg/dL 　351 μg/dL　中性脂肪 50 mg/dL 　フェリチン 74.1 ng/dL	D（食生活状況） 嫌いな食べ物は特になし．肉や魚は好き． 自分の食事内容については，ときどき気をつけることはあるが，特に継続していることはない． 自分の食事については，多少問題があるのではないかと思っているが，どうしたらよいかはよくわからない．
	E（環境） 実家暮らしであり，調理担当者は母親．学校には弁当を持参している． サプリメントは使用していない．

1日目		食品番号	食品名	重量g
朝食	ハムエッグ	01088	水稲めし・精白米・うるち米	230
		12004	鶏卵・全卵 – 生	50
		11176	ぶた・ハム類・ロースハム	40
		14006	調合油	2
		17007	こいくちしょうゆ	3
	野菜サラダ	06312	レタス – 生	20
		06061	キャベツ – 生	30
		13040	プロセスチーズ	20
		17039	和風ドレッシングタイプ調味料	8
	煮物	06317	れんこん・根茎 – 生	15
		06214	にんじん・根・皮なし – 生	8
		02003	板こんにゃく（精粉こんにゃく）	10
		17007	こいくちしょうゆ	3
		03003	車糖・上白糖	1
		17020	昆布だし	20
	牛乳	13003	普通牛乳	350
昼食（弁当）	ご飯	01088	水稲めし・精白米・うるち米	400
		07021	うめ・調味漬	5
	エビチリソース	10322	くるまえび・養殖 – ゆで	60
		17012	食塩	0.2
		16001	清酒 普通酒	2
		14006	調合油	2.5
		06223	にんにく・りん茎 – 生	0.2
		06103	しょうが・根茎 – 生	0.2
		06226	根深ねぎ・葉，軟白 – 生	20
		17036	トマトケチャップ	6
		16001	清酒・普通酒	4
		17007	こいくちしょうゆ	2.5
		03003	車糖・上白糖	1
		17004	トウバンジャン	1
		02034	じゃがいもでん粉	0.5
	ちくわ	10381	焼き竹輪	20
	きんぴらごぼう	06065	きゅうり – 生	20
		06084	ごぼう・根 – 生	20
		06214	にんじん・根・皮なし – 生	5
		05018	ごま – いり	0.1
		17007	こいくちしょうゆ	1
		03003	車糖・上白糖	0.5
		14006	調合油	3
	メンチカツ	11089	うし・ひき肉 – 生	30
		11163	ぶた・ひき肉 – 生	30
		06153	たまねぎ・りん茎 – 生	30
		01079	パン粉 – 乾燥	3
		13003	普通牛乳	7
		12004	鶏卵・全卵 – 生	9
		17012	食塩	0.5
		14006	調合油	4
		17002	中濃ソース	5
		06061	キャベツ – 生	20
		06315	サニーレタス・葉 – 生	5
	オレンジジュース	07043	オレンジ・バレンシア・濃縮還元ジュース	200
夕食	ご飯	01088	水稲めし・精白米・うるち米	350
	なすのそぼろあんかけ	11163	ぶた・ひき肉 – 生	35
		06191	なす – 生	35
		06317	れんこん・根茎 – 生	20
		06214	にんじん・根・なし – 生	5
		02003	板こんにゃく（精粉こんにゃく）	5
		14006	調合油	2
		03003	車糖・上白糖	2
		17007	こいくちしょうゆ	5
		17045	米みそ・淡色辛みそ	2
		17006	ラー油	2
	野菜サラダ	06084	ごぼう・根 – 生	25
		06214	にんじん・根・皮なし – 生	7
		17042	マヨネーズ・全卵型	8
		06312	レタス – 生	20
	納豆	04046	糸引き納豆	40
		17007	こいくちしょうゆ	5
		17058	からし – 練り	1
	みそ汁	09044	カットわかめ・乾	0.1
		06226	根深ねぎ・葉，軟白 – 生	8
		17045	米みそ・淡色辛みそ	10
	オレンジジュース	07043	オレンジ・バレンシア・濃縮還元ジュース	200

2日目		食品番号	食品名	重量g
朝食	ご飯	1088	水稲めし・精白米・うるち米	230
		9023	こんぶ・つくだ煮	5
	炒り卵	12004	鶏卵・全卵 – 生	80
		3003	車糖・上白糖	2
		17012	食塩	0.5
		14006	調合油	4
	野菜サラダ	6312	レタス – 生	8
		6061	キャベツ – 生	20
		11176	ぶた・ハム類・ロースハム	10
		10388	魚肉ソーセージ	40
		17039	和風ドレッシングタイプ調味料	8
	オレンジジュース	7043	オレンジ・バレンシア・濃縮還元ジュース	200
昼食	ビビンバ丼	1088	水稲めし・精白米・うるち米	350
		11047	うし・もも・脂身つき – 生	60
		6223	にんにく・りん茎 – 生	1
		3003	車糖・上白糖	0.5
		16001	清酒・普通酒	2
		17007	こいくちしょうゆ	5
		5018	ごま – いり	0.3
		14002	ごま油	3
		6291	りょくとうもやし – 生	20
		6214	にんじん・根・皮なし – 生	8
		6121	生ぜんまい・若芽 – ゆで	10
		5018	ごま – いり	0.2
		6223	にんにく・りん茎 – 生	2
		17004	トウバンジャン	1
		17007	こいくちしょうゆ	5
		3003	車糖・上白糖	1.5
		12004	鶏卵・全卵 – 生	50
		14006	調合油	2
	スープ	11230	にわとり・ひき肉 – 生	20
		6103	しょうが・根茎 – 生	1
		6153	たまねぎ・りん茎 – 生	20
		17025	中華だし	0.3
		17012	食塩	0.3
		17007	こいくちしょうゆ	3
	オレンジジュース	7043	オレンジ・バレンシア・濃縮還元ジュース	200
間食	肉まん	15035	中華まんじゅう・肉まん	150
	お茶	16055	麦茶・浸出液	250
夕食	ご飯	1088	水稲めし・精白米・うるち米	350
	魚の塩焼き	10161	塩さば	100
	大根おろし	6134	だいこん・根，皮なし – 生	50
		17007	こいくちしょうゆ	3
	ツナサラダ	6312	レタス – 生	20
		6061	キャベツ – 生	70
		6214	にんじん・根，皮なし – 生	20
		10262	まぐろ類・缶詰 – 味付け・フレーク	10
		17042	マヨネーズ・全卵型	8
	おくら納豆	6032	オクラ – 生	10
		4046	糸引き納豆	40
		17007	こいくちしょうゆ	5
		17058	からし – 練り	1
	みそ汁	6267	ほうれんそう・葉 – 生	30
		8039	生しいたけ・菌床栽培 – 生	10
		17045	淡色辛みそ	10
	牛乳	13003	普通牛乳	350
間食	ヨーグルト	13026	ヨーグルト・脱脂加糖	100
	果物	7148	りんご – 生	50

栄養価
エネルギー 3348 kcal，たんぱく質 137 g，脂質 92 g，炭水化物 529 g，カルシウム 914 mg，鉄 12.2 mg，レチノール活性当量 765 μgRAE，ビタミン B₁ 1.66 mg，ビタミン B₂ 2.93 mg，ビタミン C 248 mg

栄養価
エネルギー 2935 kcal，たんぱく質 109 g，脂質 79 g，炭水化物 476 g，カルシウム 826 mg，鉄 8.5 mg，レチノール活性当量 550 μgRAE，ビタミン B₁ 1.70 mg，ビタミン B₂ 1.69 mg，ビタミン C 236 mg

14

運動・スポーツと栄養管理の実際

トレーニング合宿時の献立（3500 kcal，野球・男子）
午前練習前の朝食例

ご飯	めし	400 g	
梅干し	梅干し（塩漬）	5 g	
焼きのり	焼きのり	1 g	
豆腐の みそ汁	木綿豆腐	50 g	①豆腐はさいの目切り，油揚げは短冊切り，たまねぎは薄切り，ねぎは小口切りにする。 ②だし汁にたまねぎを入れて火にかけ，たまねぎに火が通ったら豆腐と油揚げを加えて，みそを溶き入れる。 ③器に盛り，ねぎをちらす。
	油揚げ	10 g	
	たまねぎ	20 g	
	葉ねぎ	3 g	
	かつお・昆布だし	150 mL	
	淡色辛みそ	12 g	
焼き鮭	しろ鮭	100 g	①鮭に塩をまぶしておく。 ②グリルで両面を焼く。 ③大根はおろしにし，盛り付け時に添える。
	食塩	0.3 g	
	だいこん	50 g	
ほうれんそ うの炒め もの	ロースハム	30 g	①ほうれんそうは洗って，食べやすい大きさに切る。 ②ハムはいちょう切りにする。 ③フライパンに油をひき，ほうれんそうとハムを炒め，塩，こしょうで調味する。
	ほうれんそう	100 g	
	食塩	0.5 g	
	こしょう	少々	
	調合油	4 mL	
にんじんと さつま揚げ の煮物	にんじん	40 g	①にんじんは乱切りに，しいたけは水で戻し，一口大に切る。 ②にんじん，しいたけ，さつま揚げを煮汁がなくなるまで煮る。
	乾しいたけ	1 g	
	さつま揚げ	20 g	
	上白糖	2.5 g	
	こいくちしょうゆ	5 mL	
	かつおだし	30 mL	
フルーツ ヨーグルト	ヨーグルト 全脂無糖	100 g	①バナナを一口大に切り，ヨーグルトの上に盛り付ける。
	バナナ	80 g	

栄養価
エネルギー 994 kcal，たんぱく質 54 g，脂質 22 g，炭水化物 156 g

練習と練習の合間の昼食例

おにぎり （ちりめん， 梅しそ）	めし	120 g	①しその葉はせん切りにし，梅干しは種から外してつぶしておく。 ②ごはんにしらす干し，梅干し，ごま，しその葉を加え，軽く混ぜた後，おにぎりを握る。
	しらす干し	2 g	
	ごま（いり）	0.3 g	
	梅干し（塩漬）	5 g	
	しそ（葉）	0.5 g	
山かけう どん	うどん（ゆで）	250 g	①ほうれんそうはゆでて3 cm程度の長さに切り，ねぎは斜め切りにする。 ②ながいもはおろしておく。 ③卵は，沸騰した湯に割り入れてポーチドエッグを作っておく。 ④かけ汁用のだし汁と調味料を火にかけ，ねぎを加える。温まったら，うどんを加え少し煮る。 ⑤器にうつして，ほうれんそうととろろと卵を盛り付ける。
	ほうれんそう	30 g	
	根深ねぎ	15 g	
	ながいも	80 g	
	鶏卵	50 g	
	かつお・昆布だし	250 mL	
	こいくちしょうゆ	15 mL	
	本みりん	15 mL	
よだれど り	若どり・むね（皮つき）	100 g	①長ねぎはみじん切りにする。 ②鶏むね肉は酒と砂糖を加えてなじませておく。 ③②をたっぷりのお湯で火が通るまでゆでる。 ④③の粗熱を取り，5 mm幅に切る。 ⑤ボウルに①とたれの調味料を入れて混ぜ合わせる。 ⑥皿にレタスと④を盛り付け，⑤をかける。
	清酒	8 mL	
	上白糖	1 g	
	根深ねぎ	50 g	
	こいくちしょうゆ	8 mL	
	穀物酢	8 mL	
	上白糖	5 g	
	ラー油	8 mL	
	にんにく（おろし）	2 g	
	レタス	30 g	
野菜の 酢の物	だいこん	50 g	①だいこんは短冊切りにし，塩を振っておく。 ②調味料を合わせておく。 ③ほぐしたかまぼこと大根，②の調味料を合わせ，冷やしておく。
	食塩	0.5 g	
	かに風味かまぼこ	10 g	
	穀物酢	10 mL	
	上白糖	3 g	
	食塩	0.3 g	
	こいくちしょうゆ	1 mL	
オレンジジュース	オレンジジュース	100 mL	
牛乳	普通牛乳	200 mL	

栄養価
エネルギー 1076 kcal，たんぱく質 53 g，脂質 27 g，炭水化物 162 g

練習後の夕食例

めし	めし	400 g	
かぼちゃの みそ汁	西洋かぼちゃ	45 g	①かぼちゃは2 cm程度の角切りにする。しめじは石づきをとってほぐしておく。 ②だし汁にかぼちゃを入れて加熱し，しめじを加えてからみそを溶き入れる。
	ほんしめじ	10 g	
	かつお・昆布だし	150 mL	
	淡色辛みそ	12 g	
ヒレカツ	ぶた・ヒレ	90 g	①豚肉は下味と衣をつけて，180℃の油で揚げる。 ②キャベツはせん切りに，トマトはくし形に切っておく。 ③ウスターソースとケチャップは合わせておく。 ④皿にキャベツ，トマトを盛りつけ，カツをのせ，ソースをかける。
	食塩	0.6 g	
	こしょう	少々	
	薄力粉	3 g	
	鶏卵	10 g	
	パン粉	8 g	
	調合油	8 g	
	キャベツ	50 g	
	トマト	35 g	
	ウスターソース	10 mL	
	トマトケチャップ	10 mL	
冷奴 おくら添え	木綿豆腐	100 g	①豆腐は食べやすい大きさに切る。 ②オクラはゆでて，流水で粗熱をとったあとに，2 mm程度の小口切りにする。 ③皿に豆腐を盛りつけ，オクラをのせ，かつお節をふりかける。
	おくら（冷凍可）	50 g	
	かつお（削り節）	0.5 g	
	こいくちしょうゆ	5 mL	
ひじきと えだまめの 梅和え	ひじき（乾）	4 g	①ひじきは水につけて戻し，沸騰した湯で軽くゆでて水気をとる。 ②にんじんはせん切りにしてさっとゆでておく。 ③枝豆はゆでて，さやからとり出しておく。 ④梅干しは種から外してつぶしておく。 ⑤だし汁と調味料を合わせて，①～④の食材を和える。
	にんじん	10 g	
	えだまめ（冷凍可）	10 g	
	梅干し（塩漬）	5 g	
	かつおだし	30 mL	
	上白糖	4 g	
	こいくちしょうゆ	5 mL	
	ごま油	3 mL	
果物	キウイフルーツ 緑肉種	100 g	①食べやすい大きさに切る。
牛乳	普通牛乳	200 g	

栄養価
エネルギー 1286 kcal，たんぱく質 55 g，脂質 31 g，炭水化物 216 g

練習中の間食（補食）例

バナナ	バナナ（生）	80 g	
スポーツ ドリンク	水	1000 mL	①水に食塩，砂糖を入れて溶かし，レモン汁を加える。 ②5～15℃程度に冷やす。
	食塩	1 g	
	グラニュー糖	50 g	
	レモン 果汁	15 mL	

栄養価
エネルギー 275 kcal，たんぱく質 1 g，脂質 0 g，炭水化物 69 g

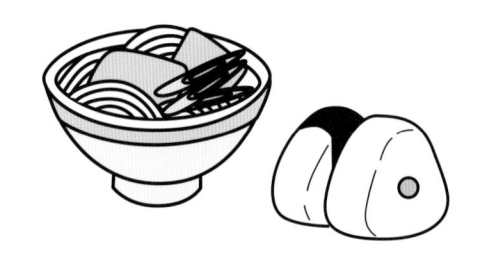

スポーツ選手の栄養管理では，サプリメント（栄養補助食品）の使用について考慮する。サプリメントは，①減量時など食事制限のために十分な栄養素を摂取できないとき，②増量時の栄養補給，③食事リズムが乱れる場合の補食として，④遠征先など通常とは異なる食環境で食事バランスが偏るとき，⑤食欲不振時や体調不良時に食事摂取量が減少したとき，⑥トレーニング前後の補食として，⑦アレルギーなどで摂取できる食品が制限されるときなどの場合に選択できる。サプリメントの摂取による栄養素の過剰摂取には注意が必要であり，スポーツ選手であっても，食事摂取基準の耐容上限量に近づかないようにする必要がある。

瞬発力が必要な場合の食事例
（1日 3500 kcal の場合の夕食例）

料理	材料	分量	作り方
ご飯	めし	400 g	
さといものみそ汁	さといも	30 g	①さといもは輪切りにする．油揚げは短冊切りにする． ②だし汁にさといもを入れ，やわらかくなったら油揚げを入れ，ひと煮立ちしたらみそを溶き入れる．
	油揚げ	10 g	
	かつお・昆布だし	150 mL	
	淡色辛みそ	10 g	
かじきの和風ソテー	まかじき	100 g	①魚は下味をした後，薄力粉をまぶしフライパンで焼く． ②大根はおろしにする．焼きあがったかじきの上にしそを置き，その上に大根おろしをのせて，ポン酢をかける．
	食塩	0.3 g	
	こしょう	少々	
	薄力粉	3 g	
	調合油	2 mL	
	だいこん	50 g	
	しそ（葉）	1 g	
	ぽん酢しょうゆ	8 mL	
なすと牛肉のコチュジャン炒め	なす	50 g	①なす，ピーマンは乱切りに，にんじんはいちょう切りにする． ②鍋に油をひき，牛肉を炒め，油がまわったら野菜を加えて炒める． ③調味料は混ぜておき，火が通った牛肉と野菜に加える．
	青ピーマン	15 g	
	にんじん	10 g	
	牛肉・もも（皮下脂肪なし）	25 g	
	とうがらし	少々	
	ごま油	2 mL	
	赤色辛みそ	6 g	
	こいくちしょうゆ	2 mL	
	清酒	5 mL	
ひじきとささみのサラダ	若鶏・ささみ	30 g	①ささみは酒をまぶして蒸し，細かくさいておく． ②ひじきは水で戻し，沸騰した湯でさっと煮る． ③ひじきは冷水で冷やしておく． ④にんじんはせん切り，いんげんはゆでてななめの薄切り，もやしもゆでておく． ⑤ささみ，ひじき，野菜類をドレッシングで和える．
	清酒	3 mL	
	ほしひじき	3 g	
	にんじん	5 g	
	さやいんげん	5 g	
	りょくとうもやし	8 g	
	スイートコーン（缶詰）	5 g	
	和風ドレッシング・ノンオイルタイプ	10 g	
ブロッコリーのごまマヨネーズ和え	ブロッコリー	100 g	①ブロッコリーは食べやすい大きさの小房に切り分け，ゆでておく． ②ごまは軽くすりつぶして調味料と合わせておく． ③②と粗熱をとったブロッコリーを和える．
	ごま（いり）	4 g	
	こいくちしょうゆ	5 mL	
	上白糖	3 g	
	マヨネーズ	10 g	
果物	バレンシアオレンジ	100 g	①食べやすい大きさに切る．
牛乳	普通牛乳	200 mL	

栄養価
エネルギー 1313 kcal，たんぱく質 68 g，脂質 33 g，炭水化物 204 g，カルシウム 505 mg，鉄 6.0 mg，レチノール活性当量 312 µgRAE，ビタミン B₁ 0.71 mg，ビタミン B₂ 0.91 mg，ビタミン C 205 mg

瞬発力のためには，筋肉量を増加させることが大切である．筋肉のもとになる良質なたんぱく質をさまざまな食材から摂取できるようにメニューを考える．また，たんぱく質の代謝に必要なビタミン B₆ は，とくに魚類に多く含まれるため，魚も積極的に食生活に取り入れるようにする．

持久力が必要な場合の食事例
（1日 3000 kcal の場合の夕食例）

料理	材料	分量	作り方
ご飯	めし	250 g	
中華スープ	チンゲンサイ	30 g	①チンゲンサイは 3 cm 幅くらいに切り，ねぎは小口切りにする． ②鍋に水と中華スープを入れ，煮立ったら野菜類とかまぼこのほぐしたものを入れて煮る． ③煮立ったら，溶き卵を入れる．
	根深ねぎ	10 g	
	かに風味かまぼこ	5 g	
	鶏卵	25 g	
	顆粒中華だし	2 g	
	食塩	0.3 g	
	水	160 mL	
麻婆豆腐	木綿豆腐	150 g	①豆腐は水気を切り，1.5 cm 角に切る． ②しいたけは水で戻し，みじん切りにする．ねぎ，にんにくもみじん切りにする． ③鍋に油を入れ，にんにく，ねぎを炒め，香りが出てきたらひき肉を入れて炒める． ④③の鍋にしいたけを加え，炒め合わせる． ⑤みそやトウバンジャンなどの調味料は合わせておく． ⑥④の鍋に豆腐と調味料を加えて炒める． ⑦豆腐に火が通ったら，水溶き片栗粉を加える．
	ぶた・ひき肉	50 g	
	乾しいたけ	2 g	
	根深ねぎ	20 g	
	しょうが	1 g	
	にんにく	1 g	
	調合油	2 mL	
	トウバンジャン	2 g	
	赤色辛みそ	12 g	
	こいくちしょうゆ	3 mL	
	顆粒中華だし	2 g	
	上白糖	2 g	
	水	30 mL	
	ごま油	2 mL	
	片栗粉	2 g	
	葉ねぎ	5 g	
ほうれんそうとひじきのナムル	ほうれんそう	60 g	①ほうれんそうはゆでて，食べやすい大きさに切る． ②ひじきは水で戻し，軽くゆでておく． ③にんじんはせん切りにして，軽くゆでておく． ④水気をきった①～③の食材とその他の調味料とごまを和える．
	ほしひじき	2 g	
	にんじん	20 g	
	こいくちしょうゆ	5 mL	
	ごま油	4 mL	
	ごま（いり）	1.5 g	
はるさめの酢の物	緑豆はるさめ	5 g	①はるさめは戻しておく． ②きゅうりとハムはせん切りにする． ③調味料は混ぜておき，はるさめときゅうり，ハムを和える．
	きゅうり	30 g	
	ロースハム	5 g	
	上白糖	2 g	
	穀物酢	5 mL	
	食塩	0.2 g	
果物	キウイフルーツ・緑肉種	80 g	①食べやすい大きさに切る．
ヨーグルト	低脂肪ヨーグルト	100 g	

栄養価
エネルギー 929 kcal，たんぱく質 41 g，脂質 30 g，炭水化物 138 g，カルシウム 468 mg，鉄 6.6 mg，レチノール活性当量 499 µgRAE，ビタミン B₁ 0.78 mg，ビタミン B₂ 0.78 mg，ビタミン C 101 mg

持久力を高めるためには，エネルギー代謝に必要なビタミン B₁ が補給できるようにする必要がある．
また，貧血予防も重要となるため，鉄摂取にも注意し，鉄分の多い食材を意識して摂取することと鉄吸収のために重要なビタミン C を同時に補給できるようにすることが大切である．

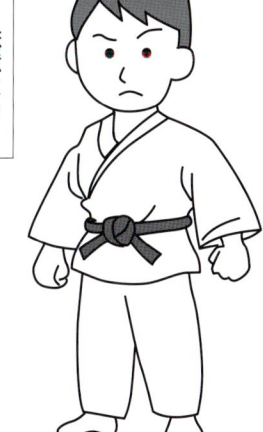

- ・食事計画時のエネルギー目標量は，選手の身体活動量と体重の増減の有無を考慮して設定する．
- ・主菜は，良質なたんぱく質の供給源となる肉，魚，卵，大豆・大豆製品など複数種類を万遍なく摂取するのが望ましい．筋肉量の維持・増加を目指すスポーツ選手は，特に意識して摂取する．
- ・副菜は，ビタミン・ミネラルの供給源となる野菜，きのこ，海藻類を使った献立とする．
- ・エネルギー代謝に必要なビタミン B 群，運動時に消耗が増加するビタミン C，貧血対策のための鉄，骨格の強化に重要なカルシウムの補給に注意する．
- ・牛乳・乳製品はカルシウムとたんぱく質の供給源となる．特に，和食では不足しがちなカルシウムを補給するために重要である．
- ・果物は，運動時に消耗が激しくなるビタミン C の供給源として重要である．ビタミン C は調理中の損失が多いため新鮮な果物から摂取することが望ましい．

15 ストレス時・特殊環境下の栄養管理の実際

15.1 ⋯ ストレス時における栄養ケア・マネジメント

1) 恒常性の維持とストレッサー

ストレスの原因となる刺激をストレッサーといい，物理的（温度・湿度・明暗・騒音・放射線など），化学的（紫外線・薬物・酸素・化学物質など），生物的（細菌・ウイルス・花粉・飢餓・睡眠不足・運動など），心理的（緊張・不安・怒り・離婚・借金・戦争・自然災害など）ストレッサーの4種類に分類される．一方，人体には，ストレッサーによる外部環境の変化に対し，内部環境を維持する機能が備わっている．これを恒常性（ホメオスタシス）という．

2) 生体の適応性と自己防衛

ストレッサーが加わった際，人体は刺激の種類に応じた特異的反応と刺激の種類に依らない非特異的反応（ストレス反応）を起こす．ストレス反応は，刺激からの経過時間によって，警告反応期・抵抗期・疲憊期に分けられる（図15-1）．

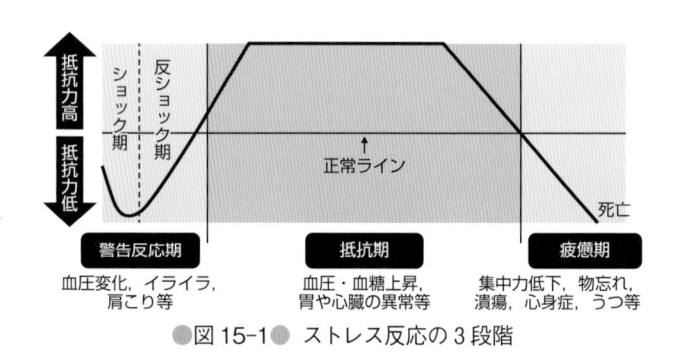

●図 15-1● ストレス反応の3段階

3) ストレスによる代謝の変動

生体がストレス刺激を受けると，大脳皮質から神経伝達物質が分泌され，神経を介して視床下部に伝わり，自律神経系の機能低下・血圧や血糖の上昇・免疫機能の低下・うつ病の発症リスクの増加などさまざまな健康障害が起きる．

4) ストレス下における栄養ケア

エネルギー代謝が亢進するので十分なエネルギー摂取が必要となる．特に，グルコースの消費が高まるため適切な炭水化物の補給とビタミンB群の摂取が重要である．たんぱく質の分解が促進されるため良質なたんぱく質の摂取が有効な食事療法となる．ビタミンCはストレスビタミンと呼ばれ，副腎皮質ホルモンや副腎髄質ホルモンの生成，抗酸化作用などの生理機能を有するので需要が高まる．また，抗酸化ビタミン（ビタミンA・E）やファイトケミカル（ポリフェノール等）の摂取も有用である．さらに，カルシウムやマグネシウムの尿中排出量が増加するので，これらミネラルの十分な摂取が必要である．

15.2 ⋯ 特殊環境における栄養ケア・マネジメント

1) 高温・低温環境

高温環境下では，発汗や脱水予防に水分補給や食塩・電解質の補給が必要である．低温環境では，防寒のための十分なエネルギー摂取，食事誘発性産熱効果が高く持続時間も長いたんぱく質の摂取が有用となる．

2）高圧・低圧環境

　高圧・低圧環境における栄養管理に明確な基準はないが，低圧環境では食欲不振になりやすく口渇感を感じにくくなる．十分なエネルギーと水分の摂取が必要である．

3）無重力環境（宇宙環境）

　無重力環境では，尿量が増加し体液が減少するため起立性低血圧が懸念される．適切な水分摂取が重要である．下肢の筋肉萎縮が顕著で，宇宙環境における継続的筋力トレーニングとそれに見合うエネルギー・たんぱく質の摂取が重要である．骨密度低下や紫外線不足によるビタミンD合成の低下によるカルシウム吸収率が減少するので，十分量のビタミンDとカルシウムの摂取が必要となる．また，宇宙食と災害食には共通点が多く，宇宙食と災害食の相互連携が始まっている．

4）災　害　時

　災害時の栄養課題は，フェーズによって大きく異なる（表15-1）．水分とエネルギー量の確保，次いでたんぱく質・ビタミン・ミネラルの摂取が必要である．「避難所におけるエネルギーおよび栄養の参照量/対象特性に応じて配慮が必要な栄養素」（厚生労働省）を参照する（付表26参照）[1]．また，要配慮者（妊産婦・乳幼児・高齢者・アレルギー患者・傷病者等）への食事の配慮も必要である．

●表 15-1● 各フェーズと被災地での栄養課題と支援活動 [2]

発災から	24 時間以内	72 時間以内	4 日〜1 カ月	1 カ月以降
	フェーズ0	フェーズ1	フェーズ2	フェーズ3
状況	ライフライン寸断	ライフライン寸断	ライフライン徐々に復旧	ライフライン概ね復旧
食事提供	おにぎり，菓子パン等	炊き出し開始	弁当	仮設住宅での食事
	高エネルギー食		たんぱく質，ビタミン，ミネラル，食物繊維不足への対応	
栄養課題	・飲料水確保 ・食糧確保 ・要配慮者向け食品の不足（乳幼児ミルク，アレルギー食，嚥下困難職，食事制限用食品等）	・到着した支援物資の不足，分配の混乱等 ・トイレ不足による，水分摂取を控える →脱水，エコノミークラス症候群等	・栄養不足（たんぱく質，ビタミン，ミネラル，食物繊維等） ・栄養バランス悪化 ・栄養過多（脂質，食塩等） ・便秘，慢性疲労等，体調不良者の増加	・調理不可，不慣れな台所→食事の簡略化（インスタント，弁当，外食等） ・食事バランス悪化 ・活動量低下→肥満，フレイル ・慢性疾患悪化
支援活動		避難所アセスメント，巡回栄養相談		栄養教育・相談

15.3 ··· 対象者のプロフィール

A（身体状況） 40 歳，女性 身長 153 cm 体重 54 kg BMI 23 身体活動レベル Ⅰ	**C（臨床診査）** 辛抱強く頑張り屋である．仕事は中堅幹部のため，ストレスが多い． 毎朝7時に出勤し，帰宅は21時頃のため，夕食は21〜22時頃となる． マイカー通勤で，所要時間は片道1時間． 睡眠時間は5時間程度であるが，仕事を持ち帰った日は4時間程度となる． 疲労感が強く，ときどき抑うつ的な感情がある．
B（臨床成績） 白血球数 6200 /μL　　白血球分類 赤血球数 459×10⁴/μL　　好中球 53.5%　　リンパ球 34.3% ヘモグロビン 13.6 g/dL　　好酸球 4.1%　　好塩基球 0% ヘマトクリット 41.9%　　単球 8.1% MCV 91 fl　　コルチゾール 10.4 μg/mL MCH 29.6 pg　　（基準値3.9〜20.6） MCHC 32.5%　　セロトニン 81.0 ng/mL 血小板数 24.7×10⁴/μL　　（基準値53〜200）	**D（食生活状況）** 朝はパン食，昼は弁当持参，夕食時は必ず晩酌する（ビール）． 仕事のストレスをアルコールで発散している． 食事はバランスを考えて食べる方である． たまに，夕食を外食で済ますこともある． 間食はしない． 休日は犬の散歩で，20分程普通歩行． ストレス解消は，毎晩の晩酌と休暇時の温泉旅行である．
	E（環境） 喫煙習慣なし，運動習慣もなし．

1日目		食品番号	食品	重量
朝食	チーズトースト	1026	角形食パン	60
		13040	プロセスチーズ	20
	バナナヨーグルト	7107	バナナ・生	50
		13025	無糖ヨーグルト	100
	コーンスープ	18004	粉末スープ	16
	コーヒー	16045	コーヒー・浸出液	150
昼食弁当	ご飯	1088	精白米	150
	卵焼き	12019	だし巻きたまご	60
	いんげんごま和え	18025	いんげんごま和え	35
	ミートボール	18015	ミートボール	50
	ミニトマト	6183	ミニトマト	10
夕食	ご飯	1088	精白米	150
	みそ汁（豆腐とわかめ）	4033	絹ごし豆腐	30
		9044	カットわかめ	1
		17120	だし入りみそ	10
	さばの塩焼き大根おろし添え	10154	まさば・生	70
		17012	食塩	0.3
		6367	だいこん	30
	肉じゃが(惣菜)	18036	肉じゃが	90
	ビール	16006	ビール・淡色	350

栄養価

エネルギー 1456 kcal，たんぱく質 50.8 g，脂質 35.9 g，炭水化物 177.8 g，ビタミン C 26 mg，食物繊維 13.1 g，カルシウム 456 mg，マグネシウム 200 mg，鉄 4.9 mg，亜鉛 6.5 mg，食塩相当量 7.3 g

2日目		食品番号	食品	重量
朝食	パン	1034	ロールパン	60
	ベーコンエッグ	11183	ベーコン	20
		12021	卵・目玉焼き	50
		17036	トマトケチャップ	7
	大根サラダ	6134	だいこん	30
		17116	和風ドレッシング	10
	コーンスープ	18004	粉末スープ	16
	コーヒー	16045	コーヒー・浸出液	150
昼食弁当	ご飯	1088	精白米	150
	卵焼き	12019	だし巻きたまご	50
	鶏の唐揚げ	11289	若鶏肉から揚げ	75
	青菜の白和え	18024	青菜の白和え	40
	ブロッコリー	6264	ブロッコリー	40
	ミニトマト	6183	ミニトマト	10
夕食	焼きうどん	1039	ゆでうどん	180
		11153	豚小間	35
		6061	キャベツ	35
		6153	たまねぎ	25
		6214	にんじん	15
		14008	なたね油	7
		17007	こいくちしょうゆ	10
		17012	食塩	1
		10092	削り節	0.2
	餃子	18002	餃子	75
		17015	穀物酢	7
		17007	こいくちしょうゆ	7
		17006	ラー油	3
	ビール	16006	ビール・淡色	350

栄養価

エネルギー 1728 kcal，たんぱく質 55.9 g，脂質 68.7 g，炭水化物 165.8 g，ビタミン C 65 mg，食物繊維 12.3 g，カルシウム 240 mg，マグネシウム 174 mg，鉄 5.7 mg，亜鉛 6.3 mg，食塩相当量 11.1 g

●表 15-2● 避難所における食事提供の計画・評価のために当面目標とする栄養の参照量（1 歳以上，1 人 1 日当たり）[3]

エネルギー	2000 kcal
たんぱく室	55 g
ビタミン B₁	1.1 mg
ビタミン B₂	1.2 mg
ビタミン C	100 mg

※日本人の食事摂取基準（2010 年版）で示されているエネルギー及び各栄養素の摂取基準値をもとに，平成 17 年国勢調査結果で得られた性・年齢階級別の人口構成を用いて加重平均により算出．なお，エネルギーは身体活動レベルⅠ及びⅡの中間値を用いて算出．

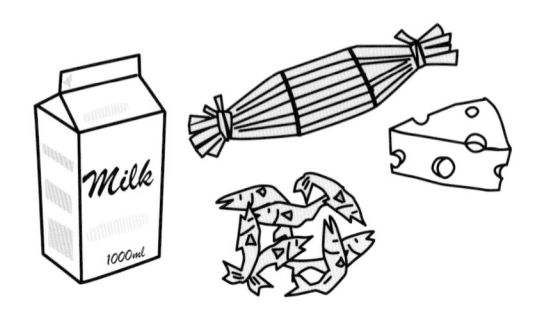

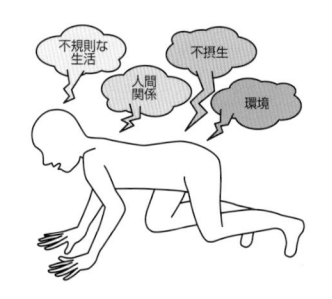

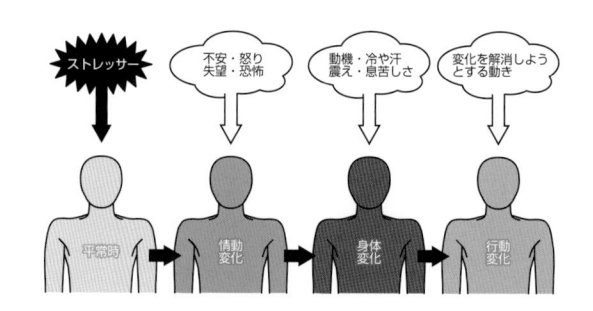

災害時の献立例（炊き出し）

けんちん	ゆでうどん	1玉150 g	①うどんは別にゆでる.
うどん	大根	60〜70 g	②鍋に湯をわかす.
	にんじん	30〜40 g	③材料を切る.
	じゃがいも	60〜70 g	④材料をすべて鍋に入れて煮る.
	ねぎ	3 g	⑤調味料を加え, 味を調える.
	鶏小間（豚小間）	30〜40 g	⑥器にうどんを盛り, 具入りの汁をかける.
	手に入る野菜やキノコ	適量	⑦お好みで, 七味唐辛子をかける.
	水	100〜150 mL	（希釈倍数による. めんつゆがない場合, 顆粒だしの素と醤油で味を調える）
	めんつゆ		
	七味唐辛子	適量	

＊ゆでうどんが入手できない場合は, けんちん汁＋おにぎりにするなど, 現場に応じて臨機応変に対応する.

カレー	米	70〜80 g	①米を炊く.
ライス	水	100〜120 mL	②材料を切る.
	肉	40〜50 g	③たまねぎ→肉→にんじん→じゃがいもの順に炒め, 水を加えて煮る.
	じゃがいも	50〜60 g	④ルウをよく混ぜながら溶かす.
	たまねぎ	50〜60 g	⑤器にご飯を盛り, カレーをかける.
	にんじん	20〜30 g	⑥お好みで, 福神漬けを添える.
	手に入る野菜やキノコ	適量	
	サラダ油	適量	
	塩・こしょう	適量	
	水	80〜100 mL	
	カレールウ	20 g	
	福神漬け	5〜10 g	

災害時の献立例（パッククッキング）

ご飯	米	70 g	①材料をすべてポリ袋に入れ, 30分湯煎し, 火を止めてそのまま10分蒸らす.
	水	90 mL	
みそ汁	カットわかめ	1 g	①材料をすべてポリ袋に入れ, 5分湯せんする.
	焼き麩	1.5 g	
	水	150 mL	
	顆粒だし	1.2 g	
	みそ	10 g	
あさりの	あさり缶（味付）	70 g	①ねぎは斜め切り, 卵は溶いておく.
卵とじ	卵	50 g	②材料をすべてポリ袋に入れ, 良く揉み, 30分湯せんする.
	根深ねぎ	10 g	
切干大根	切干し大根（乾）	7.5 g	①切干大根はさっと洗う.
のサラダ	トマトジュース	25 mL	②材料をすべてポリ袋に入れて良く揉み, しばらく置いて味を馴染ませる.
	ツナ缶	20 g	
	おろしにんにく	1 g	

栄養価

エネルギー 528 kcal, たんぱく質 24.6 g, 脂質 11.2 g, 炭水化物 61.3 g, ビタミン C 11 mg, 食物繊維 4.3 g, カルシウム 166 mg, マグネシウム 91 mg, 鉄 22.1 mg, 亜鉛 4.4 mg, 食塩相当量 3.5 g

★パッククッキング [3)]
耐熱性のポリ袋に食材を入れ, 袋のまま鍋で湯せんする調理方法. 普段の食品が使える点, 加熱に使った水が汚れないので再利用できる点, 袋に入れたまま食器に盛れば食器が汚れない点, 洗いものが少なくてすむ点などのメリットがある.
※耐熱性のポリ袋使用のこと！

火を使わない非常食レシピ10選
・ツナと海藻の塩昆布和え
・コンビーフとトマトジュースの和え物
・納豆とキムチの和え物
・ごま油香るツナうどん
・カップ麺の水戻し
・チョコクランチ
・缶詰パンのピザトースト
・焼き鳥缶カレー
・カップスープリゾット
・じゃがりこのポテトサラダ

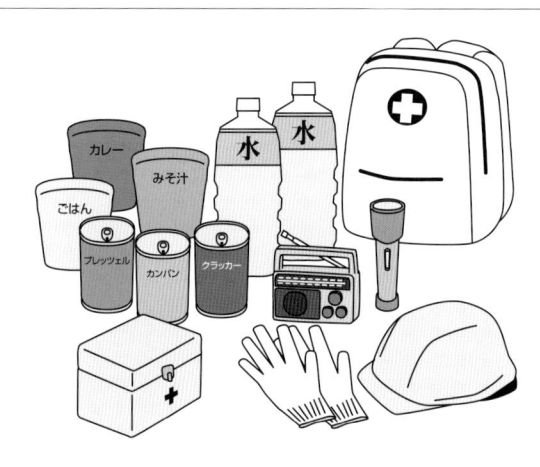

過程での備蓄食料の目安
・水2リットル×6本×4箱
・米4 kg
・乾麺（うどん, そば, パスタなど4袋）
・レトルト食品（カレー, 牛丼, パスタソースなど24個）
・缶詰（18缶）
・日持ちする野菜（たまねぎ, じゃがいもなど）
・梅干し, のり, わかめなど
・調味料（しょうゆ, 砂糖, 塩など）

16 障害者（児）の栄養管理の実際

16.1 ··· 障害者の生理的特徴

障害者（児）は，身体的特性（咀嚼・嚥下障害・体重変化・合併症）や食生活（食行動・嗜好癖）などに課題を抱えていることが多い.

1）身体障害

5つに分類（①視覚障害 ②聴覚・平衡機能障害 ③音声・言語・咀嚼機能障害 ④肢体不自由 ⑤内臓機能などの疾患による内部障害）され，各障害に応じて栄養学的対応は異なる.

一般に，①，②，③では食物摂取や消化吸収に機能的な支障がないのでそれぞれ障害のない機能を活かし，可能な限り自分で喫食できるように援助する. ④では個々の損傷部位の違いによって喫食・消化吸収・排泄能力に大きな違いがあり，リハビリによる回復など変化する身体状態を常に把握し適する介助を心がける. ⑤ではそれぞれの疾患による対応が必要になる.

2）精神障害

うつ状態とそう状態による拒食や過食からくる栄養摂取のアンバランスにより，極端なやせや肥満が見られる. 身体の発達面や摂食機能，消化・吸収機能は健常者と変わらない場合が多く，根気よく繰り返しの援助を必要とする. また，服薬の副作用などが影響している場合もあり考慮する.

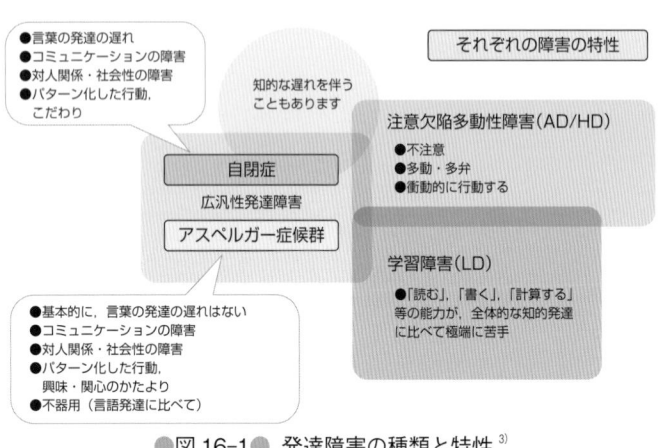

●図 16-1● 発達障害の種類と特性 [3]

3）発達障害

発達障害の種類と特性を図 16-1 に示す. 手と口の協調運動による食具の使い方の遅れや摂食機能の発達に遅れが見られ，食物に対する過敏反応や感覚麻痺・呼吸障害・誤嚥・嘔吐などから低栄養もしくは過栄養状態の者が多い. 早食い（噛まずに飲み込む）・偏食（特定の食物ばかり食べるまたは食べない）・異食（紙や砂など食物でない物を口に入れる）などの行動を有する者が多いので，個々の特性を見極めて対応することが重要である.

16.2 ··· 障害者（児）のケア・マネジメント

栄養状態の向上が日常生活における生活機能の維持・改善につながり，本人が望む生活を送れるように支援する.

1）摂取栄養量

障害の状態・合併症・食行動・食嗜好・咀嚼嚥下機能・服薬などが影響するので栄養量は個々の状況に合わせ，医師の指示も含めて調整する. 健康状態および栄養状態に応じて必要な栄養素の過不足の確認をすることが重要である.

①**エネルギー量**：　行動制限のない場合は食事摂取基準の身体活動レベルふつうに基づき必要エネルギー量を設定するが，身体計測値と個人の身体活動レベルを考慮する．

②**その他の栄養素**：　基本的にたんぱく質・脂質・ビタミン A・ビタミン B_1・ビタミン B_2・ビタミン C・カルシウム・鉄・ナトリウム（食塩）・カリウムおよび食物繊維については不足しないように注意を払う．また，水分の摂取の過不足は脱水や浮腫などの原因となるため把握しておく．

③**特別支援学校の給与栄養量**：　適切な摂食行動がとれなかったり，拒食・偏食が多く見られたりするなど，幼児・児童・生徒により課題がかなり異なるので，実態に即したきめ細やかな指導と適切な配慮が必要である．また，食に関する実態把握の視点として，特別支援学校学習指導要領解説「自立活動編（幼稚部・小学部・中学部・高等部）」を参考にしながら整理することも必要である．給食指導のあり方は，食育基本法や学校給食法等に示されている学校給食の目的については，基本的には小・中学校等と変わらず栄養基準についても同等である（特別支援学校の給食摂取基準，表 16-1）．

●**表 16-1**●　特別支援学校の給食摂取基準 [4]

幼児	エネルギー	たんぱく質	脂質	ナトリウム（食塩相当）	カルシウム	マグネシウム
	490 kcal	学校給食による摂取エネルギーの 13〜20%	学校給食による摂取エネルギーの 20〜30%	1.5 g 未満	290 mg	30 mg
	鉄	ビタミン A	ビタミン B_1	ビタミン B_2	ビタミン C	食物繊維
	2 mg	180 μgRAE	0.3 mg	0.3 mg	15 mg	4 g 以上
生徒	エネルギー	たんぱく質	脂質	ナトリウム（食塩相当）	カルシウム	マグネシウム
	860 kcal	学校給食による摂取エネルギーの 13〜20%	学校給食による摂取エネルギーの 20〜30%	2.5 g 未満	360 mg	130 mg
	鉄	ビタミン A	ビタミン B_1	ビタミン B_2	ビタミン C	食物繊維
	4 mg	310 μgRAE	0.5 mg	0.6 mg	35 mg	7 g 以上

（注）1 表に掲げるもののほか，次に掲げるものについてもそれぞれ示した摂取について配慮すること．
　　亜鉛…幼児 1 mg，生徒 3 mg
　　2 この摂取基準は，全国的な平均値を示したものであるから，適用に当たっては，個々の健康及び生活活動等の実態並びに地域の実情等に十分配慮し，弾力的に運用すること．
　　3 献立の作成に当たっては，多様な食品を適切に組み合わせるよう配慮すること．

④**調理形態の工夫**：　幼児児童生徒の食べる機能の発達段階に合わせて，食べ物の「大きさ」「硬さ」「軟らかさ」「水分量」「粘稠性」などに配慮した調理形態を下記の示す．

別調理（調理の段階から，普通食とは別に調理する方法）

形態	目的・必要性	食べ物の状態
初期食	嚥下・補食機能の練習食：　食べ物を摂り込み・飲み込み，食道に送る一連の動きを身に付けさせる	水分が多く，適度な粘性，粒がない，なめらかな状態でそのまま飲み込める（例：ヨーグルト）
中期食	押しつぶし機能の練習食：　舌で食べ物を上あごの前方に押しつけ，つぶす動きを身に付けさせる	形はあるが舌でつぶせる程度の硬さで，舌と上あごで押しつぶして飲み込める状態（例：プリン）
後期食	咀嚼機能の練習食：　前歯で嚙みとりや奥歯，歯茎でかむ動きを身に付けさせる	舌でつぶせず，奥歯で嚙みつぶせる硬さ（例：よく煮込んだ野菜，柔らかいひき肉料理）

再調理（普通食として一度調理したものをさらに加工する方法）

形態	目的・必要性	食べ物の状態
きざみ食	嚙み切ることを補い，食べやすく調理する	調理ばさみで一口大の大きさにきざむ
ミキサー食	嚙み砕くことが補う．また，誤飲を防ぐために汁物などには粘りを持たせる	ミキサーやフードプロセッサーで細かくきざむ，とろみ剤でとろみをつける

2）栄養ケア・マネジメント

　発達障害者（児）では，無理に食べさせたりすると，食事をすることに対して恐怖心を抱き，心的外傷後ストレス障害（PTSD）などのトラウマを抱えたり，拒否するようになる場合があるため，特異的な食行動を理解した上で対応することが望ましい．近年，増加しているアスペルガー症候群などの自閉スペクトラム症（ASD）では，対人関係が苦手・強いこだわりといった特徴をもち食行動異常を呈す場合が多い．摂食困難の原因と具体例を表 16-2 に示す．

PTSD
Post Traumatic
Stress Disorder

ASD
Autism Spectrum
Disorder

①**視覚障害**：　クロックポジションで料理の配置を伝える（図 16-2）．
　　器と料理の色のコントラストを鮮明にする（白いご飯を濃い色器に盛り付ける）．
　　温度の熱い料理などの際には声がけを心がける．

②**聴覚・平衡機能障害**：　食事の準備や摂取中にバランスを保つことが難しい場合がある．

●表16-2● 摂食困難の原因と具体例

原　　　因	具　体　例
人より味を強くまたは薄く感じたりする	濃い味が苦手，または薄味が苦手
冷たい／熱いを強く感じる	アイス／冷凍ミカン／グラタンなど
揚げ物などの衣が痛いと感じる	衣がチクチクして痛いと感じる
食感が不快	ジャガイモのほくほく感，キノコのつるつる感，2つ以上の食感が混じっている場合
色・見た目が異様に感じる	パプリカの赤や黄色，イチゴのつぶつぶ，食器の濃い色合い
食べている環境の音が気になる	テレビの音，食器のガチャガチャした音
臭覚過敏	ハーブのチョコミント，酸っぱいにおいのレモン，発酵食品

③音声・言語・咀嚼機能障害：　定期的な栄養アセスメントにより栄養状態を常に把握し，低栄養を防ぐ．

④肢体不自由：　残存機能を活かし自助具を利用して，自身で食事摂取ができるようにを介助する．

⑤内部障害：　個々の病態に合わせた対応が必要である．

16.3 ··· 対象者のプロフィール

A（身体状況）
6歳10カ月，男児
身長 121 cm
体重 31 kg
カウプ指数 21（肥満）
頭囲 54.0 cm
胸囲 62.0 cm

B（臨床成績）
ヘモグロビン 14 g/dL
総コレステロール 168 mg/dL
FBS 96 mg/dL
抗てんかん薬（朝・夕）服用

C（臨床診査）
正常分娩にて出産（37週，2950 g），第2子，家族は父親・母親・姉（10歳），2歳8カ月にて保健所の検診時に発達障害の疑いで，専門医療機関を受診し，知的障害と診断された．言語の発達に障害があり，発音が不明瞭．周囲のいうことは7～8割程度理解できる．こだわりが強く，新しい事象にはすぐ対応ができない．6歳を過ぎて，排泄や衣服の着脱が1人でできるようになった．3カ月前にてんかん症状を起こした．

D（食生活状況）
食べる食品は限られており（白飯，ふりかけ，のり，卵豆腐，牛乳，ヨーグルト，ウインナー，パナナ，りんご，ぶどう），新しい料理はなかなか食べない．肉，野菜もほとんど食べない．しかし，特別支援学校での給食でカレー，ラーメン，ぶりの照り焼きなどのメニューは食べるようになった．カルピス飲料，菓子・せんべいをよく食べる．甘い物やチョコレートが好き．外食時はうどんやスパゲッティー（麺のみ），フライドポテト，ドーナッツはときどき手づかみで食べる．20時就寝6時起床（夜中に1，2回起きる）．運動は同年齢程度できる．

E（環境）
集団での遊びはできない．

16.4 ··· 対象者の2日分の食事記録

1日目		食品番号	食品名	重量 g
朝食	ご飯	1088	めし	150
	焼きのり	9004	焼きのり	2
		17007	しょうゆ	3
	ふりかけ	10092	おかか	0.5
		5018	ごま	2
		9003	のり	0.5
	ボイルウインナー	11186	ウインナー	50
		17042	マヨネーズ	10
	牛乳	13003	普通牛乳	100
昼食	かけうどん	1039	うどん	150
		17021	だし汁	200
		17007	しょうゆ	3
		17012	塩	1.5
		16025	みりん	10
	飲料	13028	カルピス	150
間食	ヨーグルト	13026	ヨーグルト	100
	菓子	15060	せんべい	15
	果物	7107	バナナ	50
夕食	ご飯	1088	めし	150
	焼きのり	9004	焼きのり	2
		17007	しょうゆ	3
	ふりかけ	10092	おかか	0.5
		5018	ごま	2
		9003	のり	0.5
	卵豆腐（市販品）	12017	卵豆腐（市販品）	110
	いくら	10140	いくら	10

栄養価
エネルギー 1389 kcal，脂質 25％エネルギー，たんぱく質 45.5 g，炭水化物 66％エネルギー

2日目		食品番号	食品名	重量 g
朝食	ご飯	1088	めし	150
	焼きのり	9004	焼きのり	2
		17007	しょうゆ	3
	ふりかけ	10092	おかか	0.5
		5018	ごま	2
		9003	のり	0.5
	牛乳	13003	普通牛乳	100
昼食	ラーメン	1056	インスタントラーメン	85
		6061	キャベツ	50
		6212	にんじん	20
	飲料	13028	カルピス	150
間食	おにぎり	1088	めし	150
		10145	焼きさけ	20
		9004	焼きのり	2
		17012	塩	0.5
	飲料	13028	ヤクルト	65
	ヨーグルト	13026	ヨーグルト	100
	果物	7148	りんご	50
夕食	ご飯	1088	めし	180
	焼き魚	10241	ブリ	60
		17007	しょうゆ	3
		16025	みりん	10
	焼きのり	9004	焼きのり	1
		17007	しょうゆ	1
	卵豆腐（市販品）	12017	卵豆腐（市販品）	110

栄養価
エネルギー 1686 kcal，脂質 20％エネルギー，たんぱく質 56.6 g，炭水化物 71％エネルギー

① 特別支援学校（幼児部）の献立例（4，5歳，1月）

ご飯	白飯	120 g	
みそ汁	青菜	30 g	①青菜は2，3 cmに切る．
	ふ	2 g	②だし汁を温め，①とふを入れて青
	だし汁	120 mL	菜に火が通ったら，みそを溶いて入
	みそ	7 g	れる．
豚肉とキ	豚肉	30 g	①豚肉は3 cm位に切る．
ャベツの	キャベツ	40 g	②キャベツは食べやすい大きさに切
ごま炒め	塩	0.6 g	る．
	ごま	5 g	③油を温め，①を炒めて色が変わっ
	砂糖	2 g	たら，②を入れて炒める．
	調合油	3.5 g	④ごまと調味をする．
ポテトサ	じゃがいも	50 g	①じゃがいも軟らかくなるまでゆで，
ラダ	にんじん	5 g	熱いうちにつぶして塩をしておく．
	きゅうり	10 g	②にんじんは，2，3 mmの半月かい
	塩	0.1 g	ちょう切りにして軟らかくゆでる．
	マヨネーズ	10 g	（①の鍋で一緒にゆでてもよい．）
			③きゅうりは薄切りにして塩をして
			しんなりしたら，絞る．
			④①②が冷めたら，すべてをマヨネ
			ーズで和える．
果物	りんご	60 g	
牛乳	普通牛乳	100 mL	

栄養価
エネルギー 552 kcal，たんぱく質 16.5 g，脂質 40％ エネルギー，炭水
化物 56％ エネルギー，カルシウム 263 mg

② 特別支援学校（幼児部）の献立例（4，5歳，5月）

パン	コッペパン	100 g	
中華	卵	25 g	①たまねぎは薄切りにする．
スープ	コーン（缶詰）	10 g	②水 200 mL にスープの素を入れ，
	たまねぎ	20 g	火にかけてたまねぎを入れてたまね
	スープの素	1 g	ぎが軟らかくなったら，コーンを入
			れる．
			③卵を溶きほぐし，スープに流し入
			れて卵がかたまったら火を止める．
魚の	タラ	30 g	①魚に塩をして5分位おく．
フライ	塩	0.5 g	②①の水けをふき取り，小麦粉，溶
	卵	10 g	き卵，パン粉をつける．
	小麦粉	5 g	③170度の油で3〜4分揚げる．
	パン粉	10 g	
	揚げ油	15 g	
マカロニ	マカロニ	20 g	①マカロニは，表示に従ってゆでる．
サラダ	ハム	15 g	②ハムは，1 cm 角に切る．
	きゅうり	20 g	③きゅうりは薄切りにして塩をして
	にんじん	10 g	しんなりしたら，絞る．
	塩	0.2 g	④にんじんは，2，3 mmの半月かい
	マヨネーズ	8 g	ちょう切りにして軟らかくゆでる．
	ケチャップ	4 g	（①の鍋で一緒にゆでてもよい.）
			⑤マヨネーズとケチャップを混ぜて
			オーロラソースをつくり①〜④の具
			を和える．
プチトマト	プチトマト	15 g	
牛乳	普通牛乳	100 mL	

栄養価
エネルギー 756 kcal，たんぱく質 29.4 g，脂質 43％エネルギー，炭水
化物 45％エネルギー，カルシウム 190 mg

③ 特別支援学校の献立例（1，2年生，9月）

スパゲッ	スパゲッティ	40 g	①スパゲッティは，表示に従ってゆ
ティナポ	ハム	20 g	でる．
リタン	たまねぎ	30 g	②ハムは，すべてせん切りにする．
	にんじん	10 g	③野菜は，すべてせん切りにする．
	青ピーマン	5 g	④ハム，野菜を炒めて塩をして，①
	赤ピーマン	5 g	を入れてソース，ケチャップを入れ
	油	3 g	てからめる．
	塩	0.5 g	
	ソース	5 g	
	ケチャップ	10 g	
きのこス	ベーコン	10 g	①ベーコンは2 cm位に切る．
ープ	たまねぎ	20 g	②たまねぎはせん切り．
	しめじ	20 g	③しめじはほぐし，しいたけは薄切
	しいたけ	20 g	りにする．
	ブイヨン	120 mL	④ブイヨンでベーコンと野菜を煮る．
フレンチ	キャベツ	15 g	①キャベツ，にんじんはせん切りに
サラダ	にんじん	10 g	する．
	きゅうり	10 g	②きゅうりは輪切りにする．
	トマト	15 g	③トマトは1 cm角位に切る．
	ドレッシング	7 g	④ドレッシングで野菜を和える．
フルーツ	ミカン（缶）	50 g	①フルーツは食べやすい大きさに切
ヨーグル	白桃（缶）	20 g	る．
ト	さくらんぼ(缶)	5 g	②フルーツを器に入れ，ヨーグルト
	ヨーグルト	100 g	をかける．
牛乳	普通牛乳	100 mL	

栄養価
エネルギー 507 kcal，たんぱく質 21 g，脂質 36％エネルギー，炭水化
物 54％エネルギー，カルシウム 280 mg

④ 特別支援学校の献立例（1，2年生，12月）

ハヤシラ	白飯	120 g	①牛肉は粗く刻む．
イス	牛肉	30 g	②にんじん，たまねぎはみじん切り
	たまねぎ	30 g	にする．
	にんじん	20 g	③フライパンに油を入れて熱し，①
	油	4 g	②を入れて炒める．
	ルー（市販品）	10 g	④ひたひたの水を入れて沸騰した
			ら，アクをとって野菜が軟らかくな
			るまで煮る．
			⑤いったん火を止めルーを溶かしな
			がら入れる．
			⑥弱火でとろみがつくまで5分位煮
			る．
中華風春	はるさめ	25 g	①はるさめは湯に漬けて戻す．
雨サラダ	きゅうり	25 g	②きゅうりは薄切りにする．
	卵	15 g	③卵は少量の油をテフロンフライパ
	砂糖	1.5 g	ンに塗るようにして，薄焼き卵を作
	ハム	20 g	り，錦糸卵にする．
	ごま油	2 g	④ハムはせん切りにする．
	しょうゆ	2 g	⑤具をすべてあわせて，調味料で和
	塩	0.2 g	える．
	酢	7 g	
果物	いちご	70 g	
牛乳	普通牛乳	150 mL	

栄養価
エネルギー 635 kcal，たんぱく質 22 g，脂質 33％エネルギー，炭水化
物 58％エネルギー，カルシウム 220 mg

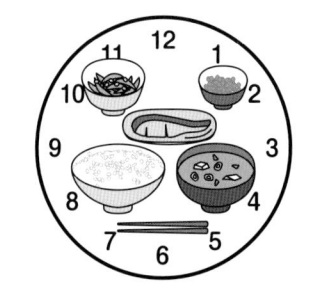

●図16-2● クロックポジション
箸（6時），主食（7時），汁（5時），
主菜（中央），副菜（11時，1時）．

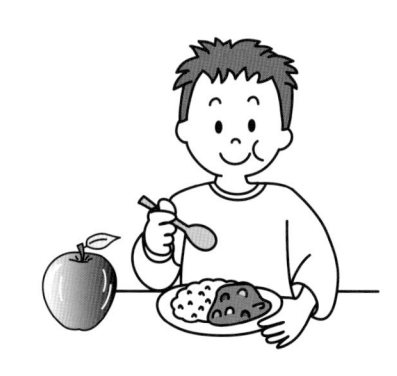

付　表

●付表1● 食品類別荷重平均成分表（東京都, 2001 年）

事業所用

食品群名		エネルギー (kcal)	たんぱく質 (g)	脂質 (g)	炭水化物 (g)	食物繊維 (g)	カルシウム (mg)	鉄 (mg)	ナトリウム (mg)	ビタミンA (レチノール当量) (μg)	ビタミンB₁ (mg)	ビタミンB₂ (mg)	ビタミンC (mg)
1．穀類	米	356	6.1	0.9	76.6	0.5	5	0.8	1	0	0.08	0.02	0
	パン類	264	9.3	4.4	44.4	2.3	29	0.6	500	0	0.07	0.04	0
	麺類	166	5.3	0.9	31.1	1.5	13	0.5	66	0	0.05	0.02	0
	その他穀類・堅果類	376	10.7	6.7	62.4	4.5	108	1.5	117	1	0.17	0.05	0
2．いも類	じゃがいも類	81	1.5	0.1	17.2	1.6	10	0.5	1	1	0.09	0.03	29
	こんにゃく類	5	0.1	0.0	0.1	2.3	47	0.4	10	0	0.00	0.00	0
3．砂糖類		357	0.1	0.0	91.4	0.3	3	0.0	2	0	0.00	0.00	2
4．菓子類		192	6.3	6.3	26.8	0.7	66	0.7	126	69	0.06	0.22	0
5．油脂類	動物性	745	0.6	81.0	0.2	0.0	15	0.1	750	520	0.01	0.03	0
	植物性	873	0.2	94.6	0.6	0.0	3	0.0	147	284	0.00	0.01	0
6．豆類	みそ	191	12.6	5.9	17.0	4.8	105	4.1	4931	0	0.03	0.10	0
	豆・大豆製品	133	9.5	7.0	5.1	2.7	123	2.0	10	0	0.12	0.10	0
7．魚介類	生物	145	22.4	5.3	0.2	0.0	18	0.9	107	42	0.09	0.15	1
	塩蔵・缶詰	241	26.7	8.0	14.6	0.0	230	1.8	1371	4	0.08	0.21	0
	水産ねり製品	118	11.9	2.2	12.6	0.0	32	0.7	783	0	0.03	0.06	0
8．獣鳥肉類	生物	225	18.6	15.5	0.1	0.0	5	0.7	49	17	0.37	0.17	2
	その他加工品	237	14.4	18.5	3.2	0.0	8	0.9	851	1	0.43	0.15	31
9．卵類		151	12.3	10.3	0.3	0.0	51	1.8	140	150	0.06	0.43	0
10．乳類	牛乳	67	3.3	3.8	4.8	0.0	110	0.0	41	39	0.04	0.15	1
	その他の乳類	85	1.9	0.1	18.9	0.0	62	0.0	31	0	0.01	0.07	0
11．野菜類	緑黄色野菜	32	1.3	0.2	4.6	2.5	42	0.9	14	803	0.07	0.09	23
	漬物	33	1.5	0.1	4.9	2.7	66	0.7	1085	75	0.10	0.06	16
	その他の野菜類	23	1.2	0.1	3.5	1.6	29	0.3	6	9	0.03	0.03	17
12．果実類		61	0.7	0.1	14.6	0.9	10	0.3	2	70	0.06	0.03	18
13．海草類		70	6.7	0.8	12.2	14.3	372	5.7	2328	339	0.18	0.35	12
14．調味料類		131	6.3	3.9	16.1	0.5	32	1.6	4552	9	0.05	0.13	1
15．調理加工食品類		256	6.8	14.8	22.9	1.0	22	1.1	304	23	0.12	0.11	15

保育所用

食品群名		エネルギー (kcal)	たんぱく質 (g)	脂質 (g)	炭水化物 (g)	食物繊維 (g)	カルシウム (mg)	鉄 (mg)	ナトリウム (mg)	ビタミンA (レチノール当量) (μg)	ビタミンB₁ (mg)	ビタミンB₂ (mg)	ビタミンC (mg)
1．穀類	米	323	5.5	0.9	69.3	0.6	5	0.7	1	0	0.08	0.02	0
	パン類	298	9.4	8.0	45.1	2.1	34	0.7	495	2	0.08	0.05	0
	麺類	182	5.7	0.9	34.4	1.4	13	0.5	78	1	0.06	0.02	0
	その他穀類・堅果類	375	8.9	3.7	70.5	2.7	55	1.0	54	0	0.14	0.04	0
2．いも類	じゃがいも類	97	1.5	0.1	21.2	1.7	17	0.5	2	2	0.10	0.03	33
	こんにゃく類	5	0.1	0.0	0.1	2.2	43	0.4	10	0	0.00	0.00	0
3．砂糖類		364	0.1	0.0	93.3	0.2	4	0.1	4	0	0.00	0.01	1
4．菓子類		356	6.7	9.2	60.5	1.0	65	0.7	331	40	0.06	0.17	0
5．油脂類	動物性	745	0.6	61.0	0.2	0.0	15	0.1	750	520	0.01	0.03	0
	植物性	851	0.5	92.2	0.5	0.0	6	0.1	233	386	0.01	0.02	0
6．豆類	みそ	189	12.8	5.8	17.0	4.6	113	4.1	4988	0	0.03	0.10	0
	豆・大豆製品	119	9.1	7.6	1.8	1.4	134	1.7	10	0	0.12	0.05	0
7．魚介類	生物	130	20.5	4.4	0.1	0.0	15	0.5	84	26	0.11	0.17	1
	塩蔵・缶詰	258	32.7	13.2	0.2	0.0	367	3.7	725	22	0.12	0.10	0
	水産ねり製品	110	11.5	1.7	12.1	0.0	23	0.7	784	0	0.02	0.05	0
8．獣鳥肉類	生物	205	19.0	13.3	0.1	0.0	5	0.7	51	20	0.39	0.17	2
	その他加工品	258	14.5	21.3	2.3	0.0	8	0.8	857	1	0.45	0.14	32
9．卵類		151	12.3	10.3	0.3	0.0	51	1.8	140	150	0.06	0.43	0
10．乳類	牛乳	67	3.3	3.8	4.8	0.0	110	0.0	41	39	0.04	0.15	1
	その他の乳類	172	11.1	3.1	24.7	0.0	364	0.2	231	32	0.09	0.46	1
11．野菜類	緑黄色野菜	34	1.1	0.2	5.4	2.4	28	0.6	16	877	0.06	0.08	19
	漬物	57	1.9	0.1	10.6	2.8	45	0.8	1652	14	0.20	0.06	12
	その他の野菜類	29	1.1	0.2	4.9	1.7	26	0.3	19	13	0.03	0.03	16
12．果実類		53	0.6	0.1	13.1	0.7	9	0.2	1	73	0.06	0.02	21
13．海草類		51	3.8	0.5	8.3	12.5	364	8.8	950	189	0.16	0.31	12
14．調味料類		159	4.9	4.9	21.0	1.0	31	1.5	3531	30	0.05	0.42	2
15．調理加工食品類		281	5.3	16.6	26.2	1.4	19	0.9	275	12	0.10	0.08	21

（注）栄養量の算定および食品名は原則として五訂日本食品標準成分表を使用した．

●付表2● 食品分類表（事業所用，東京都）

食品群名		内容および割合（%）
1. 穀類	米	精白米（100.0）
	パン類	食パン—市販—（100.0）
	めん類	うどん—ゆで—（36.9），中華めん—ゆで—（29.6），マカロニ・スパゲッティー—乾—（15.8），そば—ゆで—等（17.7）
	その他の穀類・堅果類	薄力粉—1等—（49.7），パン粉—乾燥—（25.0），七分つき押麦（13.2），もち（5.0），ごま—いり—等（7.1）
2. いも類	じゃがいも類	じゃがいも（67.8），さといも（18.0），さつまいも等（14.2）
	こんにゃく類	板こんにゃく—精粉—（87.6），しらたき（12.4）
3. 砂糖類		砂糖—上白—（79.0），いちごジャム—高糖度—等（21.0）
4. 菓子類		カスタードプディング（57.5），あんパン（11.4），ババロア（7.3），クリームパン（6.6），チョココロネ（4.9），中華まんじゅう—肉—（4.1），カステラ等（8.2）
5. 油脂類	動物性	バター—有塩—（100.0）
	植物性	植物油—なたね油—（74.2），マヨネーズ—全卵—（10.1），マーガリン等（15.7）
6. 豆類	豆・大豆製品	豆腐—木綿—（35.2）・—絹—（20.6），生揚げ（9.4），糸引納豆（9.2），油揚げ（7.0），豆乳—調整豆乳—（5.1），焼き豆腐（4.6），いんげんまめ—乾—等（8.9）
7. 魚介類	生物	いか—するめいか—（10.3），さば—まさば—（9.4），さんま（8.2），さけ—しろさけ—（8.1），かれい—まがれい—（5.5），たら—まだら—（5.3），まいわし（4.5），さわら（4.3），くるまえび（4.2），まぐろ—くろまぐろ—，—赤身—等（40.2）
	塩蔵・缶詰	あじ開き干し（11.6），しろさけ—塩ざけ—（9.1），しろさけ—新巻き—（9.1），まぐろ缶詰—油漬—（6.8）・—フレーク味つけ—（5.3），さんま開き干し（5.0），いわし生干し—まいわし—（3.9），かつお節（3.8），いかなごつくだ煮等（45.4）
	水産練り製品	さつま揚げ（34.2），焼き竹輪（32.0），蒸しかまぼこ（16.7），はんぺん等（17.1）
8. 肉類	生物	ぶたもも脂身つき—大型種—（17.0），若鶏むね，皮つき（16.1），若鶏もも皮つき（14.2），ぶたばら，脂身つき—大型種—（12.1），ぶたひき肉（9.3），ぶたロース脂身つき—大型種—（7.6），にわとりひき肉（5.5），うしもも，脂身つき—乳用肥育雄牛—等（18.2）
	その他加工品	ハム—プレス—（36.1），ソーセージ—ウィンナー—（25.7），ハム—ロース—（14.4），ソーセージ—フランクフルト—（12.0），ベーコン等（11.8）
9. 卵類		鶏卵（100.0）
10. 乳類	牛乳	普通牛乳（100.0）
	その他の乳類	乳酸菌飲料—乳製品—（34.6），ヨーグルト—脱脂加糖—（29.9），乳酸菌飲料—非乳製品—（23.4）・—殺菌乳製品—等（12.1）
11. 野菜類	緑黄色野菜	にんじん（34.1），ほうれんそう（23.9），トマト（11.8），かぼちゃ（9.0），こまつな（8.3），ピーマン（5.4），さやいんげん等（7.5）
	漬物	たくあん漬—干しだいこん漬—（20.5），はくさい—塩漬け—（15.4），きゅうり—塩漬け—（13.2），だいこん・根—ぬかみそ漬け—（11.5），福神漬（9.9），なすしば漬（6.6），のざわな—塩漬け—等（22.9）
	その他の野菜	キャベツ（22.4），たまねぎ（19.7），だいこん・根（16.6），はくさい（9.0），きゅうり（7.3），ブラックマッペもやし（7.1），根深ねぎ（5.3），レタス（3.5），たけのこ水煮缶詰等（9.1）
12. 果実類		バナナ（24.4），うんしゅうみかん，じょうのう—普通—（19.6），りんご（11.4），すいか（9.6），なつみかん（5.5），うんしゅうみかん缶詰—果実—等（29.5）
13. 海草類		生わかめ（33.2），こんぶつくだ煮（14.3），まこんぶ・煮干し（11.1），ところてん（9.0），のりつくだ煮（8.1），干しひじき（7.5），乾燥わかめ素干し等（16.8）
14. 調味料類		みそ—米みそ—淡色辛みそ—（84.5）・—赤色辛みそ—（15.5） しょうゆ—こいくち—（69.9），トマト加工品—ケチャップ—（6.8），食酢—穀物酢—（6.4），みりん—本みりん—（5.5），カレー—ルウ—等（11.4）
15. 調理加工食品類		コロッケ・冷凍—ポテトタイプ—（21.1），ハンバーグ・冷凍（18.4），しゅうまい・冷凍（16.5），ぎょうざ・冷凍（13.5），フレンチフライドポテト・冷凍—ジャガイモフライドポテト—等（30.5）

（注）食品群の内容について特に細分表示していないものは「生」を使用.

●付表3● 児童又は生徒一人一回当たりの学校給食摂取基準

区　　分		基準値						
		児童 （6歳〜7歳） の場合①	児童 （8歳〜9歳） の場合②	児童 （10歳〜11歳） の場合③	生徒 （12歳〜14歳） の場合④	夜間課程を置く 高等学校生徒⑤	特別支援学校の 幼稚部幼児⑥	特別支援学校の 高等部生徒⑦
エネルギー	(kcal)	530	650	780	830	860	490	860
たんぱく質	(%)	学校給食による摂取エネルギー全体の13〜20%						
脂質	(%)	学校給食による摂取エネルギー全体の20〜30%						
ナトリウム（食塩相当量）	(g)	1.5未満	2未満	2未満	2.5未満	2.5	1.5未満	2.5未満
カルシウム	(mg)	290	360	360	450	360	290	360
マグネシウム	(g)	40	50	70	120	130	30	130
鉄	(mg)	2	3	3.5	4.5	4	2	4
ビタミンA	(μgRAE)	160	200	240	300	310	190	310
ビタミンB₁	(mg)	0.3	0.4	0.5	0.5	0.5	0.3	0.5
ビタミンB₂	(mg)	0.4	0.4	0.5	0.6	0.6	0.3	0.6
ビタミンC	(mg)	20	25	30	35	35	15	35
食物繊維	(g)	4以上	4.5以上	5以上	7以上	7.5以上	3以上	7.5以上

（注1）表に掲げるもののほか，次に掲げるものについても示した摂取について配慮すること.
　　　亜鉛…①2mg，②2mg，③2mg，④3mg，⑤3mg，⑥1mg，⑦3mg
（注2）この摂取基準は全国的な平均値を示したものであるから，適用に当たっては個々の健康及び生活活動等の実態並びに地域の実情等に十分配慮し弾力的に運用すること.
（注3）献立の作成に当たっては多様な食品を適切に組み合わせ，多様な食品を適切に組み合わせるよう配慮すること.
文部科学省：学校給食実施基準，夜間学校給食実施基準，特別支援学校の幼稚部及び高等部における学校給食実施基準，2021.

区　　分		幼児の場合	児童 （6歳～7歳） の場合	児童 （8歳～9歳） の場合	児童 （10歳～11歳） の場合	生徒 （12歳～14歳） の場合	夜間課程を置く高等 学校及び特別支援 学校の生徒の場合
米飯の場合	米	50	50	70	90	100	100
	強化米	0.15	0.15	0.21	0.27	0.3	0.3
主食 パンの場合	小麦	40	40	50	70	80	80
	イースト	1	1	1.25	1.75	2	2
	食塩	1	1	1.25	1.75	2	2
	ショートニング	1.4	1.4	1.75	2.45	2.8	2.8
	砂糖類	1.4	1.4	1.75	2.45	2.8	2.8
	脱脂粉乳	1.4	1.4	1.75	2.45	2.8	2.8
ミルク	牛乳	155	206	206	206	206	206
おかず	小麦粉及びその製品	4	4	5	7	9	9
	芋及び澱粉	20	26	30	34	35	35
	砂糖類	3	3	3	3	4	4
	豆類	4	4.5	5	5.5	6	6
	豆製品類	12	14	16	18	18	18
	種実類	1.5	2	3	3.5	3.5	3.5
	緑黄色野菜類	18	19	23	27	35	35
	その他の野菜類	50	60	70	75	82	82
	果物類	30	30	32	35	40	40
	きのこ類	3	3	4	4	4	4
	藻類	2	2	2	3	4	4
	魚介類	13	13	16	19	21	21
	小魚類	2.5	3	3	3.5	3.5	4
	肉類	12	13	15	17	19	19
	卵類	5	5	6	8	12	12
	乳類	3	3	4	5	6	6
	油脂類	2	2	3	3	4	4

（注1）1か月間の摂取目標量を1回当たりの数値に換算したものである．
（注2）適用に当たっては，個々の児童生徒等の健康及び生活活動等の実態並びに地域の実情等に十分配慮し，弾力的に運用すること．
学校給食における児童生徒の食事摂取基準策定に関する調査研究協力者会議（平成23年3月）：学校給食摂取基準の策定について（報告）より．

●付表5● 乳児の発育曲線（0～12カ月）

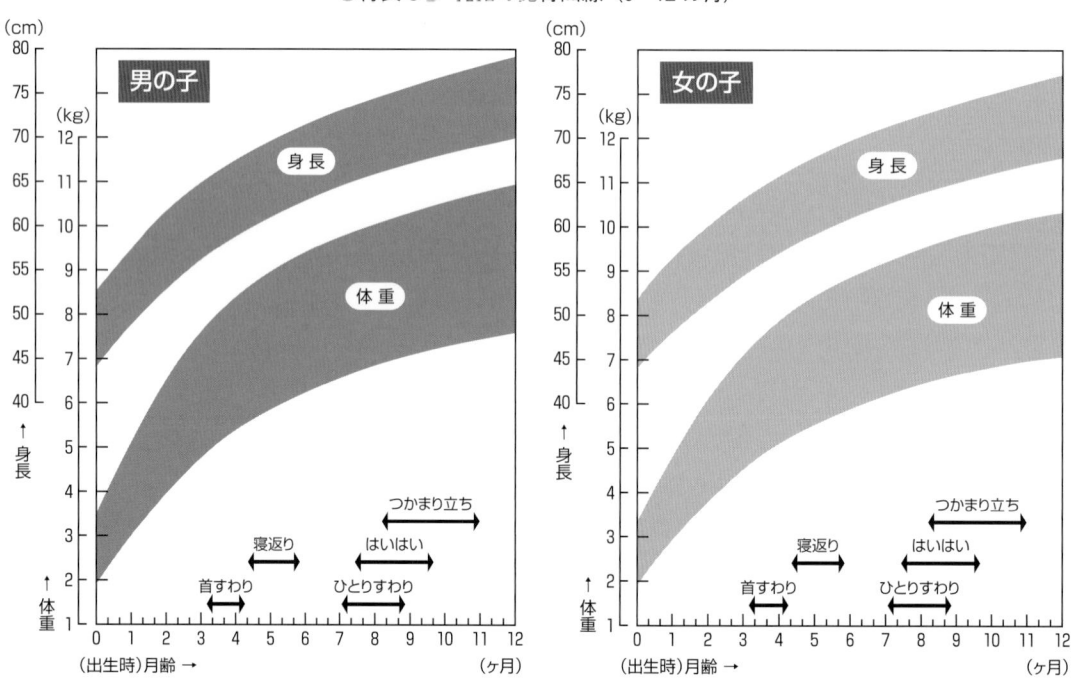

●付表6● 成長曲線（1〜18歳）

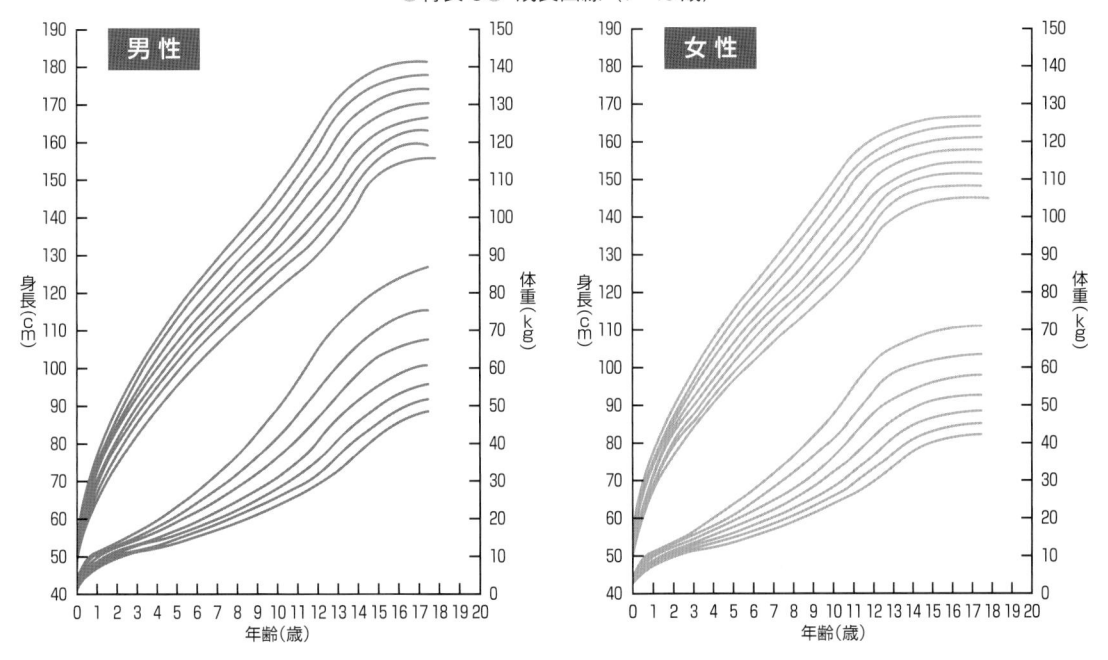

●付表7● 身長別標準体重を求める係数

年齢 （歳）	男子		女子		年齢 （歳）	男子		女子	
	a	b	a	b		a	b	a	b
5	0.386	23.699	0.377	22.750	11	0.782	75.106	0.803	78.846
6	0.461	32.382	0.458	32.079	12	0.783	75.642	0.796	76.934
7	0.513	38.878	0.508	38.367	13	0.815	81.348	0.655	54.234
8	0.592	48.804	0.561	45.006	14	0.832	83.695	0.594	43.264
9	0.687	61.390	0.652	56.992	15	0.766	70.989	0.560	37.002
10	0.752	70.461	0.730	68.091	16	0.656	51.822	0.578	39.057
11	0.782	75.106	0.803	78.846	17	0.672	53.642	0.598	42.339

身長別標準体重＝a × 実測身長（cm）−b.
平成24年3月 乳幼児身体発育評価マニュアル，p65より.

●付表8● 妊娠前からはじめる妊産婦のための食生活指針

妊娠前からはじめる妊産婦のための食生活指針
〜妊娠前から，健康なからだづくりを〜

●妊娠前から，バランスのよい食事をしっかりとりましょう
●「主食」を中心に，エネルギーをしっかりと
●不足しがちなビタミン・ミネラルを，「副菜」でたっぷりと
●「主菜」を組み合わせてたんぱく質を十分に
●乳製品，緑黄色野菜，豆類，小魚などでカルシウムを十分に
●妊娠中の体重増加は，お母さんと赤ちゃんにとって望ましい量に

●母乳育児も，バランスのよい食生活のなかで
●無理なくからだを動かしましょう
●たばことお酒の害から赤ちゃんを守りましょう
●お母さんと赤ちゃんのからだと心のゆとりは，周囲のあたたかいサポートから

出典：厚生労働省ホームページ：妊娠前からはじめる妊産婦のための食生活指針〜妊娠前から，健康なからだづくりを〜解説要領より抜粋.

●付表9● 育児用粉乳類の分類と適用

分　類	小　分　類	適　　用
調製粉乳 （乳等省令）	乳児用調製粉乳	正期産の乳児が対象 満1歳頃まで
	フォローアップミルク	生後9カ月頃から3歳頃までの乳幼児が離乳食と組み合わせて使用
	低出生体重児用ミルク	出生時の体重が2500g未満の低出生体重児が対象
その他	ミルクアレルギー用ミルク	ミルクアレルギーの乳児が対象
	無乳糖乳	乳糖不耐症やガラクトース血症などの乳児が対象
	特殊ミルク	先天性代謝異常を伴う乳児が対象

和泉裕久：育児用調整乳の過去・現在・未来，ミルクサイエンス，58（3），169-175，2009.

●付表10● ミルクアレルゲン除去食品（アレルギー用ミルク）

分類	加水分解乳		アミノ酸乳	調製粉大豆乳
商品名	ミルフィーHP®	ニューMA-1®	エレメンタルフォーミュラ®	和光堂ボンラクト®i
メーカー	明治	森永乳業	明治	アサヒグループ食品
標準調乳濃度	14.5%	15%	17%	14%
最大分子量 (Da)	3500	1000	アミノ酸	—
浸透圧 (mOsm/kg/H₂O)	290	320	445	290
原材料	乳清分解物	カゼイン分解物	精製アミノ酸	分離大豆たんぱく
栄養素（標準調乳100 mLの含有量） エネルギー (kcal)	67.0	69.9	66.5	67.2
たんぱく質 (g)	1.7	2.0	2.0	1.8
脂質 (g)	2.5	2.7	0.4	2.9
炭水化物 (g)	9.6	9.5	13.4	8.7
ビオチン (µg)	1.6	2.3	1.6	1.4
亜鉛 (mg)	0.4	0.5	0.5	0.5
カルシウム (mg)	53.7	60.0	64.6	53.2
セレン (µg)	1.9	0.9	1.85	1.0
鉄 (mg)	0.9	0.9	1.1	1.0
カルニチン (mg)	1.3	1.8	1.3	0.84

食物アレルギー研究会：食物アレルギーの栄養食事指導の手引き 2022，日本小児アレルギー学会：食物アレルギー診療ガイドライン 2021 より.

●付表11● 卵除去の調理の工夫と代替栄養

① 食べられないもの

鶏卵と鶏卵を含む加工食品，その他の鳥の卵（うずらの卵など）
★基本的に除去する必要のないもの：鶏肉，魚卵，魚

● 鶏卵を含む加工食品の例：
マヨネーズ，練り製品（かまぼこ，はんぺんなど），肉類加工品（ハム，ウインナーなど），調理パン，菓子パン，鶏卵を使用している天ぷらやフライ，鶏卵をつなぎに利用しているハンバーグや肉団子，洋菓子類（クッキー，ケーキ，アイスクリームなど）など

② 鶏卵が利用できない場合の調理の工夫
● 肉料理のつなぎ
・片栗粉などのでんぷん，すりおろしたいもやれんこんをつなぎとして使う
● 揚げものの衣
・水と小麦粉や片栗粉などのてんぷん粉をといて衣として使う
● 洋菓子の材料
・プリンなどはゼラチンや寒天で固める
・ケーキなどは重曹やベーキングパウダーで膨らませる
● 料理の彩り
・カボチャやトウモロコシ，パプリカ，ターメリックなどの黄色の食材を使う

③ 鶏卵の主な栄養素と代替栄養

鶏卵M玉1個（約50 g）当たり
たんぱく質 6.0 g

→

肉 （豚・牛肉の赤身）	25～35 g
鶏 （ささみ）	25 g
魚	25～35 g
豆腐 （木綿）	85 g

☆主食（ごはん，パン，麺など），主菜（肉，魚，大豆製品など），副菜（野菜，芋類，果物など）のバランスに配慮する.

食物アレルギー研究会：食物アレルギーの栄養食事指導の手引き 2022 より.

●付表12● 牛乳除去の調理の工夫と代替栄養

① 食べられないもの

牛乳と牛乳を含む加工食品
★基本的に除去する必要のないもの：牛肉

● 牛乳を含む加工食品の例：
ヨーグルト，チーズ，生クリーム，バター，全粉乳，脱脂粉乳，一般の調製粉乳，れん乳，乳酸菌飲料，はっ酵乳，アイスクリーム，パン，カレーやシチューのルウ，肉類加工品（ハム，ウインナーなど），洋菓子類（チョコレートなど），調味料の一部など

② 牛乳が利用できない場合の調理の工夫
● ホワイトソースなどのクリーム系の料理
・じゃがいもをすりおろしたり，コーンクリーム缶を利用する
・植物油や牛乳不使用マーガリン，小麦粉や米粉，豆乳でルウを作る
・市販のアレルギー用ミルクを利用する
● 洋菓子の材料
・豆乳やココナッツミルク，アレルギー用ミルク，豆乳クリームを利用する
・豆乳から作られたホイップクリームを利用する

③ 牛乳の主な栄養素と代替栄養

普通牛乳 100 mL 当たり
カルシウム 110 mg

→

調整乳	360 mL
干しひじき	10g（小鉢1杯）
アレルギー用ミルク	200 mL

☆主食（ごはん，パン，麺など），主菜（肉，魚，大豆製品など），副菜（野菜，芋類，果物など）のバランスに配慮する.

食物アレルギー研究会：食物アレルギーの栄養食事指導の手引き 2022 より.

① 食べられないもの
小麦と小麦を含む加工食品 ★基本的に除去する必要のないもの： 醤油, 穀物酢
●小麦粉： 薄力粉, 中力粉, 強力粉, デュラムセモリナ小麦 ●小麦を含む加工食品の例： パン, うどん, マカロニ, スパゲティ, 中華麺, 麩, 餃子や春巻の皮, お好み焼き, たこ焼き, 天ぷら, とんかつなどの揚げもの, フライ シチューやカレーのルゥ, 洋菓子類 (ケーキなど), 和菓子 (饅頭など) <div style="text-align:right">＊大麦の摂取可否は主治医の指示に従う.</div>

② 小麦が利用できない場合の調理の工夫
●ルウ ・米粉や片栗粉などのでんぷん, すりおろしたいもなどで代用する. ●揚げものの衣 ・コーンフレーク, 米粉パンのパン粉や砕いた春雨で代用する. ●パンやケーキの生地 ・米粉や雑穀粉, 大豆粉, いも, おからなどを生地として代用する. ・市販の米パンを利用することもできる. グルテンフリーのものを選ぶ. ●麺 ・市販の米麺や雑穀麺を利用する.

③ 小麦の主な栄養素と代替栄養
食パン 6 枚切 1 枚当たり （薄力粉・強力粉 45 g 相当） 　　エネルギー 160 kcal ごはん　　　　100 g 米麺（乾麺）　40〜50 g 米粉パン　　　60 g 米粉　　　　　40 g 程度 ☆主食（ごはん, 米麺, 米パンなど）, 主菜（肉, 魚, 大豆製品など）, 副菜（野菜, 芋類, 果物など）のバランスに配慮する.

食物アレルギー研究会：食物アレルギーの栄養食事指導の手引き 2022 より.

●付表 14● 健康日本 21（第三次）の目標（抜粋）

目　標	指　標	目　標　値
別表第四　ライフコースアプローチを踏まえた健康づくりに関する目標		
(1) こども		
①運動やスポーツを習慣的に行っていないこどもの減少（再掲）	1 週間の総運動時間（体育授業を除く.）が 60 分未満の児童の割合	第 2 次成育医療等基本方針に合わせて設定
②児童・生徒における肥満傾向児の減少（再掲）	児童・生徒における肥満傾向児の割合	第 2 次成育医療等基本方針に合わせて設定
③ 20 歳未満の者の飲酒をなくす（再掲）	中学生・高校生の飲酒者の割合	0% （令和 14 年度）
④ 20 歳未満の者の喫煙をなくす（再掲）	中学生・高校生の喫煙者の割合	0% （令和 14 年度）
(2) 高齢者		
①低栄養傾向の高齢者の減少 　（適正体重を維持している者の増加の一部を再掲）	BMI20 以下の高齢者（65 歳以上）の割合	13% （令和 14 年度）
②ロコモティブシンドロームの減少（再掲）	足腰に痛みのある高齢者の人数（人口千人当たり）（65 歳以上）	210 人 （令和 14 年度）
③社会活動を行っている高齢者の増加 　（社会活動を行っている者の増加の一部を再掲）	いずれかの社会活動（就労・就学を含む.）を行っている高齢者（65 歳以上）の割合	ベースライン値から 10% の増加 （令和 14 年度）
(3) 女性		
①若年女性のやせの減少 　（適正体重を維持している者の増加の一部を再掲）	BMI18.5 未満の 20 歳〜30 歳代女性の割合	15% （令和 14 年度）
②骨粗鬆症検診受診率の向上（再掲）	骨粗鬆症検診受診率	15% （令和 14 年度）
③生活習慣病（NCDs）のリスクを高める量を飲酒している女性の減少（生活習慣病（NCDs）のリスクを高める量を飲酒している者の減少の一部を再掲）	1 日当たりの純アルコール摂取量が 20 g 以上の女性の割合	6.4% （令和 14 年度）
④妊娠中の喫煙をなくす（再掲）	妊婦の喫煙	第 2 次成育医療等基本方針に合わせて設定

厚生労働省：健康日本 21（第三次）の概要（2023）より.

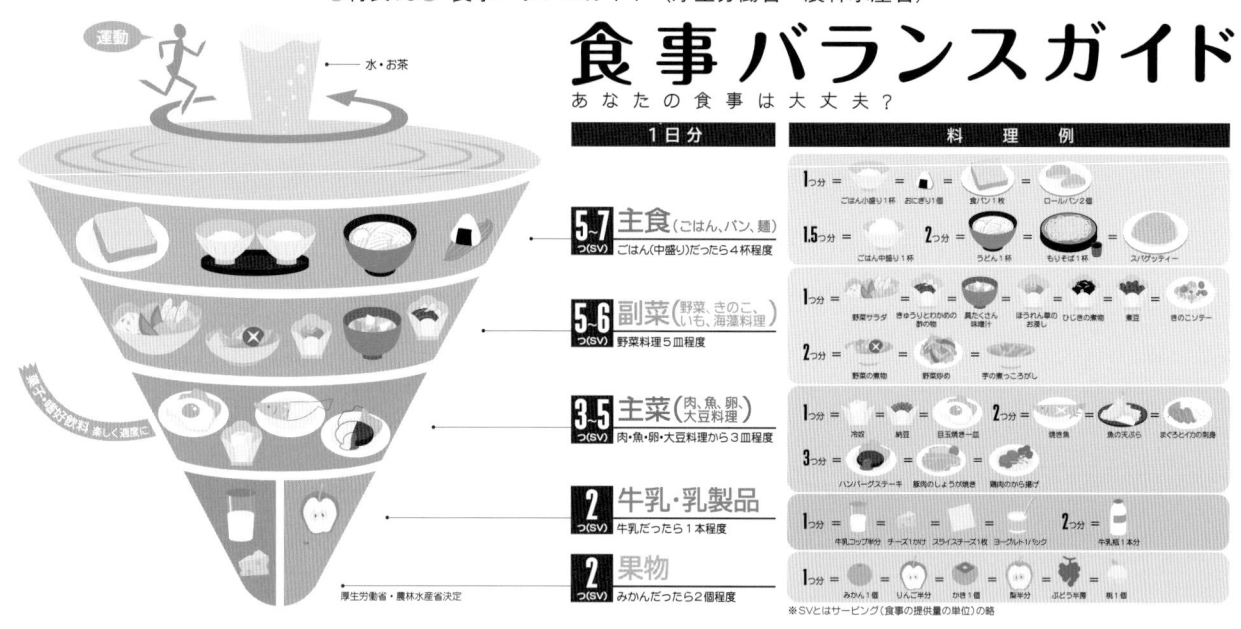

●付表15● 食事バランスガイド（厚生労働省・農林水産省）

●付表16● 「健康づくりのための身体活動・運動ガイド2023」身体活動・運動の推奨事項一覧

全体の方向性	個人差等を踏まえ，強度や量を調整し，可能なものから取り組む 今よりも少しでも多く身体を動かす		

	身体活動		座位行動
高齢者	歩行又はそれと同等以上の （3メッツ以上の強度の） 身体活動を1日40分以上 （1日約6,000歩以上） （＝週15メッツ・時以上）	**運動** 有酸素運動・筋力トレーニング・バランス運動・柔軟運動など 多要素な運動を週3日以上 【筋力トレーニング※1を週2〜3日】	座りっぱなしの時間が 長くなりすぎないように 注意する （立位困難な人も， じっとしている時間が 長くなりすぎないように 少しでも身体を動かす）
成人	歩行又はそれと同等以上の （3メッツ以上の強度の） 身体活動を1日60分以上 （1日約8,000歩以上） （＝週23メッツ・時以上）	**運動** 息が弾み汗をかく程度以上の（3メッツ以上の強度の） 運動を週60分以上（＝週4メッツ・時以上） 【筋力トレーニングを週2〜3日】	
こども （※身体を動か す時間が少ない こどもが対象）	（参考） ・中強度以上（3メッツ以上）の身体活動（主に有酸素性身体活動）を1日60分以上行う ・高強度の有酸素性身体活動や筋肉・骨を強化する身体活動を週3日以上行う ・身体を動かす時間の長短にかかわらず，座りっぱなしの時間を減らす．特に余暇のスクリーンタイム※2を減らす．		

（注1）負荷をかけて筋力を向上させるための運動．筋トレマシンやダンベルなどを使用するウエイトトレーニングだけでなく，自重で行う腕立て伏
　　　せやスクワットなどの運動も含まれる．
（注2）テレビやDVDを観ることや，テレビゲーム，スマートフォンの利用など，スクリーンの前で過ごす時間のこと．
健康づくりのための身体活動基準・指針の改訂に関する検討会：健康づくりのための身体活動・運動ガイド2023（案），2023.

●付表17● 健康づくりのための睡眠ガイド2023 推奨事項一覧

全体の方向性	個人差を踏まえつつ，日常的に質・量ともに 十分な睡眠を確保し，心身の健康を保持する

対象者※	推奨事項
高齢者	・長い床上時間が健康リスクとなるため，床上時間が8時間以上にならないことを目安に，必要な睡眠時間を確保する． ・食生活や運動等の生活習慣や寝室の睡眠環境等を見直して，睡眠休養感を高める． ・長い昼寝は夜間の良眠を妨げるため，日中は長時間の昼寝は避け，活動的に過ごす．
成人	・適正な睡眠時間には個人差があるが，6時間以上を目安として必要な睡眠時間を確保する． ・食生活や運動等の生活習慣，寝室の睡眠環境等を見直して，睡眠休養感を高める． ・睡眠の不調・睡眠休養感の低下がある場合は，生活習慣等の改善を図ることが重要であるが，病気が潜んでいる可能性にも留意する．
こども	・小学生は9〜12時間，中学・高校生は8〜10時間を参考に睡眠時間を確保する． ・朝は太陽の光を浴びて，朝食をしっかり摂り，日中は運動をして，夜ふかしの習慣化を避ける．

※生活習慣や環境要因等の影響により，身体の状況等の個人差が大きいことから，「高齢者」「成人」「こども」について特定の年齢で区切ることは
　適当でなく，個人の状況に応じて取組を行うことが重要であると考えられる．
健康づくりのための睡眠指針の改訂に関する検討会：健康づくりのための睡眠ガイド2023（案）．

1. 良い睡眠で，からだもこころも健康に.
2. 適度な運動，しっかり朝食，ねむりとめざめのメリハリを.
3. 良い睡眠は，生活習慣病予防につながります.
4. 睡眠による休養感は，こころの健康に重要です.
5. 年齢や季節に応じて，ひるまの眠気で困らない程度の睡眠を.
6. 良い睡眠のためには，環境づくりも重要です.
7. 若年世代は夜更かし避けて，体内時計のリズムを保つ.
8. 勤労世代の疲労回復・能率アップに，毎日十分な睡眠を.
9. 熟年世代は朝晩メリハリ，ひるまに適度な運動で良い睡眠.
10. 眠くなってから寝床に入り，起きる時刻は遅らせない.
11. いつもと違う睡眠には，要注意.
12. 眠れない，その苦しみをかかえずに，専門家に相談を.

●付表 19● バーセルインデックス（Bathel Index）基本的生活動作

評価項目	点数	コメント	得点
食事	10	自立，自助具などの装着可，標準的時間内に食べ終わる	
	5	部分介助	
	0	全介助	
車椅子とベッド間の移乗	15	自立，ブレーキ，フットレストの操作も含む	
	10	軽度の部分介助または監視を要する	
	5	座ることは可能であるがほぼ全介助	
	0	全介助または不可能	
整容	5	自立	
	0	部分介助または不可能	
トイレ動作	10	自立	
	5	部分介助，体を支える，衣服，後始末に介助を要する	
	0	全介助または不可能	
入浴	5	自立	
	0	部分介助または不可能	
歩行	15	45 m 以上の歩行，補装具の使用の有無は問わず	
	10	45 m 以上の介助歩行，歩行器の使用を含む	
	5	歩行不能の場合，車椅子にて 45 m 以上の操作可能	
	0	上記以外	
階段昇降	10	自立，手すりなどの使用の有無は問わない	
	5	介助または監視を要する	
	0	不能	
更衣	10	自立，靴，ファスナー，装具の着脱を含む	
	5	部分介助，標準的な時間内，半分以上は自立で行える	
	0	上記以外	
排便コントロール	10	失禁なし，浣腸，坐薬の取り扱いも可能	
	5	ときに失禁あり，浣腸，坐薬の取り扱いにに介助を要する者も含む	
	0	上記以外	
排尿コントロール	10	失禁なし，収尿器の取り扱いも可能	
	5	ときに失禁あり，収尿器の取り扱いに介助を要する者も含む	
	0	上記以外	

合計点数	0

入浴 （洗体，シャワー， 浴槽に入る）	1：自立	完全に 1 人で入浴が可能．または，背部や障害のある手足 1 カ所のみを洗うために介助が必要．
	0：介助	1 カ所以外にも洗えない部位がある．浴槽の出入りが 1 人でできない．
更衣	1：自立	タンスや引き出しから衣類を出し，服・コート・装具を身につける（ファスナーを閉めることや靴ひもを結ぶことは除外する）．
	0：介助	全部または一部の行為動作ができない．
トイレ	1：自立	トイレに行き，便器に近づいたり離れたり，衣類を操作し，後始末ができる（夜間のみベッドで便器や自助具を使用してもよい）．
	0：介助	トイレの使用に介助が必要，あるいは常にベッドで便器を使用する．
移動	1：自立	自力でベッドに入り，ベッドから離れる．椅子に腰かけ，椅子から離れる（自助具を使用してもよい）．
	0：介助	ベッドや椅子への移動が 1 つ以上できない．
排泄コントロール	1：自立	排尿・排便操作が完全に自分でできる．
	0：介助	完全または不完全な失禁状態（浣腸・カテーテル・便器・尿器の使用について部分的介助または管理・監視が必要）．
食事	1：自立	食事を皿からとり，口に入れる．
	0：介助	一部または全部の摂食行為ができず，介助が必要．

合計：0〜6 点

Katz, S., et al: Studies of Illness in the Aged. The Index of ADL: A Standardized Measure of Biological and Psychosocial Function, *Journal of American Medical Association*, 185: 914-919, 1963.

百崎　良：ADL をアウトカムとした臨床研究デザイン，*The Japanese Journal of Rehabilitation Medicine*，58：975-979，2021.

●付表 21● ダスク -21 （DASC-21）

		1 点	2 点	3 点	4 点	評価項目		備考欄
A	もの忘れが多いと感じますか	1.感じない	2.少し 感じる	3.感じる	4.とても 感じる	導入の質問 （採点せず）		
B	1 年前と比べて，もの忘れが増えたと感じますか	1.感じない	2.少し 感じる	3.感じる	4.とても 感じる			
1	財布や鍵など，物を置いた場所がわからなくなることがありますか	1.まったく ない	2.ときどき ある	3.頻繁に ある	4.いつも そうだ	記憶	近時記憶	
2	5 分前に聞いた話を思い出せないことがありますか	1.まったく ない	2.ときどき ある	3.頻繁に ある	4.いつも そうだ			
3	自分の生年月日がわからなくなることがありますか	1.まったく ない	2.ときどき ある	3.頻繁に ある	4.いつも そうだ		遠隔記憶	
4	今日が何月何日かわからないときがありますか	1.まったく ない	2.ときどき ある	3.頻繁に ある	4.いつも そうだ	見当識	時間	
5	自分のいる場所がどこだかわからなくなることはありますか	1.まったく ない	2.ときどき ある	3.頻繁に ある	4.いつも そうだ		場所	
6	道に迷って家に帰ってこられなくなることはありますか	1.まったく ない	2.ときどき ある	3.頻繁に ある	4.いつも そうだ		道順	
7	電気やガスや水道が止まってしまったときに，自分で適切に対処できますか	1.問題なく できる	2.だいたい できる	3.あまり できない	4.まったく できない	問題解決 判断力	問題解決	
8	一日の計画を自分で立てることができますか	1.問題なく できる	2.だいたい できる	3.あまり できない	4.まったく できない			
9	季節や状況に合った服を自分で選ぶことができますか	1.問題なく できる	2.だいたい できる	3.あまり できない	4.まったく できない		社会的 判断力	
10	一人で買い物はできますか	1.問題なく できる	2.だいたい できる	3.あまり できない	4.まったく できない	家庭外の IADL	買い物	
11	バスや電車，自家用車などを使って一人で外出できますか	1.問題なく できる	2.だいたい できる	3.あまり できない	4.まったく できない		交通機関	
12	貯金の出し入れや，家賃や公共料金の支払いは一人でできますか	1.問題なく できる	2.だいたい できる	3.あまり できない	4.まったく できない		金銭管理	
13	電話をかけることができますか	1.問題なく できる	2.だいたい できる	3.あまり できない	4.まったく できない	家庭内の IADL	電話	
14	自分で食事の準備はできますか	1.問題なく できる	2.だいたい できる	3.あまり できない	4.まったく できない		食事の 準備	
15	自分で，薬を決まった時間に決まった分量を飲むことはできますか	1.問題なく できる	2.だいたい できる	3.あまり できない	4.まったく できない		服薬管理	
16	入浴は一人でできますか	1.問題なく できる	2.見守りや声かけを要する	3.一部介助を要する	4.全介助を要する	身体的 ADL ①	入浴	
17	着替えは一人でできますか	1.問題なく できる	2.見守りや声かけを要する	3.一部介助を要する	4.全介助を要する		着替え	
18	トイレは一人でできますか	1.問題なく できる	2.見守りや声かけを要する	3.一部介助を要する	4.全介助を要する		排泄	
19	身だしなみを整えることは一人でできますか	1.問題なく できる	2.見守りや声かけを要する	3.一部介助を要する	4.全介助を要する	身体的 ADL ②	整容	
20	食事は一人でできますか	1.問題なく できる	2.見守りや声かけを要する	3.一部介助を要する	4.全介助を要する		食事	
21	家のなかでの移動は一人でできますか	1.問題なく できる	2.見守りや声かけを要する	3.一部介助を要する	4.全介助を要する		移動	

DASC 21：(1〜21 項目まで) の合計点　　　　　点 /84 点

項　　　目	採点	男性	女性
A　電話を使用する能力 　　1. 自分から電話をかける（電話帳を調べたり，ダイアル番号を回すなど） 　　2. 2，3のよく知っている番号をかける 　　3. 電話に出るが自分からかけることはない 　　4. 全く電話を使用しない		1 1 1 0	1 1 1 0
B　買い物 　　1. すべての買い物は自分で行う 　　2. 小額の買い物は自分で行える 　　3. 買い物に行くときはいつも付き添いが必要 　　4. 全く買い物はできない		1 0 0 0	1 0 0 0
C　食事の準備 　　1. 適切な食事を自分で計画し準備し給仕する 　　2. 材料が供与されれば適切な食事を準備する 　　3. 準備された食事を温めて給仕する，あるいは食事を準備するが適切な食事内容を 　　　維持しない 　　4. 食事の準備と給仕をしてもらう必要がある			1 0 0 0
D　家事 　　1. 家事を一人でこなす，あるいは時に手助けを要する（例：重労働など） 　　2. 皿洗いやベッドの支度などの日常的仕事はできる 　　3. 簡単な日常的仕事はできるが，妥当な清潔さの基準を保てない 　　4. すべての家事に手助けを必要とする 　　5. すべての家事にかかわらない			1 1 1 1 0
E　洗濯 　　1. 自分の洗濯は完全に行う 　　2. ソックス，靴下のゆすぎなど簡単な洗濯をする 　　3. すべて他人にしてもらわなければならない			1 1 0
F　移送の形式 　　1. 自分で公的機関を利用して旅行したり自家用車を運転する 　　2. タクシーを利用して旅行するが，その他の公的輸送機関は利用しない 　　3. 付き添いがいたり皆と一緒なら公的輸送機関で旅行する 　　4. 付き添いか皆と一緒で，タクシーか自家用車に限り旅行する 　　5. まったく旅行しない		1 1 1 0 0	1 1 1 0 0
G　自分の服薬管理 　　1. 正しいときに正しい量の薬を飲むことに責任が持てる 　　2. あらかじめ薬が分けて準備されていれば飲むことができる 　　3. 自分の薬を管理できない		1 0 0	1 0 0
H　財産取り扱い能力 　　1. 経済的問題を自分で管理して（予算，小切手書き，掛金支払い，銀行へ行く）一連 　　　の収入を得て，維持する 　　2. 日々の小銭は管理するが，預金や大金などでは手助けを必要とする 　　3. 金銭の取り扱いができない		1 1 0	1 1 0

採点法は各項目ごとに該当する右端の数値を合計する（男性 0〜5，女性 0〜8 点）
（Lawton, M.P. and Brody, E.M. : Assessment of older people : Self‑Maintaining and instrumental activities of daily living, *Geroulologist*, **9**, 179‑168, 1969 より）

項　目	配点		評価
	1	0	
1 バスや電車を使って一人で外出ができますか	はい	いいえ	手段的ADL
2 日用品の買い物ができますか	はい	いいえ	
3 自分で食事の用意ができますか	はい	いいえ	
4 請求書の支払ができますか	はい	いいえ	
5 銀行預金，郵便貯金の出し入れが自分でできますか	はい	いいえ	
6 年金などの書類が書けますか	はい	いいえ	知的ADL
7 新聞などを読んでいますか	はい	いいえ	
8 本や雑誌を読んでいますか	はい	いいえ	
9 健康についての記事や番組に関心がありますか	はい	いいえ	
10 友達の家を訪ねることがありますか	はい	いいえ	社会的ADL
11 家族や友達の相談にのることがありますか	はい	いいえ	
12 病人を見舞うことができますか	はい	いいえ	
13 若い人に自分から話しかけることがありますか	はい	いいえ	

(注) 手段的 ADL スコア（5点満点），知的 ADL スコア4点満点），社会的 ADL スコア（4点満点）でそれぞれの ADL を評価する．総計を高次 ADL スコアとする．カットオフ値はない．
(古谷野亘ほか：地域老人における活動能力の測定－老研式活動能力指標の開発－，日本公衆衛生雑誌，**34**:109-114, 1987.

●付表24● 改訂 長谷川式簡易知能評価スケール（HDS-R）

(検査日　　　年　　月　　日)　　　　　　　　　　(検査者　　　　　　　　　　　　　　　　　　　　)

1	お歳はいくつですか？（2年までの誤差は正解）		0	1
2	今日は何年の何月何日ですか？何曜日ですか？ （年月日，曜日が正解でそれぞれ1点ずつ）	年 月 日 曜日	0　1 0　1 0　1 0　1	
3	私たちが今いるところはどこですか？ （自発的に出れば2点，5秒おいて家ですか？病院ですか？施設ですか？の中から正しい選択をすれば1点）		0　1　2	
4	これから言う3つの言葉を言ってみてください．あとでまた聞きますのでよく覚えておいてください． （以下の系列のいずれか1つで，採用した系列に○印をつけておく） 1：a)桜　b)猫　c)電車　　　2：a)梅　b)犬　c)自動車		0　1 0　1 0　1	
5	100から7を順番に引いてください． （100－7は？，それからまた7を引くと？と質問する．最初の答えが不正解の場合，打ち切る）	(93) (86)	0　1 0　1	
6	私がこれから言う数字を逆から言ってください． （6-8-2, 3-5-2-9を逆に言ってもらう，3桁逆唱に失敗したら，打ち切る）	2-8-6 9-2-5-3	0　1 0　1	
7	先ほど覚えてもらった言葉をもう一度言ってみてください． （自発的に回答があれば各2点，もし回答がない場合以下のヒントを与え正解であれば1点） a)植物　b)動物　c)乗り物	a:　0　1　2 b:　0　1　2 c:　0　1　2		
8	これから5つの品物を見せます．それを隠しますので何があったか言ってください． （時計，鍵，タバコ，ペン，硬貨など必ず相互に無関係なもの）	0　1　2 3　4　5		
9	知っている野菜の名前をできるだけ多く言ってください． （答えた野菜の名前を右欄に記入する．途中で詰まり，約10秒間待っても出ない場合にはそこで打ち切る） 0～5＝0点，6＝1点，7＝2点，8＝3点 9＝4点，10＝5点	0　1　2 3　4　5 -------- --------		
		合計得点		

＊判定不能理由：
判定方法：HDS-R の最高得点は30点．20点以下を認知症，21点以上を非認知症としている．HDS-R による重症度分類は行わないが，各重症度群間に有意差が認められているので，平均得点を以下の通り参考として示す．
　　非認知症：24 ± 4　軽度：19 ± 5　中等度：15 ± 4　やや高度：11 ± 5　非常に高度：4 ± 3

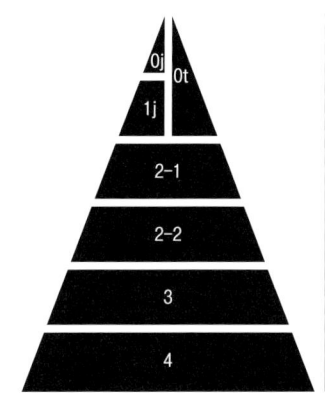

●付表25● 嚥下食プログラム

コード	0		1	2		3	4
	j	t	j	1	2	3	4
名称	嚥下訓練食品 0j	嚥下訓練食品 0t	嚥下調整食 1j	嚥下調整食 2-1	嚥下調整食 2-2	嚥下調整食 3	嚥下調整食 4
形態	均質で, 付着性・凝集性・かたさに配慮したゼリー離水が少なく, スライス状にすくうことが可能なもの	均質で, 付着性・凝集性, かたさに配慮したとろみ水(原則的には, 中間のとろみあるいは濃いとろみのどちらかが適している)	均質で, 付着性, 凝集性, かたさ, 離水に配慮したゼリー・プリン・ムース状のもの	ピューレ・ペースト・ミキサー食など, 均質でなめらかで, べたつかず, まとまりやすいものスプーンですくって食べることが可能なもの	ピューレ・ペースト・ミキサー食などで, べたつかず, まとまりやすいもので不均質なものも含むスプーンですくって食べることが可能なもの	形はあるが, 押しつぶしが容易, 食塊形成や移送が容易, 咽頭でばらけず嚥下しやすいように配慮されたもの多量の離水がない	かたさ・ばらけやすさ・貼りつきやすさなどのないもの箸やスプーンで切れるやわらかさ

日本摂食・嚥下リハビリテーション学会医療検討委員会：日本摂食・嚥下リハビリテーション学会嚥下調整食分類2013. 日本摂食嚥下リハビリテーション学会誌, **17**（3）, 255-267, 2013.

●付表26● 避難所における食事提供の評価・計画のための栄養の参照量

－エネルギー及び主な栄養素について－

目的	エネルギー・栄養素	1歳以上, 1人1日当たり
エネルギー摂取の過不足の回避	エネルギー	1800〜2200 kcal
栄養素の摂取不足の回避	たんぱく質	55 g 以上
	ビタミンB_1	0.9 mg 以上
	ビタミンB_2	1.0 mg 以上
	ビタミンC	80 mg 以上

※日本人の食事摂取基準（2010年版）で示されているエネルギー及び各栄養素の値をもとに, 平成17年国勢調査結果で得られた性・年齢階級別の人口構成を用いて加重平均により算出

－対象特性に応じて配慮が必要な栄養素について－

目的	栄養素	配慮事項
栄養素の摂取不足の回避	カルシウム	骨量が最も蓄積される思春期に十分な摂取量を確保する観点から, 特に6〜14歳においては, 600 mg/日を目安とし, 牛乳・乳製品, 豆類, 緑黄色野菜, 小魚など多様な食品の摂取に留意すること
	ビタミンA	欠乏による成長阻害や骨及び神経系の発達抑制を回避する観点から, 成長期の子ども, 特に1〜5歳においては, 300 μg RE/日を下回らないよう主菜や副菜（緑黄色野菜）の摂取に留意すること
	鉄	月経がある場合には, 十分な摂取に留意するとともに, 特に貧血の既往があるなど個別の配慮を要する場合は, 医師・管理栄養士等による専門的評価を受けること
生活習慣病の一次予防	ナトリウム（食塩）	高血圧の予防の観点から, 成人においては, 目標量（食塩相当量として, 男性9.0 g未満/日, 女性7.5 g未満/日）を参考に, 過剰摂取を避けること

検査項目		基準値	検査項目		基準値
血液学的検査	赤血球数（RBC）	男 410〜530（×10⁴/μL） 女 380〜480（×10⁴/μL）	血清・尿・酵素検査	AST（GOT）	10〜40（IU/L）
	白血球数（WBC）	4000〜8500（/μL）		ALT（GPT）	5〜45（IU/L）
	ヘモグロビン（Hb）	男 14〜18（g/dL） 女 12〜16（g/dL）		LDH（LD）	120〜240（IU/L）
				HBD	116〜275（IU/L）
	ヘマトクリット値（Ht）	男 39.0〜52.0（%） 女 35.0〜44.5（%）		アルカリホスファターゼ（ALP）	50〜350（IU/L）
				酸性ホスファターゼ	0.13〜0.63（IU/L）
	網状赤血球	5〜20（‰）		LAP	80〜160（IU/L）
	血小板数（Plt）	13〜30（×10⁴/μL）		γ-GTP	男 80（IU/L）以下，女 30（IU/L）以下
	赤血球沈降速度（ESR）	男 10（mm/時）以下 女 15（mm/時）以下		コリンエステラーゼ（ChE）	100〜240（IU/L）
				クレアチンキナーゼ（CK）	男 57〜197（IU/L） 女 32〜180（IU/L）
	末梢血白球百分比			アミラーゼ（血清）	8〜16（IU/L）
	桿状核好中球	3〜5（%）		リパーゼ	5〜55（IU/L）
	分葉核好中球	50〜70（%）		エラスターゼI	70〜430（ng/dL）
	好酸球	0.6〜8（%）		アミラーゼ（尿）	16〜32（IU/L）
	好塩基球	0〜15（%）	肝機能検査	胆汁酸	10（μmol/L）以下
	単球	3.6〜8.5（%）		総ビリルビン（T-Bil）	0.2〜1.2（mg/dL）
	リンパ球	18.9〜47.7（%）		直接ビリルビン	0.1〜0.4（mg/dL）
	出血時間	1〜3 分		関節ビリルビン	0.2〜0.7（mg/dL）
	全血凝固時間	5〜10 分		TTT	4（単位）以下
	部分トロンボプラスチン時間	60〜110（秒）		ZTT	4〜12（単位）
	血漿プロトロンビン時間	12〜15（秒）		アンモニア（NH₃）	30〜80（μg/dL）
	フィブリノーゲン	200〜300 mg/dL		BSP 試験	5（%）以下（45 分停滞率）
生化学検査	総たんぱく（TP）	6.5〜8.2（g/dL）		ICG 試験（インドシアニングリーン試験）	10（%）以下（15 分停滞率）
	アルブミン（ALB）	3.9〜4.9（g/dL）		総分岐鎖アミノ酸/チロシンモル比（BTR）	4.99〜9.45
	たんぱく分画（成人）				
	α₁-グロブリン	2〜4（%）	腎機能検査	濃縮試験	尿比重 1.022 以上（1.022〜1.032）
	α₂-グロブリン	5〜10（%）		希釈試験	尿比重 1.003 以下（1.001〜1.003）
	β-グロブリン	6〜11（%）		PSP 試験	15 分値 25〜50（%）
	γ-グロブリン	10〜21（%）		クレアチニンクリアランス（Ccr）	70〜130（mL/分）
	アルブミン/グロブリン比（A/G）	1.5〜2.3		GFR	90〜120（mL/分）
	レチノール結合たんぱく質（RBP）	2.4〜7.0（mg/dL）		NAG	8（IU/L）以下
	トランスサイレチン（プレアルブミン）	22〜40（mg/dL）		尿中アルブミン	10（mg/g・Cr）以下
	免疫グロブリン（成人）		内分泌検査	総サイロキシン〔T₄〕	6.1〜12.4（μg/dL）
	IgG	800〜1800（mg/dL）		トリヨードサイロニン〔T₃〕	0.8〜1.6（ng/mL）
	IgA	90〜450（mg/dL）		T₃ 摂取率	25〜35（%）
	IgM	男 33〜190, 女 46〜260（mg/dL）		甲状腺 ¹³¹I- 摂取率	15〜35（%）
	IgD	15（mg/dL）以下		甲状腺刺激ホルモン（TSH）	0.500〜5.00（μU/mL）
	IgE	0.01〜0.14（mg/dL）		インスリン	2.2〜12.4（μU/mL）
	尿素窒素（BUN）	8〜20（mg/dL）		C-ペプチド	0.8〜2.5（ng/dL）
	クレアチニン（Cr）	男 0.6〜1.0, 女 0.5〜0.8（mg/dL）		血中コルチゾール	3.8〜18.4（μg/dL）
	尿酸（UA）	男 3.5〜7.5, 女 2.5〜6.0（mg/dL）		17-OHCS（尿）	男 3.4〜12（mg/日） 女 2.2〜7.3（mg/日）
	FBS（空腹時血糖, グルコース）	70〜109（mg/dL）			
	フルクトサミン	205〜285（μmol/L）		17-KS（尿）	男 4.6〜18.0（mg/日） 女 2.4〜11.0（mg/日）
	グリコアルブミン	12.3〜16.9（%）			
	HbA1c（ヘモグロビン A1c）	4.3〜5.8（%）		副腎皮質刺激ホルモン（ACTH）	7.4〜55.7（pg/mL）
	総コレステロール（T-Cho）	120〜220（mg/dL）		成長ホルモン	成人 0.17 ng/mL 以下 小児 0.28〜1.64（ng/mL）
	中性脂肪（TG）	30〜150（mg/dL）			
	リン脂質	150〜280（mg/dL）	血清学的検査	ASO 価	333（Todd 単位）以下
	遊離脂肪酸（NEFA）	0.1〜0.85（mEq/L）		Waaler-Rose 反応	4 以下
	HDL コレステロール	男 40〜70, 女 45〜75（mg/dL）		RA テスト	陰性
	LDL コレステロール	70〜140（mg/dL）		CRP	0.6（mg/dL）以下
	ナトリウム（Na）	135〜147（mEq/L）		寒冷凝集反応	64 倍以下
	カリウム（K）	3.5〜5.0（mEq/L）		Paul-Bunnell 反応	112 倍以下
	クロール（Cl）	98〜108（mEq/L）		Widal 反応	腸チフス O 抗原 160 倍以下 腸チフス Vi 抗原 20 倍以下 パラチフス A, O 抗原 80 倍以下 パラチフス B, O 抗原 80 倍以下
	カルシウム（Ca）	8.7〜10.1（mg/dL）			
	無機リン（P）	2.5〜4.5（mg/dL）			
	マグネシウム（Mg）	1.7〜2.6（mg/dL）			
	銅（Cu）	68〜128（μg/dL）		梅毒血清反応	陰性
	亜鉛（Zn）	60〜120（μg/dL）		TPHA 試験	陰性
	鉄（Fe）	男 50〜200, 女 40〜180（μg/dL）		ETA-ABS 試験	陰性
	総鉄結合能（TIBC）	男 253〜365（μg/dL） 女 240〜410（μg/dL）	腫瘍マーカー	α-フェトプロテイン（AFP）	10.0（mg/mL）以下
				CET	2.5（ng/mL）以下
	不飽和鉄結合能（UIBC）	男 104〜259（μg/dL） 女 108〜325（μg/dL）		CA 19-9	37（IU/mL）以下
				PIVKA-II	40（mAU/mL）未満
	フェリチン	男 13〜301, 女 5〜78（mg/dL）		PSA	4.0（ng/mL）以下
	トランスフェリン（Tf）	190〜320（mg/dL）			

（注）＊DIC：播種性血管内凝固症候群

参考図書

第1章

1）西堀すき江編：よくわかる「栄養ケア・マネジメント」ハンドブック第3版，中央法規出版，2013.
2）厚生労働統計協会：図説 国民衛生の動向，特集－地域における医療・介護改革の推進－，2016.
3）日本在宅ケア学会監修・白澤政和ほか編：在宅ケア事典，中央法規出版，2007.
4）住居広士編集代表：介護福祉用語辞典，ミネルヴァ書房，2009.
5）佐藤信人：ケアプラン作成の基本的考え方，中央法規出版，2008.
6）日本社会福祉士会編：障害者ケアマネジメントのための社会資源開発，中央法規出版，2001.
7）辻 一郎監修・三菱総合研究所ヒューマンケア研究グループ編：実践事例で学ぶ介護予防ケアマネジメントガイドブック，中央法規出版，2007.
8）野中 猛・上原 久：ケア会議で学ぶケアマネジメントの本質，中央法規出版，2013.

第2章

1）佐々木敏監修：日本人の食事摂取基準（2025年版），第一出版，2025.
2）厚生労働省：「日本人の食事摂取基準（2025年版）」策定検討会報告書，2024.

第3章

1）WHO：Integrating Poverty and Gender into Health Programmes，2010.
2）渡邉早苗ほか：Nブックス応用栄養学概論〔第2版〕，建帛社，pp.1-7, 109-117, 2021.
3）稲山貴代ほか：ライフステージ栄養学，建帛社，pp.31-32, 109-117, 2021.
4）原田まつこほか：応用栄養学実習第4版 ライフステージ別の栄養管理，講談社，pp.11-29, 2021.
5）石川みどり：ライフコースを見据えた栄養の課題と解決の為の戦略とその枠組み，保健医療科学，**66**（6），612-619, 2017.
6）厚生労働省：「日本人の食事摂取基準（2025年版）」策定検討会報告書，2024.

第4章

1）佐々木敏監修：日本人の食事摂取基準（2025年版），第一出版，2025.
2）渡邉早苗ほか：思春期・妊娠期の疾患と栄養食事療法，pp.40-74, 建帛社，2009.
3）宗像信子：一品料理500選―治療食への展開―（第2版），医歯薬出版，2002.
4）藤木理代ほか：イラスト応用栄養学（第3版），東京教学社，2014.
5）日本糖尿病・妊娠学会編：妊婦の糖代謝以上診療・管理マニュアル（第3版），メジカルビュー社，2021.

第5章

1）渡辺早苗ほか：応用栄養学演習・実習（スタンダード人間栄養学），pp.30-35, 朝倉書店，2012.
2）佐々木敏監修：日本人の食事摂取基準（2025年版），第一出版，2025.
3）厚生労働省：授乳・離乳の支援ガイド，2019.
4）厚生労働省：妊娠前からはじめる妊産婦のための食生活指針，2021.
5）栢下 淳・上西一弘：栄養科学イラストレイテッド 応用栄養学改訂第2版，羊土社，pp75-93, 2020.

第6章

1）小さく生まれた赤ちゃんへの保健指導のあり方に関する調査 研究会：低出生体重児保健指導マニュアル，2019.
2）向井美惠編著：乳幼児の摂食指導，医歯薬出版，2000.
3）日本小児歯科学会：日本人小児における乳歯・永久歯の萌出時期

に関する調査研究，小児歯科学雑誌，**26**（1），1-18, 1988.
4）厚生労働省雇用均等・児童家庭局母子保健課：乳児用調製粉乳の安全な調乳，保存及び取扱に関するガイドラインについて，2009.
5）五十嵐隆監修：授乳・離乳の支援ガイド（2019年改定版）実践の手引き，母子衛生研究会，2019.
6）厚生労働省：乳幼児身体発育評価マニュアル，令和2年10月改訂.

第7章

1）Scammon, R.E.: The measurement of the body in childhood. In Harris, J.A. et al., Eds. *The Measurement of Man*, University of Minnesota Press, 1930.
2）佐々木敏監修：日本人の食事摂取基準（2025年版），第一出版，2025.
3）渡邉早苗ほか：応用栄養学 第3版（スタンダード人間栄養学），pp.56-63. 朝倉書店，2023.
4）渡邊令子ほか：健康・栄養科学シリーズ応用栄養学，pp.133-160. 南江堂，2023.
5）「食物アレルギーの栄養食事指導の手引き2022」検討委員会：食物アレルギーの栄養食事指導の手引き2022，pp.14-16, 2022.
6）厚生労働省 令和4年度子ども・子育て支援推進調査研究事業「児童福祉施設等における栄養管理や食事の提供の支援に関する調査研究」報告書，2022.

第8章

1）高石昌弘ほか：思春期身体発育パターンに関する研究第一報，男子の身体発育速度および体重発育速度について. 小児保健研究，**26**, 57-63, 1968.
2）高石昌弘ほか：思春期身体発育パターンに関する研究第二報，女子の身体発育速度および初潮年齢について. 小児保健研究，**26**, 280-285, 1969.
3）文部科学省：令和5年度学校保健統計調査，2024.
4）佐々木敏監修：日本人の食事摂取基準（2025年版），第一出版，2025.
5）文部科学省：学校給食摂取基準，2021.

第9章

1）日本小児内分泌学会：思春期発来後のホルモンの働き. 日本小児内分泌学会ウェブサイト.
2）文部科学省：令和4年度学校保健統計調査，2022.
3）農林水産省：令和4年度食育白書，2022.
4）飯田悠佳子：身体の発育と発達，日本アスレティックトレーニング学会誌，第4巻，第1号，3-10, 2018.
5）栗林千聡ほか：Eating Disorder Diagnostic Screen DSM-5 Version日本語版の作成およびDSM-5に基づく大学生の摂食障害の有病率推定. 心身医学，**61**, 354-363, 2021.

第10章

1）厚生労働省：令和元年度国民健康栄養調査，総論.
2）佐々木敏監修：日本人の食事摂取基準（2025年版），第一出版，2025.
3）厚生労働省：eヘルスネット.
4）厚生労働省：健康日本21（第三次）.
5）国立精神・神経医療研究センター 精神保健研究所：こころの情報サイト

第11章

1）厚生労働省：令和元年国民健康・栄養調査.
2）厚生労働省：令和5年国民健康・栄養調査.
3）厚生労働省：メタボリックシンドロームの診断基準，eヘルスネット.
4）厚生労働省：健康に配慮した飲酒に関するガイドライン.
5）渡邊早苗ほか編集：これからの応用栄養学演習・実習―栄養ケアプランと食事計画・供食―（スタンダート人間栄養学），朝倉書店，2012.

6）森　基子・玉川和子ほか著：応用栄養学—ライフステージからみた人間栄養学（第11版），医歯薬出版，2021.

7）竹中　優・土江節子編：応用栄養学—栄養マネジメント演習・実習（第5版），医歯薬出版，2023.

8）佐々木敏監修：日本人の食事摂取基準（2025年版），第一出版，2025.

9）日本栄養改善学会監修/塚原丘美ほか：第7巻臨床栄養学-Nutrition Care Processに沿った傷病者の栄養管理（管理栄養士養成のための栄養学教育モデル・コア・カリキュラム準拠），医歯薬出版，2022.

10）NPO法人腎臓サポート協会監修：患者さんいちおし『そらまめ通信』の腎臓病ごはん，女子栄養大学出版部，2017.

第12章

1）日本産科婦人科学会編：産科婦人科用語集・用語解説集（改定第4版），日本産科婦人科学会，2018.

2）佐々木敏監修：日本人の食事摂取基準（2025年版），第一出版，2025.

3）厚生労働省：「更年期症状・障害に関する意識調査」基本集計結果，2022.

4）小山嵩夫・麻生武志：更年期婦人における漢方治療：簡略化した更年期指数による評価，産婦人科漢方研究のあゆみ，9，30-34，1992.

5）厚生労働省：令和5年国民健康・栄養調査結果の概要，2024.

第13章

1）日本老年学会・日本老年医学会：「高齢者に関する定義検討ワーキンググループ」報告書．2017.

2）内閣府：令和5年版高齢社会白書．2022.

3）Cooper, R.M. *et al.*: The effect of age on taste sensitivity, *J. Gerontology*, **14**, 56-58, 1959.

4）厚生労働省：「日本人の食事摂取基準（2025年版）」策定検討会報告書．

5）厚生労働省：「健康づくりのための身体活動・運動ガイド2023」．

6）日本老年医学会：ADLの評価法．

7）日本摂食嚥下リハビリテーション学会：日本摂食・嚥下リハビリテーション学会嚥下調整食分類2021.

8）日本介護食品協議会：ユニバーサルデザインフードとは．

9）厚生労働省：介護予防マニュアル（改訂版平成24年3月）．

第14章

1）猪飼道夫：日本人の体力，p107，日本経済新聞社．

2）厚生労働省：健康づくりのための身体活動・運動ガイド2023，2023.

3）Burke, L.M. *et al.*：Carbohydrates for training and competition. *Journal of Sports Sciences*, **29**：S17-27, 2011.

4）Rodriguez, N.R. *et al.*：American College of Sports Medicine position stand. Nutrition and athletic performance. *Medicine & Science in Sports & Exercise*, **41**：709-731, 2009.

5）IOC Consensus Statement on Sports Nutrition 2010.

（食事のタイミングについて）

6）Arent, S.M. *et al.*：Nutrient Timing：A Garage Door of Opportunity? *Nutrients*, **12**（7），2020.

第15章

1）厚生労働省：避難所における食事提供に係る適切な栄養管理の実施について．

2）国立健康・栄養研究所・日本栄養士会：災害時の栄養・食生活支援マニュアル，2011.

3）厚生労働書：避難所における食事提供の計画・評価のために当面の目標とする栄養の参照量について，2011.

4）農林水産省：時短にも非常時にも！パッククッキング．

第16章

1）厚生労働省：令和3年度障害者総合福祉推進事業障害特性を踏まえた栄養ケア・マネージメントのあり方に関する調査研究：障害福祉サービスにおける栄養ケアマネジメントの実務の手引き，日本健康栄養システム学会，2022.

2）功刀　浩・阿部裕二：臨床に役立つ精神疾患の栄養食事指導，講談社，2021.

3）厚生労働省：政策レポート：「発達障害の理解のために」，2008.

4）文部科学省：特別支援学校の幼稚部及び高等部における学校給食実施基準（令和3年），2021.

5）高橋　智：発達障害を有する子どもの「食」の困難に関する実証的研究 —発達障害の本人・当事者のニーズ調査から—（平成25年度広域科学教科教育学研究経費研究成果報告書），2013.

6）Ranjan, S. and Nasser, J.A.: Nutritional status of individuals with autism spectrum disorders: Do we know enough?, *Advances in Nutrition*, **6**, 397-407, 2015.

索 引

編集者略歴

渡　邉　早　苗
1945年　東京都に生まれる
1971年　女子栄養大学大学院栄養学研究科修士課程修了
現　在　女子栄養大学名誉教授
　　　　医学博士

宮　崎　由　子
1950年　大阪府に生まれる
2005年　武庫川女子大学大学院文学研究科修士課程修了
　　　　前　龍谷大学農学部教授
　　　　博士（医学）

吉　野　陽　子
1964年　東京都に生まれる
2009年　早稲田大学大学院人間科学研究科博士後期課程単位取得退学
現　在　相模女子大学栄養科学部教授
　　　　博士（歯学）

天　本　理　恵
1976年　長崎県に生まれる
2000年　中村学園大学大学院栄養科学研究科修士課程修了
現　在　西南女学院大学保健福祉学部教授
　　　　博士（医学）

スタンダード人間栄養学

これからの応用栄養学演習・実習（第2版）
―栄養ケアプランと食事計画・供食―　　　　定価はカバーに表示

2012年　4月　1日　初　版第 1 刷
2023年　5月25日　　　 第13刷
2025年　4月　5日　第2版第 1 刷

編集者　渡　邉　早　苗
　　　　宮　崎　由　子
　　　　吉　野　陽　子
　　　　天　本　理　恵
発行者　朝　倉　誠　造
発行所　株式会社　朝　倉　書　店
　　　　東京都新宿区新小川町6-29
　　　　郵便番号　162-8707
　　　　電　話　03(3260)0141
　　　　F A X　03(3260)0180
　　　　https://www.asakura.co.jp

〈検印省略〉

教文堂・渡辺製本

© 2025〈無断複写・転載を禁ず〉

ISBN 978-4-254-61070-3　C 3077　　　　Printed in Japan

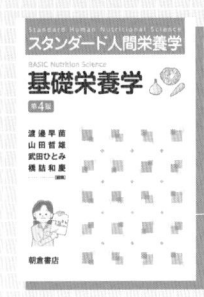

スタンダード人間栄養学 基礎栄養学（第4版）

渡邉 早苗・山田 哲雄・武田 ひとみ・橋詰 和慶 (編著)

B5判／144ページ　ISBN：978-4-254-61068-0　C3077　定価2,970円（本体2,700円＋税）

豊富な図表とともにわかりやすく解説する教科書。管理栄養士国家試験出題基準ガイドライン準拠。2色刷。〔内容〕栄養の概念／食物の摂取／栄養素の消化吸収と体内動態／エネルギー代謝／炭水化物の栄養／脂質の栄養／たんぱく質の栄養／ビタミンの栄養／ミネラルの栄養／水と電解質の栄養／栄養素の発見と推進。

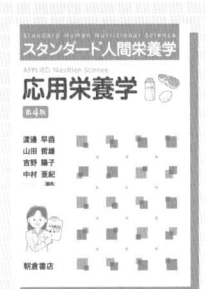

スタンダード人間栄養学 応用栄養学（第4版）

渡邉 早苗・山田 哲雄・吉野 陽子・中村 亜紀 (編)

B5判／152ページ　ISBN：978-4-254-61069-7　C3077　定価3,080円（本体2,800円＋税）

2色刷でイラストを多用しわかりやすさを重視し解説した，管理栄養士養成過程の必修科目テキスト．管理栄養士・栄養士養成のための栄養学教育モデル・コア・カリキュラムや管理栄養士国家試験出題基準（ガイドライン）に完全準拠し受験対策にも便宜を図った．様々なケースに対応できるよう専門家に必要お応用栄養学の知識を網羅．

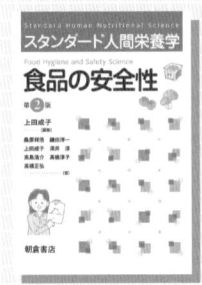

スタンダード人間栄養学 食品の安全性 (第2版)

上田 成子 (編) ／桑原 祥浩・鎌田 洋一・澤井 淳・高鳥 浩介・高橋 淳子・高橋 正弘 (著)

B5判／168ページ　ISBN：978-4-254-61063-5　C3077　定価2,640円（本体2,400円＋税）

食品の安全性に関する最新の情報を記載し，図表を多用して解説。管理栄養士国家試験ガイドライン準拠〔内容〕食品衛生と法規／食中毒／食品による感染症・寄生虫症／食品の変質／食品中の汚染物質／食品添加物／食品衛生管理／資料

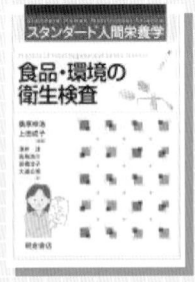

スタンダード人間栄養学 食品・環境の衛生検査

桑原 祥浩・上田 成子 (編著) ／澤井 淳・高鳥 浩介・高橋 淳子・大道 公秀 (著)

A4判／132ページ　ISBN：978-4-254-61055-0　C3077　定価2,750円（本体2,500円＋税）

食品衛生・環境衛生の実習書。管理栄養士課程の国試ガイドラインおよびモデル・コアカリキュラムに対応。〔内容〕微生物・細菌，食品衛生化学実験（分析，洗浄など），環境測定（水質試験，生体影響試験など）／付表（各種基準など）／他

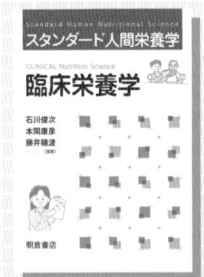

スタンダード人間栄養学 臨床栄養学

石川 俊次・本間 康彦・藤井 穂波 (編著)

B5判／200ページ　ISBN：978-4-254-61060-4　C3077　定価3,630円（本体3,300円＋税）

イラストを用い臨床栄養学の要点を解説した教科書。〔内容〕臨床栄養の概念／栄養アセスメント／栄養ケアの計画と実施／食事療法，栄養補給法／栄養教育／モニタリング，再評価／薬と栄養／疾患・病態別栄養ケア・マネジメント　2色刷り

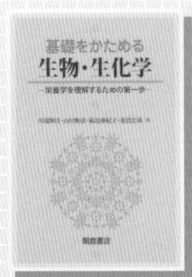

基礎をかためる 生物・生化学 ―栄養学を理解するための第一歩―

川端 輝江・山田 和彦・福島 亜紀子・菱沼 宏哉 (著)

B5判／112ページ　ISBN：978-4-254-60022-3　C3077　定価2,530円（本体2,300円＋税）

栄養学・看護学系の学生が生化学や各種栄養学を学習するにあたって，その理解に必要な生物学の基礎知識をまとめたテキスト。〔内容〕生物とは何か／生命の単位―細胞／細胞から個体へ／遺伝と変異／生化学反応と代謝／内部環境の調節

上記価格は2025年2月現在

日本人の食事摂取基準（2025 年版）

2025（令和7）年度から 2030（令和 12）年度までの 5 年間使用する「日本人の食事摂取基準（2025年版）」が公表された（座長：佐々木 敏 東京大学 名誉教授）．本冊子にその概要を記す．

【日本人の食事摂取基準とは】

・健康増進法（平成 14 年法律第 103 号）第 16 条の 2 に基づき，国民の健康の保持・増進を図るうえで摂取することが望ましいエネルギー及び栄養素の量の基準を厚生労働大臣が定めるもの．

・5 年ごとに改定する．

「日本人の食事摂取基準（2025 年版）」策定検討会報告書：厚生労働省
https://www.mhlw.go.jp/stf/newpage_44138.html（2024 年 11 月 15 日閲覧）

朝倉書店

日本人の食事摂取基準（2025 年版）　概要

1. 改定の趣旨

　健康増進法第 16 条の 2 に基づき厚生労働大臣が定めるものとして，国民の健康の保持・増進，生活習慣病の発症予防を目的として，食事によるエネルギー及び各栄養素の摂取量について示すものである．健康日本 21（第三次）の健康・栄養政策の動向を踏まえ，生活機能の維持・向上の観点から，生活習慣病に加えて新たに骨粗鬆症とエネル

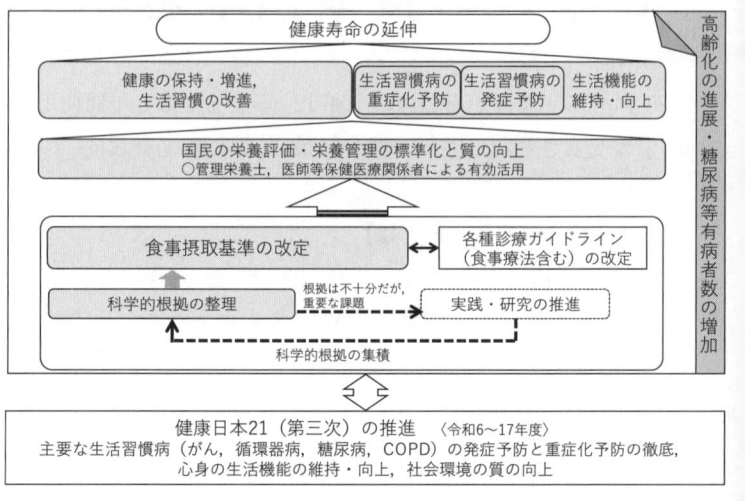

図 1　日本人の食事摂取基準（2025 年版）策定の方向性

ギー・栄養素との関連も整理された（図 1）．

2. 策定方針

　対象とする個人及び集団の範囲は，健康な個人及び健康な者を中心として構成されている集団．高齢者では自立した日常生活を営んでいる者，BMI が標準より著しく外れていない者とした．

　エネルギーの摂取量および消費量のバランスの維持を示す指標として体重の変化および BMI を用い，目標とする範囲を定めた（表 1，表 2）．

　栄養素の指標は推定平均必要量，推奨量，目安量，目標量及び耐容上限量で，3 つの目的からなる 5 つの指標で構成されている（図 2）．

　十分な科学的根拠がある栄養素については，上記の指標とは別に，生活習慣病の重症化予防及びフレイル予防を目的とした量を設定した．

　年齢区分は，5 つの区分に分類した（表 3）．

3. 策定した食事摂取基準（1 歳以上について基準を策定した栄養素と指標，表 4）

4. 指　標

1) **推定平均必要量**（EAR：estimatedaverage requirement）

　50% の人が必要量を満たす（同時に 50% に人が満たさない）と推定される量．

2) **推奨量**（RDA：recommended dietary allowance）

　推定平均必要量を補助する目的で設定．ほとんどの人（97〜98%）が充足している量．

　推奨量＝推定平均必要量×（1 ＋ 2 ×変動係数)＝推定平均必要量×推奨量算定係数

表 1　策定するエネルギーおよび栄養素

健康の保持・増進を図るうえで摂取することが望ましい	・エネルギー
欠乏が国民の健康の保持増進に影響を与えている栄養素	・たんぱく質 ・*n*-6 系脂肪酸/*n*-3 系脂肪酸 ・炭水化物/食物繊維 ・ビタミン A/ビタミン D/ビタミン E/ビタミン K/ビタミン B_1/ビタミン B_2/ナイアシン/ビタミン B_6/ビタミン B_{12}/葉酸/パントテン酸/ビオチン/ビタミン C ・カリウム/カルシウム/マグネシウム/リン/鉄/亜鉛/銅/マンガン/ヨウ素/セレン / クロム/モリブデン
過剰摂取が健康の保持増進に影響を与えている栄養素	・脂質/飽和脂肪酸/コレステロール ・糖類（単糖類又は二糖類で，糖アルコールでないものに限る） ・ナトリウム

表 2　目標とする BMI の範囲（18 歳以上）[1,2]

年齢（歳）	目標とする BMI（kg/m^2）
18～49	18.5～24.9
50～64	20.0～24.9
65～74[3]	21.5～24.9
75 歳以上 [3]	21.5～24.9

1　男女共通，あくまでも参考として使用すべきである．
2　上限は総死亡率の低減に加え，主な生活習慣病の有病率，医療費，高齢者および労働者の身体機能低下との関連を考慮して定めた．
3　総死亡率をできるだけ低く抑えるためには下限は 20.0 から 21.0 付近となるが，その他考慮すべき健康障害等を勘案して 21.5 とした．

＜目的＞	＜指標＞
摂取不足の回避	推定平均必要量，推奨量 ＊これらを推定できない場合の代替指標：目安量
過剰摂取による健康障害の回避	耐容上限量
生活習慣病の<u>発症予防</u>	目標量

※　十分な科学的根拠がある栄養素については，上記の指標とは別に，生活習慣病の重症化予防及びフレイル予防を目的とした量を設定

図 2　栄養素の指標の目的と種類

表 3　年齢区分

乳児	0～5 ヶ月，6～11 ヶ月 ＊エネルギーとたんぱく質の区分は，0～5 ヶ月，6～8 ヶ月，9～11 ヶ月
小児	1～2 歳，3～5 歳，6～7 歳，8～9 歳，10～11 歳，12～14 歳，15～17 歳
成人	18～29 歳，30～49 歳，50～64 歳
高齢者	65～74 歳，75 歳以上
その他	妊婦，　授乳婦

3）目安量（AI：adequate intake）

一定の栄養状態を維持するのに十分な量であり，目安量以上を摂取している場合は不足のリスクはほとんどない．推定平均必要量と推奨量が設定できない場合に設定する．栄養素の不足状態を示す者がほとんど存在しない集団で，日本人の代表的な栄養素摂取量の分布が得られる場合は，その中央値とする．

4）耐容上限量（UL：tolerable upper intake level）

これを超えて摂取すると，過剰摂取によって生じる潜在的な健康障害のリスクが高まると考えられる量．

5）目標量（DG：tentative dietary goal for preventing life-style related diseases）

生活習慣病の発症予防のために現在の日本人が当面の目標とすべき摂取量」として設定する．

5．参照体位

参照する体位（身長・体重）は，性および年齢に応じ，日本人として平均的な体位をもった人を想

表4　基準を策定した栄養素と指標[1]（1歳以上）

栄養素			推定平均必要量（EAR）	推奨量（RDA）	目安量（AI）	耐容上限量（UL）	目標量（DG）
たんぱく質[2]			○b	○b	—	—	○[3]
脂質	脂質		—	—	—	—	○[3]
	飽和脂肪酸[4]		—	—	—	—	○[3]
	n-6系脂肪酸		—	—	○	—	—
	n-3系脂肪酸		—	—	○	—	—
	コレステロール[5]		—	—	—	—	—
炭水化物	炭水化物		—	—	—	—	○[3]
	食物繊維		—	—	—	—	○
	糖類		—	—	—	—	—
エネルギー産生栄養素バランス[2]			—	—	—	—	○[3]
ビタミン	脂溶性	ビタミンA	○a	○a	—	○	—
		ビタミンD[2]	—	—	○	○	—
		ビタミンE	—	—	○	○	—
		ビタミンK	—	—	○	—	—
	水溶性	ビタミンB₁	○b	○b	—	—	—
		ビタミンB₂	○c	○c	—	—	—
		ナイアシン	○a	○a	—	○	—
		ビタミンB₆	○b	○b	—	○	—
		ビタミンB₁₂	—	—	○	—	—
		葉酸	○a	○a	—	○[7]	—
		パントテン酸	—	—	○	—	—
		ビオチン	—	—	○	—	—
		ビタミンC	○b	○b	—	—	—
ミネラル	多量	ナトリウム[6]	○a	—	—	—	○
		カリウム	—	—	○	—	○
		カルシウム	○b	○b	—	○	—
		マグネシウム	○b	○b	—	○[7]	—
		リン	—	—	○	○	—
	微量	鉄	○b	○b	—	○	—
		亜鉛	○b	○b	—	○	—
		銅	○b	○b	—	○	—
		マンガン	—	—	○	○	—
		ヨウ素	○b	○b	—	○	—
		セレン	○a	○a	—	○	—
		クロム	—	—	○	○	—
		モリブデン	○b	○b	—	○	—

1　一部の年齢区分についてのみ設定した場合も含む.
2　フレイル予防を図る上での留意事項を表の脚注として記載.
3　総エネルギー摂取量に占めるべき割合（％エネルギー）.
4　脂質異常症の重症化予防を目的としたコレステロールの量と，トランス脂肪酸の摂取に関する参考情報を表の脚注として記載.
5　脂質異常症の重症化予防を目的とした量を飽和脂肪酸の表の脚注に記載.
6　高血圧及び慢性腎臓病（CKD）の重症化予防を目的とした量を表の脚注として記載.
7　通常の食品以外の食品からの摂取について定めた.
a　集団内の半数の者に不足又は欠乏の症状が現れ得る摂取量をもって推定平均必要量とした栄養素.
b　集団内の半数の者で体内量が維持される摂取量をもって推定平均必要量とした栄養素.
c　集団内の半数の者で体内量が飽和している摂取量をもって推定平均必要量とした栄養素.

定し，健全な発育ならびに健康の保持・増進，生活習慣病の予防を考えるうえでの身長・体重を参照体位として示した（表5）.

6. 摂取源と摂取期間

　食事として経口摂取される通常の食品に含まれるエネルギーと栄養素を対象とする．耐容上限量については健康食品やサプリメント由来のエネルギーと栄養素を含むものとする．摂取期間は，習慣的

表5　参照体位（参照身長，参照体重）[1]

性別	男性		女性[2]	
年齢等	参照身長 (cm)	参照体重 (kg)	参照身長 (cm)	参照体重 (kg)
0〜5（月）	61.5	6.3	60.1	5.9
6〜11（月）	71.6	8.8	70.2	8.1
6〜8（月）	69.8	8.4	68.3	7.8
9〜11（月）	73.2	9.1	71.9	8.4
1〜2（歳）	85.8	11.5	84.6	11.0
3〜5（歳）	103.6	16.5	103.2	16.1
6〜7（歳）	119.5	22.2	118.3	21.9
8〜9（歳）	130.4	28.0	130.4	27.4
10〜11（歳）	142.0	35.6	144.0	36.3
12〜14（歳）	160.5	49.0	155.1	47.5
15〜17（歳）	170.1	59.7	157.7	51.9
18〜29（歳）	172.0	63.0	158.0	51.0
30〜49（歳）	171.8	70.0	158.5	53.3
50〜64（歳）	169.7	69.1	156.4	54.0
65〜74（歳）	165.3	64.4	152.2	52.6
75以上（歳）	162.0	61.0	148.3	49.3
18以上（歳）[3]	（男女計）参照身長 161.0cm，参照体重 58.6kg			

1　10〜17歳は，日本小児内分泌学会・日本成長学会合同標準値委員会による小児の体格評価に用いる身長，体重の標準値を基に，年齢区分に応じて，当該月齢及び年齢区分の中央時点における中央値を引用した．ただし，公表数値が年齢区分と合致しない場合は，同様の方法で算出した値を用いた．18歳以上は，平成30・令和元年国民健康・栄養調査の2か年における当該の性及び年齢区分における身長・体重の中央値を用いた．
2　妊婦，授乳婦を除く．
3　18歳以上成人，男女合わせた参照身長及び参照体重として，平成30・令和元年の2か年分の人口推計を用い，「地域ブロック・性・年齢階級別人口÷地域ブロック・性・年齢階級別 国民健康・栄養調査解析対象者数」で重み付けをして，地域ブロック・性・年齢区分を調整した身長・体重の中央値を算出した．

（ほぼ1カ月間）な摂取量の基準を与えるもので，「1日当たり」を単位として表現しており短期間（例えば1日間）の食事の基準ではない．

7．活用に関する基本的事項

　健康な個人または集団を対象として，健康の保持・増進，生活習慣病の発症予防および重症化予防のための食事改善に，食事摂取基準を活用する場合は，PDCAサイクルに基づく活用を基本とする（図3）．食事摂取状況のアセスメントにより，エネルギー・栄養素の摂取量が適切であるか否かを評価する．食事評価に基づき，食事改善計画の立案，食事改善を実施し，それらの検証を行う．検証を行う際には，食事評価を行う．検証結果を踏まえ，計画や実施の内容を改善する．

1）食事摂取状況のアセスメントの方法と留意点

　エネルギーおよび各栄養素の摂取状況を評価するためには，食事調査に

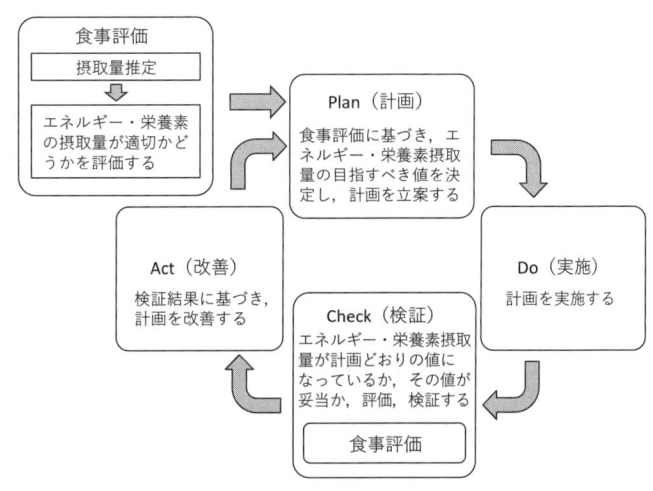

図3　食事摂取基準の活用とPDCAサイクル

よって得られる摂取量と食事摂取基準の各指標で示されている値を比較することによって行うことができる．食事調査からエネルギーおよび各栄養素の摂取量を推定する際には，食品成分表を用いて栄養価計算を行う．

食事摂取状況に関する調査方法には，陰膳法，食事記録法，24 時間食事思い出し法，食物摂取頻度法，食事歴法，生体指標の活用などがある．食事調査を行う場合は，その目的や状況に合わせて適宜選択する必要がある．

2) 個人・集団の食事改善を目的とした活用

個人の食事改善では，対象とする個人の特性（性別，年齢，身体活動レベル，その他の主要な生活環境や生活習慣）を十分に把握しておくことが重要となる．目的に応じて臨床症状や臨床検査のデータを利用する．

集団の食事改善では，BMI が目標とする範囲内に留まっている者の割合を増やすことを目的として計画を立てる．そのための食行動・食生活や身体活動に関する改善目標の設定やそのモニタリング，改善のための効果的な各種事業の企画・実施等，公衆栄養計画の企画や実施，検証も併せて行う．

3) 対象特性

妊婦では，妊娠期の体たんぱく質蓄積量は，体カリウム増加量より間接的に算定できるが，妊娠中の体重増加量により変化することを考慮に入れる必要がある．

乳児では，健康な乳児が摂取する母乳の質と量は乳児の栄養状態にとって望ましいものと考えられている．幼児および小児の体格は経時的に変化するため，エネルギー摂取量の過不足のアセスメントは，成長曲線（身体発育曲線）を用いて成長の経過を縦断的に観察する．

高齢者では，加齢に伴う生理的，社会的および経済的問題が高齢者の栄養状態に影響を与えている．高齢者の健康リスクは，健康寿命の延伸の観点から対策が求められる．

4) 生活習慣病とエネルギー・栄養素，生活機能の維持・向上に係る疾患

日本人の食習慣は，生活習慣病との関連が深く，発症予防と重症化予防が重要であると考えられている．食事摂取基準では，対象となる疾病として，高血圧，脂質異常症，糖尿病，慢性腎臓病（chronic kidney disease：CKD），さらに生活機能の維持・向上に係る疾患等に骨粗鬆症を挙げている．これら 5 つの疾病については，エネルギー・栄養素摂取量の策定ではなく，当該における生活習慣病等とエネルギー・栄養素との関連の定性的および俯瞰的な正しい理解をすることを目的にしている．

8. 推定エネルギー必要量（kcal/日）

算出の式は以下である．

成人：　基礎代謝基準値/kg 体重×参照体重×身体活動レベル基準値

乳児：　エネルギー消費量＋エネルギー蓄積量

小児：　基礎代謝基準値/kg 体重×参照体重×身体活動レベル基準値＋エネルギー蓄積量

妊婦：　妊娠前の推定エネルギー必要量＋妊婦のエネルギー付加量

授乳婦：妊娠前の推定エネルギー必要量＋授乳婦のエネルギー付加量

日本人の食事摂取基準（2025 年版）

身体活動レベル（カテゴリー）別にみた活動内容と活動時間の代表例

身体活動レベル（カテゴリー）	低い	ふつう	高い
身体活動レベル基準値[1]	1.50	1.75	2.00
	（1.40〜1.60）	（1.60〜1.90）	（1.90〜2.20）
日常生活の内容[2]	生活の大部分が座位で，静的な活動が中心の場合	座位中心の仕事だが，職場内での移動や立位での作業・接客等，通勤・買い物での歩行，家事，軽いスポーツ，のいずれかを含む場合	移動や立位の多い仕事への従事者，あるいは，スポーツ等余暇における活発な運動習慣を持っている場合
中程度の強度（3.0〜5.9 メッツ）の身体活動の 1 日当たりの合計時間（時間/日）[3]	1.65	2.06	2.53
仕事での 1 日当たりの合計歩行時間（時間/日）[3]	0.25	0.54	1.00

1　代表値．（ ）内はおよその範囲．
2　Su et al. 2019, Huang et al. 2015 を参考に，身体活動レベルに及ぼす仕事時間中の労作の影響が大きいことを考慮して作成．
3　Inoue et al. 2009 による．

成長を伴う組織増加分のエネルギー

性別	男性				女性			
			組織増加分				組織増加分	
年齢等	(A) 参照体重 (kg)	(B) 体重増加量 (kg/ 年)	(C) エネルギー密度 (kcal/g)	(D) エネルギー蓄積量 (kcal/日)	(A) 参照体重 (kg)	(B) 体重増加量 (kg/ 年)	(C) エネルギー密度 (kcal/g)	(D) エネルギー蓄積量 (kcal/日)
0〜5 （月）	6.3	9.4	4.4	115	5.9	8.4	5.0	115
6〜8 （月）	8.4	4.2	1.5	15	7.8	3.7	1.8	20
9〜11 （月）	9.1	2.7	2.7	20	8.4	2.4	2.3	15
1〜2 （歳）	11.5	2.1	3.5	20	11.0	2.2	2.4	15
3〜5 （歳）	16.5	2.1	1.5	10	16.1	2.2	2.0	10
6〜7 （歳）	22.2	2.6	2.1	15	21.9	2.5	2.8	20
8〜9 （歳）	28.0	3.4	2.5	25	27.4	3.6	3.2	30
10〜11 （歳）	35.6	4.6	3.0	40	36.3	4.5	2.6	30
12〜14 （歳）	49.0	4.5	1.5	20	47.5	3.0	3.0	25
15〜17 （歳）	59.7	2.0	1.9	10	51.9	0.7	4.7	10

体重増加量（B）は，比例配分的な考え方により，参照体重（A）から以下のようにして計算した．
　例：9〜11 か月の女児における体重増加量（kg/ 年）
　　X＝〔（9〜11 か月（10.5 か月時）の参照体重）−（6〜8 か月（7.5 か月時）の参照体重）〕/〔0.875（歳）−0.625（歳）〕
　　　＋〔（1〜2 歳の参照体重）−（9〜11 か月の参照体重）〕/〔2（歳）−0.875（歳）〕
体重増加量 ＝ X /2 ＝〔（8.4−7.8）/0.25 ＋（11.0−8.4）/1.125〕/2 ≒2.4
組織増加分のエネルギー密度（C）は，アメリカ・カナダの食事摂取基準 80）より計算．
組織増加分のエネルギー蓄積量（D）は，組織増加量（B）と組織増加分のエネルギー密度（C）の積として求めた．
　例：9〜11 か月の女児における組織増加分のエネルギー（kcal/日）＝〔（2.4（kg/年）×1,000/365 日）〕×2.3（kcal/g）＝14.8≒15

基礎代謝量基準値

性別	男性			女性		
年齢（歳）	図 9 における観察値から推定した体重 1 kg 当たりの基礎代謝量 (A) (kcal/kg 体重/日)	参照体重 (B) (kg)	参照体重の場合の基礎代謝量基準値 (A)×(B) (kcal/日)	図 9 における観察値から推定した体重 1 kg 当たりの基礎代謝量 (A) (kcal/kg 体重/日)	参照体重 (B) (kg)	参照体重の場合の基礎代謝量基準値 (A)×(B) (kcal/日)
1〜2	61.0	11.5	700	59.7	11.0	660
3〜5	54.8	16.5	900	52.2	16.1	840
6〜7	44.3	22.2	980	41.9	21.9	920
8〜9	40.8	28.0	1,140	38.3	27.4	1,050
10〜11	37.4	35.6	1,330	34.8	36.3	1,260
12〜14	31.0	49.0	1,520	29.6	47.5	1,410
15〜17	27.0	59.7	1,610	25.3	51.9	1,310
18〜29	23.7	63.0	1,490	22.1	51.0	1,130
30〜49	22.5	70.0	1,570	21.9	53.3	1,170
50〜64	21.8	69.1	1,510	20.7	54.0	1,120
65〜74	21.6	64.4	1,390	20.7	52.6	1,090
75 以上	21.5	61.0	1,310	20.7	49.3	1,020

性別	男性			女性		
身体活動レベル[1]	低い	ふつう	高い	低い	ふつう	高い
1〜2（歳）	—	82.4	—	—	80.6	—
3〜5（歳）	—	79.5	—	—	75.7	—
6〜7（歳）	59.8	68.7	77.5	56.6	64.9	73.3
8〜9（歳）	57.1	65.3	73.4	53.6	61.3	68.9
10〜11（歳）	54.2	61.7	69.2	50.5	57.4	64.4
12〜14（歳）	46.5	52.7	58.9	44.4	50.3	56.2
15〜17（歳）	41.9	47.3	52.7	39.2	44.3	49.3
18〜29（歳）	35.6	41.5	47.4	33.2	38.7	44.2
30〜49（歳）	33.8	39.4	45.0	32.9	38.3	43.8
50〜64（歳）	32.7	38.2	43.6	31.1	36.2	41.4
65〜74（歳）	32.4	36.7	41.0	31.1	35.2	39.3
75 以上（歳）[2]	30.1	36.6	—	29.0	35.2	—

1　身体活動レベルは，「低い」，「ふつう」，「高い」の 3 つのカテゴリーとした．
2　「ふつう」は自立している者，「低い」は自宅にいてほとんど外出しない者に相当する．「低い」は高齢者施設で自立に近い状態で過ごしている者にも適用できる値である．
注：理論的には，参照体重よりも体重が少ない個人または集団では推定エネルギー必要量はこれよりも多く，参照体重よりも体重が多い個人または集団ではこれよりも少ないことに注意すること．

参考表 2　推定エネルギー必要量（kcal/日）

性別	男性			女性		
身体活動レベル[1]	低い	ふつう	高い	低い	ふつう	高い
0〜5（月）	—	550	—	—	500	—
6〜8（月）	—	650	—	—	600	—
9〜11（月）	—	700	—	—	650	—
1〜2（歳）	—	950	—	—	900	—
3〜5（歳）	—	1,300	—	—	1,250	—
6〜7（歳）	1,350	1,550	1,750	1,250	1,450	1,650
8〜9（歳）	1,600	1,850	2,100	1,500	1,700	1,900
10〜11（歳）	1,950	2,250	2,500	1,850	2,100	2,350
12〜14（歳）	2,300	2,600	2,900	2,150	2,400	2,700
15〜17（歳）	2,500	2,850	3,150	2,050	2,300	2,550
18〜29（歳）	2,250	2,600	3,000	1,700	1,950	2,250
30〜49（歳）	2,350	2,750	3,150	1,750	2,050	2,350
50〜64（歳）	2,250	2,650	3,000	1,700	1,950	2,250
65〜74（歳）	2,100	2,350	2,650	1,650	1,850	2,050
75 以上（歳）[2]	1,850	2,250	—	1,450	1,750	—
妊婦（付加量）[3]　初期					+50	
中期					+250	
後期					+450	
授乳婦（付加量）					+350	

1　身体活動レベルは，「低い」，「ふつう」，「高い」の 3 つのカテゴリーとした．
2　「ふつう」は自立している者，「低い」は自宅にいてほとんど外出しない者に相当する．「低い」は高齢者施設で自立に近い状態で過ごしている者にも適用できる値である．
3　妊婦個々の体格や妊娠中の体重増加量及び胎児の発育状況の評価を行うことが必要である．
注 1：活用に当たっては，食事評価，体重及び BMI の把握を行い，エネルギーの過不足は体重の変化又は BMI を用いて評価すること．
注 2：身体活動レベルが「低い」に該当する場合，少ないエネルギー消費量に見合った少ないエネルギー摂取量を維持することになるため，健康の保持・増進の観点からは，身体活動量を増加させる必要がある．

たんぱく質の食事摂取基準（推定平均必要量，推奨量，目安量：g/日，目標量：%エネルギー）

性別	男性				女性			
年齢等	推定平均必要量	推奨量	目安量	目標量 [1]	推定平均必要量	推奨量	目安量	目標量 [1]
0～5（月）	—	—	10	—	—	—	10	—
6～8（月）	—	—	15	—	—	—	15	—
9～11（月）	—	—	25	—	—	—	25	—
1～2（歳）	15	20	—	13～20	15	20	—	13～20
3～5（歳）	20	25	—	13～20	20	25	—	13～20
6～7（歳）	25	30	—	13～20	25	30	—	13～20
8～9（歳）	30	40	—	13～20	30	40	—	13～20
10～11（歳）	40	45	—	13～20	40	50	—	13～20
12～14（歳）	50	60	—	13～20	45	55	—	13～20
15～17（歳）	50	65	—	13～20	45	55	—	13～20
18～29（歳）	50	65	—	13～20	40	50	—	13～20
30～49（歳）	50	65	—	13～20	40	50	—	13～20
50～64（歳）	50	65	—	14～20	40	50	—	14～20
65～74（歳）[2]	50	60	—	15～20	40	50	—	15～20
75以上（歳）[2]	50	60	—	15～20	40	50	—	15～20
妊婦（付加量）初期					+0	+0	—	—[3]
中期					+5	+5	—	—[3]
後期					+20	+25	—	—[4]
授乳婦（付加量）					+15	+20	—	—[4]

1 範囲に関しては，おおむねの値を示したものであり，弾力的に運用すること．
2 65歳以上の高齢者について，フレイル予防を目的とした量を定めることは難しいが，身長・体重が参照体位に比べて小さい者や，特に75歳以上であって加齢に伴い身体活動量が大きく低下した者など，必要エネルギー摂取量が低い者では，下限が推奨量を下回る場合があり得る．この場合でも，下限は推奨量以上とすることが望ましい．
3 妊婦（初期・中期）の目標量は13～20%エネルギーとした．
4 妊婦（後期）及び授乳婦の目標量は15～20%エネルギーとした．

脂質，飽和脂肪酸，n-6系脂肪酸，n-3系脂肪酸の食事摂取基準

年齢等	脂質（%エネルギー）				飽和脂肪酸（%エネルギー）[2,3]		n-6系脂肪酸（g/日）		n-3系脂肪酸（g/日）	
	男性		女性		男性	女性	男性	女性	男性	女性
	目安量	目標量 [1]	目安量	目標量 [1]	目標量	目標量	目安量	目安量	目安量	目安量
0～5（月）	50	—	50	—	—	—	4	4	0.9	0.9
6～11（月）	40	—	40	—	—	—	4	4	0.8	0.8
1～2（歳）	—	20～30	—	20～30	—	—	4	4	0.7	0.7
3～5（歳）	—	20～30	—	20～30	10以下	10以下	6	6	1.2	1.0
6～7（歳）	—	20～30	—	20～30	10以下	10以下	8	7	1.4	1.2
8～9（歳）	—	20～30	—	20～30	10以下	10以下	8	8	1.5	1.4
10～11（歳）	—	20～30	—	20～30	10以下	10以下	9	9	1.7	1.7
12～14（歳）	—	20～30	—	20～30	10以下	10以下	11	11	2.2	1.7
15～17（歳）	—	20～30	—	20～30	9以下	9以下	13	11	2.2	1.7
18～29（歳）	—	20～30	—	20～30	7以下	7以下	12	9	2.2	1.7
30～49（歳）	—	20～30	—	20～30	7以下	7以下	11	9	2.2	1.9
50～64（歳）	—	20～30	—	20～30	7以下	7以下	11	9	2.3	1.9
65～74（歳）	—	20～30	—	20～30	7以下	7以下	10	9	2.3	2.0
以上（歳）	—	20～30	—	20～30	7以下	7以下	9	8	2.3	2.0
妊婦			—	20～30		7以下		9		1.7
授乳婦			—	20～30		7以下		9		1.7

1 範囲に関しては，おおむねの値を示したものである．
2 飽和脂肪酸と同じく，脂質異常症及び循環器疾患に関与する栄養素としてコレステロールがある．コレステロールに目標量は設定しないが，これは許容される摂取量に上限が存在しないことを保証するものではない．また，脂質異常症の重症化予防の目的からは，200mg/日未満に留めることが望ましい．
3 飽和脂肪酸と同じく，冠動脈疾患に関与する栄養素としてトランス脂肪酸がある．日本人の大多数は，トランス脂肪酸に関する世界保健機関（WHO）の目標（1%エネルギー未満）を下回っており，トランス脂肪酸の摂取による健康への影響は，飽和脂肪酸の摂取によるものと比べて小さいと考えられる．ただし，脂質に偏った食事をしている者では，留意する必要がある．トランス脂肪酸は人体にとって不可欠な栄養素ではなく，健康の保持・増進を図る上で積極的な摂取は勧められないことから，その摂取量は1%エネルギー未満に留めることが望ましく，1%エネルギー未満でもできるだけ低く留めることが望ましい．

炭水化物，食物繊維の食事摂取基準

性別	炭水化物（%エネルギー）		食物繊維（g/日）	
	男性	女性	男性	女性
年齢等	目標量[1,2]	目標量[1,2]	目標量	目標量
0～5（月）	―	―	―	―
6～11（月）	―	―	―	―
1～2（歳）	50～65	50～65	―	―
3～5（歳）	50～65	50～65	8以上	8以上
6～7（歳）	50～65	50～65	10以上	9以上
8～9（歳）	50～65	50～65	11以上	11以上
10～11（歳）	50～65	50～65	13以上	13以上
12～14（歳）	50～65	50～65	17以上	16以上
15～17（歳）	50～65	50～65	19以上	18以上
18～29（歳）	50～65	50～65	20以上	18以上
30～49（歳）	50～65	50～65	22以上	18以上
50～64（歳）	50～65	50～65	22以上	18以上
65～74（歳）	50～65	50～65	21以上	18以上
75以上（歳）	50～65	50～65	20以上	17以上
妊婦		50～65		18以上
授乳婦		50～65		18以上

1 範囲に関しては，おおむねの値を示したものである．
2 エネルギー計算上，アルコールを含む．ただし，アルコールの摂取を勧めるものではない．

エネルギー産生栄養素バランス（%エネルギー）

性別	男性				女性			
	目標量[1,2]				目標量[1,2]			
年齢等	たんぱく質[3]	脂質[4]		炭水化物[5,6]	たんぱく質[3]	脂質[4]		炭水化物[5,6]
		脂質	飽和脂肪酸			脂質	飽和脂肪酸	
0～11（月）	―	―	―	―	―	―	―	―
1～2（歳）	13～20	20～30	―	50～65	13～20	20～30	―	50～65
3～5（歳）	13～20	20～30	10以下	50～65	13～20	20～30	10以下	50～65
6～7（歳）	13～20	20～30	10以下	50～65	13～20	20～30	10以下	50～65
8～9（歳）	13～20	20～30	10以下	50～65	13～20	20～30	10以下	50～65
10～11（歳）	13～20	20～30	10以下	50～65	13～20	20～30	10以下	50～65
12～14（歳）	13～20	20～30	10以下	50～65	13～20	20～30	10以下	50～65
15～17（歳）	13～20	20～30	9以下	50～65	13～20	20～30	9以下	50～65
18～29（歳）	13～20	20～30	7以下	50～65	13～20	20～30	7以下	50～65
30～49（歳）	13～20	20～30	7以下	50～65	13～20	20～30	7以下	50～65
50～64（歳）	14～20	20～30	7以下	50～65	14～20	20～30	7以下	50～65
65～74（歳）	15～20	20～30	7以下	50～65	15～20	20～30	7以下	50～65
75以上（歳）	15～20	20～30	7以下	50～65	15～20	20～30	7以下	50～65
妊婦　初期					13～20			
中期					13～20	20～30	7以下	50～65
後期					15～20			
授乳婦					15～20			

1 必要なエネルギー量を確保した上でのバランスとすること．
2 範囲に関しては，おおむねの値を示したものであり，弾力的に運用すること．
3 65歳以上の高齢者について，フレイル予防を目的とした量を定めることは難しいが，身長・体重が参照体位に比べて小さい者や，特に75歳以上であって加齢に伴い身体活動量が大きく低下した者など，必要エネルギー摂取量が低い者では，下限が推奨量を下回る場合があり得る．この場合でも，下限は推奨量以上とすることが望ましい．
4 脂質については，その構成成分である飽和脂肪酸など，質への配慮を十分に行う必要がある．
5 アルコールを含む．ただし，アルコールの摂取を勧めるものではない．
6 食物繊維の目標量を十分に注意すること．

ビタミン A の食事摂取基準（μgRAE/日）[1]

性別	男性				女性			
年齢等	推定平均必要量[2]	推奨量[2]	目安量[3]	耐容上限量[3]	推定平均必要量[2]	推奨量[2]	目安量[3]	耐容上限量[3]
0〜5（月）	—	—	300	600	—	—	300	600
6〜11（月）	—	—	400	600	—	—	400	600
1〜2（歳）	300	400	—	600	250	350	—	600
3〜5（歳）	350	500	—	700	350	500	—	700
6〜7（歳）	350	500	—	950	350	500	—	950
8〜9（歳）	350	500	—	1200	350	500	—	1200
10〜11（歳）	450	600	—	1500	400	600	—	1500
12〜14（歳）	550	800	—	2100	500	700	—	2100
15〜17（歳）	650	900	—	2600	500	650	—	2600
18〜29（歳）	600	850	—	2700	450	650	—	2700
30〜49（歳）	650	900	—	2700	500	700	—	2700
50〜64（歳）	650	900	—	2700	500	700	—	2700
65〜74（歳）	600	850	—	2700	500	700	—	2700
75 以上（歳）	550	800	—	2700	450	650	—	2700
妊婦（付加量）								
（初期）					+0	+0	—	—
（中期）					+0	+0	—	—
（後期）					+60	+80	—	—
授乳婦（付加量）					+300	+450	—	—

1 レチノール活性当量（μgRAE）＝レチノール（μg）＋β-カロテン（μg）×1/12＋α-カロテン（μg）×
 1/24＋β-クリプトキサンチン（μg）×1/24＋その他のプロビタミン A カロテノイド（μg）×1/24
2 プロビタミン A カロテノイドを含む.
3 プロビタミン A カロテノイドを含まない. カロテノイドを含む.

ビタミン D，E，K の食事摂取基準

| 性別 | ビタミン D（μg/日）[1] | | | | ビタミン E（mg/日）[2] | | | | ビタミン K（μg/日） | |
| | 男性 | | 女性 | | 男性 | | 女性 | | 男性 | 女性 |
年齢等	目安量	耐容上限量	目安量	耐容上限量	目安量	耐容上限量	目安量	耐容上限量	目安量	目安量
0〜5（月）	5.0	25	5.0	25	3.0	—	3.0	—	4	4
6〜11（月）	5.0	25	5.0	25	4.0	—	4.0	—	7	7
1〜2（歳）	3.5	25	3.5	25	3.0	150	3.0	150	50	60
3〜5（歳）	4.5	30	4.5	30	4.0	200	4.0	200	60	70
6〜7（歳）	5.5	40	5.5	40	4.5	300	4.0	300	80	90
8〜9（歳）	6.5	40	6.5	40	5.0	350	5.0	350	90	110
10〜11（歳）	8.0	60	8.0	60	5.0	450	5.5	450	110	130
12〜14（歳）	9.0	80	9.0	80	6.5	650	6.0	600	140	150
15〜17（歳）	9.0	90	9.0	90	7.0	750	6.0	650	150	150
18〜29（歳）	9.0	100	9.0	100	6.5	800	5.0	650	150	150
30〜49（歳）	9.0	100	9.0	100	6.5	800	6.0	700	150	150
50〜64（歳）	9.0	100	9.0	100	6.5	800	6.0	700	150	150
65〜74（歳）	9.0	100	9.0	100	7.5	800	7.0	700	150	150
75 以上（歳）	9.0	100	9.0	100	7.0	800	6.0	650	150	150
妊婦			9.0	—			5.5	—		150
授乳婦			9.0	—			5.5	—		150

1 日照により皮膚でビタミン D が産生されることを踏まえ，フレイル予防を図る者はもとより，全年齢区分を通じて，日常生活
において可能な範囲内での適度な日光浴を心掛けるとともに，ビタミン D の摂取については，日照時間を考慮に入れることが重要
である.
2 α-トコフェロールについて算定した. α-トコフェロール以外のビタミン E は含んでいない.

ビタミン B₁，B₂ の食事摂取基準

	ビタミン B$_1$ (mg/日) [1,2]						ビタミン B$_2$ (mg/日) [2,3]					
性別	男性			女性			男性			女性		
年齢等	推定平均必要量	推奨量	目安量	推定平均必要量	推奨量	目安量	推定平均必要量	推奨量	目安量	推定平均必要量	推奨量	目安量
0〜5（月）	—	—	0.1	—	—	0.1	—	—	0.3	—	—	0.3
6〜11（月）	—	—	0.2	—	—	0.2	—	—	0.4	—	—	0.4
1〜2（歳）	0.3	0.4	—	0.3	0.4	—	0.5	0.6	—	0.5	0.5	—
3〜5（歳）	0.4	0.5	—	0.4	0.5	—	0.7	0.8	—	0.6	0.8	—
6〜7（歳）	0.5	0.7	—	0.4	0.6	—	0.8	0.9	—	0.7	0.9	—
8〜9（歳）	0.6	0.8	—	0.5	0.7	—	0.9	1.1	—	0.9	1.0	—
10〜11（歳）	0.7	0.9	—	0.6	0.9	—	1.1	1.4	—	1.1	1.3	—
12〜14（歳）	0.8	1.1	—	0.7	1.0	—	1.3	1.6	—	1.2	1.4	—
15〜17（歳）	0.9	1.2	—	0.7	1.0	—	1.4	1.7	—	1.2	1.4	—
18〜29（歳）	0.8	1.1	—	0.6	0.8	—	1.3	1.6	—	1.0	1.2	—
30〜49（歳）	0.8	1.2	—	0.6	0.9	—	1.4	1.7	—	1.0	1.2	—
50〜64（歳）	0.8	1.1	—	0.6	0.8	—	1.3	1.6	—	1.0	1.2	—
65〜74（歳）	0.7	1.0	—	0.6	0.8	—	1.2	1.4	—	0.9	1.1	—
75 以上（歳）	0.7	1.0	—	0.5	0.7	—	1.1	1.4	—	0.9	1.1	—
妊婦（付加量）				0.1	0.2	—				+0.2	+0.3	—
授乳婦（付加量）				0.2	0.2	—				+0.5	+0.6	—

1 チアミン塩化物塩酸塩（分子量＝337.3）相当量として示した．
2 身体活動レベル「ふつう」の推定エネルギー必要量を用いて算定した．
3 特記事項：推定平均必要量は，ビタミン B2 の欠乏症である口唇炎，口角炎，舌炎などの皮膚炎を予防するに足る最小量からではなく，尿中にビタミン B2 の排泄量が増大し始める摂取量（体内飽和量）から算定．

ナイアシン，ビタミン B6 の食事摂取基準

	ナイアシン（mgNE/日）[1,2]								ビタミン B6（mg/日）[5]							
性別	男性				女性				男性				女性			
年齢等	推定平均必要量	推奨量	目安量	耐容上限量 [3]	推定平均必要量	推奨量	目安量	耐容上限量 [3]	推定平均必要量	推奨量	目安量	耐容上限量 [6]	推定平均必要量	推奨量	目安量	耐容上限量 [6]
0〜5（月）[4]	—	—	2	—	—	—	2	—	—	—	0.2	—	—	—	0.2	—
6〜11（月）	—	—	3	—	—	—	3	—	—	—	0.3	—	—	—	0.3	—
1〜2（歳）	5	6	—	60(15)	4	5	—	60(15)	0.4	0.5	—	10	0.4	0.5	—	10
3〜5（歳）	6	8	—	80(20)	6	7	—	80(20)	0.5	0.6	—	15	0.5	0.6	—	15
6〜7（歳）	7	9	—	100(30)	7	8	—	100(30)	0.6	0.7	—	20	0.6	0.7	—	20
8〜9（歳）	9	11	—	150(35)	8	10	—	150(35)	0.8	0.9	—	25	0.8	0.9	—	25
10〜11（歳）	11	13	—	200(45)	10	12	—	200(45)	0.9	1.0	—	30	1.0	1.2	—	30
12〜14（歳）	12	15	—	250(60)	12	14	—	250(60)	1.2	1.4	—	40	1.1	1.3	—	40
15〜17（歳）	14	16	—	300(70)	11	13	—	250(65)	1.2	1.5	—	50	1.1	1.3	—	45
18〜29（歳）	13	15	—	300(80)	9	11	—	250(65)	1.2	1.5	—	55	1.0	1.2	—	45
30〜49（歳）	13	16	—	350(85)	10	12	—	250(65)	1.2	1.5	—	60	1.0	1.2	—	45
50〜64（歳）	13	15	—	350(85)	9	11	—	250(65)	1.2	1.5	—	60	1.0	1.2	—	45
65〜74（歳）	11	14	—	300(80)	9	11	—	250(65)	1.2	1.4	—	55	1.0	1.2	—	45
75 以上（歳）	11	13	—	300(75)	8	10	—	250(60)	1.2	1.4	—	50	1.0	1.2	—	40
妊婦（付加量）					+0	+0	—	—					+0.2	+0.2	—	—
授乳婦（付加量）					+3	+3	—	—					+0.3	+0.3	—	—

1 ナイアシン当量（NE）＝ナイアシン＋1/60 トリプトファンで示した．
2 身体活動レベル「ふつう」の推定エネルギー必要量を用いて算定した．
3 ニコチンアミドの重量（mg/日），（ ）内はニコチン酸の重量（mg/日）．
4 単位は mg/日．
5 たんぱく質の推奨量を用いて算定した（妊婦・授乳婦の付加量は除く）．
6 ピリドキシン（分子量＝169.2）相当量として示した．

ビタミン B₁₂，葉酸の食事摂取基準

性別	ビタミン B₁₂（μg/日）[1]		葉酸（μg/日）[2]							
	男性	女性	男性				女性			
年齢等	目安量	目安量	推定平均必要量	推奨量	目安量	耐容上限量[3]	推定平均必要量	推奨量	目安量	耐容上限量[3]
0〜5（月）	0.4	0.4	—	—	40	—	—	—	40	—
6〜11（月）	0.9	0.9	—	—	70	—	—	—	70	—
1〜2（歳）	1.5	1.5	70	90	—	200	70	90	—	200
3〜5（歳）	1.5	1.5	80	100	—	300	80	100	—	300
6〜7（歳）	2.0	2.0	110	130	—	400	110	130	—	400
8〜9（歳）	2.5	2.5	130	150	—	500	130	150	—	500
10〜11（歳）	3.0	3.0	150	180	—	700	150	180	—	700
12〜14（歳）	4.0	4.0	190	230	—	900	190	230	—	900
15〜17（歳）	4.0	4.0	200	240	—	900	200	240	—	900
18〜29（歳）	4.0	4.0	200	240	—	900	200	240	—	900
30〜49（歳）	4.0	4.0	200	240	—	1,000	200	240	—	1000
50〜64（歳）	4.0	4.0	200	240	—	1,000	200	240	—	1000
65〜74（歳）	4.0	4.0	200	240	—	900	200	240	—	900
75 以上（歳）	4.0	4.0	200	240	—	900	200	240	—	900
妊婦[4]　初期		4.0					+0（付加量）	+0（付加量）	—	—
中期・後期		4.0					+200（付加量）	+240（付加量）	—	—
授乳婦		4.0					+80（付加量）	+100（付加量）	—	—

1 シアノコバラミン（分子量＝1,355.4）相当量として示した．
2 葉酸（プテロイルモノグルタミン酸，分子量＝441.4）相当量として示した．
3 通常の食品以外の食品に含まれる葉酸に適用する．
4 妊娠を計画している女性，妊娠の可能性がある女性及び妊娠初期の妊婦は，胎児の神経管閉鎖障害のリスク低減のために，通常の食品以外の食品に含まれる葉酸を 400μg/日摂取することが望まれる．

パントテン酸，ビオチン，ビタミン C の食事摂取基準

性別	パントテン酸（mg/日）		ビオチン（μg/日）		ビタミン C（mg/日）[1]					
	男性	女性	男性	女性	男性			女性		
年齢等	目安量	目安量	目安量	目安量	推定平均必要量	推奨量	目安量	推定平均必要量	推奨量	目安量
0〜5（月）	4	4	4	4	—	—	40	—	—	40
6〜11（月）	3	3	10	10	—	—	40	—	—	40
1〜2（歳）	3	3	20	20	30	35	—	30	35	—
3〜5（歳）	4	4	20	20	35	40	—	35	40	—
6〜7（歳）	5	5	30	30	40	50	—	40	50	—
8〜9（歳）	6	6	30	30	50	60	—	50	60	—
10〜11（歳）	6	6	40	40	60	70	—	60	70	—
12〜14（歳）	7	6	50	50	75	90	—	75	90	—
15〜17（歳）	7	6	50	50	80	100	—	80	100	—
18〜29（歳）	6	5	50	50	80	100	—	80	100	—
30〜49（歳）	6	5	50	50	80	100	—	80	100	—
50〜64（歳）	6	5	50	50	80	100	—	80	100	—
65〜74（歳）	6	5	50	50	80	100	—	80	100	—
75 以上（歳）	6	5	50	50	80	100	—	80	100	—
妊婦（付加量）		5		50				+10	+10	—
授乳婦（付加量）		6		50				+40	+45	—

1 L-アスコルビン酸（分子量＝176.1）相当量として示した．
特記事項：推定平均必要量は，ビタミン C の欠乏症である壊血病を予防するに足る最小量からではなく，良好なビタミン C の栄養状態の確実な維持の観点から算定．

ナトリウム，カリウムの食事摂取基準

性別	ナトリウム（mg/日，（ ）は食塩相当量 [g/日]）[1]						カリウム（mg/日）			
	男性			女性			男性		女性	
年齢等	推定平均必要量	目安量	目標量	推定平均必要量	目安量	目標量	目安量	目標量	目安量	目標量
0～5（月）	—	100 (0.3)	—	—	100 (0.3)	—	400	—	400	—
6～11（月）	—	600 (1.5)	—	—	600 (1.5)	—	700	—	700	—
1～2（歳）	—	—	(3.0 未満)	—	—	(2.5 未満)	—	—	—	—
3～5（歳）	—	—	(3.5 未満)	—	—	(3.5 未満)	1100	1600 以上	1000	1400 以上
6～7（歳）	—	—	(4.5 未満)	—	—	(4.5 未満)	1300	1800 以上	1200	1600 以上
8～9（歳）	—	—	(5.0 未満)	—	—	(5.0 未満)	1600	2000 以上	1400	1800 以上
10～11（歳）	—	—	(6.0 未満)	—	—	(6.0 未満)	1900	2200 以上	1800	2000 以上
12～14（歳）	—	—	(7.0 未満)	—	—	(6.5 未満)	2400	2600 以上	2200	2400 以上
15～17（歳）	—	—	(7.5 未満)	—	—	(6.5 未満)	2800	3000 以上	2000	2600 以上
18～29（歳）	600 (1.5)	—	(7.5 未満)	600 (1.5)	—	(6.5 未満)	2500	3000 以上	2000	2600 以上
30～49（歳）	600 (1.5)	—	(7.5 未満)	600 (1.5)	—	(6.5 未満)	2500	3000 以上	2000	2600 以上
50～64（歳）	600 (1.5)	—	(7.5 未満)	600 (1.5)	—	(6.5 未満)	2500	3000 以上	2000	2600 以上
65～74（歳）	600 (1.5)	—	(7.5 未満)	600 (1.5)	—	(6.5 未満)	2500	3000 以上	2000	2600 以上
75 以上（歳）	600 (1.5)	—	(7.5 未満)	600 (1.5)	—	(6.5 未満)	2500	3000 以上	2000	2600 以上
妊婦				600 (1.5)	—	(6.5 未満)			2000	2600 以上
授乳婦				600 (1.5)	—	(6.5 未満)			2000	2600 以上

1 高血圧及び慢性腎臓病（CKD）の重症化予防のための食塩相当量の量は，男女とも 6.0g/日未満とした．

カルシウム，マグネシウムの食事摂取基準

性別	カルシウム（mg/日）								マグネシウム（mg/日）							
	男性				女性				男性				女性			
年齢等	推定平均必要量	推奨量	目安量	耐容上限量	推定平均必要量	推奨量	目安量	耐容上限量	推定平均必要量	推奨量	目安量	耐容上限量[1]	推定平均必要量	推奨量	目安量	耐容上限量[1]
0～5（月）	—	—	200	—	—	—	200	—	—	—	20	—	—	—	20	—
6～11（月）	—	—	250	—	—	—	250	—	—	—	60	—	—	—	60	—
1～2（歳）	350	450	—	—	350	400	—	—	60	70	—	—	60	70	—	—
3～5（歳）	500	600	—	—	450	550	—	—	80	100	—	—	80	100	—	—
6～7（歳）	500	600	—	—	450	550	—	—	110	130	—	—	110	130	—	—
8～9（歳）	550	650	—	—	600	750	—	—	140	170	—	—	140	160	—	—
10～11（歳）	600	700	—	—	600	750	—	—	180	210	—	—	180	220	—	—
12～14（歳）	850	1,000	—	—	700	800	—	—	250	290	—	—	240	290	—	—
15～17（歳）	650	800	—	—	550	650	—	—	300	360	—	—	260	310	—	—
18～29（歳）	650	800	—	2,500	550	650	—	2,500	280	340	—	—	230	280	—	—
30～49（歳）	650	750	—	2,500	550	650	—	2,500	320	380	—	—	240	290	—	—
50～64（歳）	600	750	—	2,500	550	650	—	2,500	310	370	—	—	240	290	—	—
65～74（歳）	600	750	—	2,500	550	650	—	2,500	290	350	—	—	240	280	—	—
75 以上（歳）	600	750	—	2,500	500	600	—	2,500	270	330	—	—	220	270	—	—
妊婦（付加量）					+0	+0	—	—					+30	+40	—	—
授乳婦（付加量）					+0	+0	—	—					+0	+0	—	—

1 通常の食品以外からの摂取量の耐容上限量は，成人の場合 350mg/日，小児では 5mg/kg 体重/日とした．それ以外の通常の食品からの摂取の場合，耐容上限量は設定しない．

リン，鉄の食事摂取基準

性別	リン（mg/日） 男性 目安量	耐容上限量	女性 目安量	耐容上限量	鉄（mg/日） 男性 推定平均必要量	推奨量	耐容上限量	女性 月経なし 推定平均必要量	推奨量	月経あり 推定平均必要量	推奨量	目安量	耐容上限量
0〜5（月）	120	—	120	—	—	—	0.5	—	—	—	—	0.5	—
6〜11（月）	260	—	260	—	3.5	4.5	—	3.0	4.5	—	—	—	—
1〜2（歳）	600	—	500	—	3.0	4.0	—	3.0	4.0	—	—	—	—
3〜5（歳）	700	—	700	—	3.5	5.0	—	3.5	5.0	—	—	—	—
6〜7（歳）	900	—	800	—	4.5	6.0	—	4.5	6.0	—	—	—	—
8〜9（歳）	1,000	—	900	—	5.5	7.5	—	6.0	8.0	—	—	—	—
10〜11（歳）	1,100	—	1,000	—	6.5	9.5	—	6.5	9.0	8.5	12.5	—	—
12〜14（歳）	1,200	—	1,100	—	7.5	9.0	—	6.5	8.0	9.0	12.5	—	—
15〜17（歳）	1,200	—	1,000	—	7.5	9.0	—	5.5	6.5	7.5	11.0	—	—
18〜29（歳）	1,000	3,000	800	3,000	5.5	7.0	—	5.0	6.0	7.0	10.0	—	—
30〜49（歳）	1,000	3,000	800	3,000	6.0	7.5	—	5.0	6.0	7.5	10.5	—	—
50〜64（歳）	1,000	3,000	800	3,000	6.0	7.0	—	5.0	6.0	7.5	10.5	—	—
65〜74（歳）	1,000	3,000	800	3,000	5.5	7.0	—	5.0	6.0	—	—	—	—
75 以上（歳）	1,000	3,000	800	3,000	5.5	6.5	—	4.5	5.5	—	—	—	—
妊婦　　初期			800	—				+2.0（付加量）	+2.5（付加量）	—	—	—	—
中期・後期			800	—				+7.0（付加量）	+8.5（付加量）	—	—	—	—
授乳婦			800	—				+1.5（付加量）	+2.0（付加量）	—	—	—	—

亜鉛，銅の食事摂取基準

性別	亜鉛（mg/日） 男性 推定平均必要量	推奨量	目安量	耐容上限量	女性 推定平均必要量	推奨量	目安量	耐容上限量	銅（mg/日） 男性 推定平均必要量	推奨量	目安量	耐容上限量	女性 推定平均必要量	推奨量	目安量	耐容上限量
0〜5（月）	—	—	1.5	—	—	—	1.5	—	—	—	0.3	—	—	—	0.3	—
6〜11（月）	—	—	2.0	—	—	—	2.0	—	—	—	0.4	—	—	—	0.4	—
1〜2（歳）	2.5	3.5	—	—	2.0	3.0	—	—	0.3	0.3	—	—	0.2	0.3	—	—
3〜5（歳）	3.0	4.0	—	—	2.5	3.5	—	—	0.3	0.4	—	—	0.3	0.3	—	—
6〜7（歳）	3.5	5.0	—	—	3.0	4.5	—	—	0.4	0.4	—	—	0.4	0.4	—	—
8〜9（歳）	4.0	5.5	—	—	4.0	5.5	—	—	0.4	0.5	—	—	0.4	0.5	—	—
10〜11（歳）	5.5	8.0	—	—	5.5	7.5	—	—	0.5	0.6	—	—	0.5	0.6	—	—
12〜14（歳）	7.0	8.5	—	—	6.5	8.5	—	—	0.7	0.8	—	—	0.6	0.8	—	—
15〜17（歳）	8.5	10.0	—	—	6.0	8.0	—	—	0.8	0.9	—	—	0.6	0.7	—	—
18〜29（歳）	7.5	9.0	—	40	6.0	7.5	—	35	0.7	0.8	—	7	0.6	0.7	—	7
30〜49（歳）	8.0	9.5	—	45	6.5	8.0	—	35	0.8	0.9	—	7	0.6	0.7	—	7
50〜64（歳）	8.0	9.5	—	45	6.5	8.0	—	35	0.7	0.9	—	7	0.6	0.7	—	7
65〜74（歳）	7.5	9.0	—	45	6.5	7.5	—	35	0.7	0.8	—	7	0.6	0.7	—	7
75 以上（歳）	7.5	9.0	—	40	6.0	7.0	—	35	0.7	0.8	—	7	0.6	0.7	—	7
妊婦（付加量）初期					+0.0	+0.0	—	—					+0.1	+0.1		
中期・後期					+2.0	+2.0	—	—					+0.1	+0.1	—	—
授乳婦（付加量）					+2.5	+3.0	—	—					+0.5	+0.6	—	—

ヨウ素，セレンの食事摂取基準

| 性別 | ヨウ素（μg/日） | | | | | | | | セレン（μg/日） | | | | | | | |
| | 男性 | | | | 女性 | | | | 男性 | | | | 女性 | | | |
年齢等	推定平均必要量	推奨量	目安量	耐容上限量	推定平均必要量	推奨量	目安量	耐容上限量	推定平均必要量	推奨量	目安量	耐容上限量	推定平均必要量	推奨量	目安量	耐容上限量
0〜5（月）	—	—	100	250	—	—	100	250	—	—	15	—	—	—	15	—
6〜11（月）	—	—	130	350	—	—	130	350	—	—	15	—	—	—	15	—
1〜2（歳）	35	50	—	600	35	50	—	600	10	10	—	100	10	10	—	100
3〜5（歳）	40	60	—	900	40	60	—	900	10	15	—	100	10	10	—	100
6〜7（歳）	55	75	—	1,200	55	75	—	1,200	15	15	—	150	15	15	—	150
8〜9（歳）	65	90	—	1,500	65	90	—	1,500	15	20	—	200	15	20	—	200
10〜11（歳）	75	110	—	2,000	75	110	—	2,000	20	25	—	250	20	25	—	250
12〜14（歳）	100	140	—	2,500	100	140	—	2,500	25	30	—	350	25	30	—	300
15〜17（歳）	100	140	—	3,000	100	140	—	3,000	30	35	—	400	20	25	—	350
18〜29（歳）	100	140	—	3,000	100	140	—	3,000	25	30	—	400	20	25	—	350
30〜49（歳）	100	140	—	3,000	100	140	—	3,000	25	35	—	450	20	25	—	350
50〜64（歳）	100	140	—	3,000	100	140	—	3,000	25	30	—	450	20	25	—	350
65〜74（歳）	100	140	—	3,000	100	140	—	3,000	25	30	—	450	20	25	—	350
75以上（歳）	100	140	—	3,000	100	140	—	3,000	25	30	—	400	20	25	—	350
妊婦（付加量）					+75	+110	—	—[1]					+5	+5	—	—
授乳婦（付加量）					+100	+140	—	—[1]					+15	+20	—	—

1 妊婦及び授乳婦の耐容上限量は，2,000μg/日とした．

マンガン，クロム，モリブデンの食事摂取基準

| 性別 | マンガン（mg/日） | | | | クロム（μg/日） | | | | モリブデン（μg/日） | | | | | | | |
| | 男性 | | 女性 | | 男性 | | 女性 | | 男性 | | | | 女性 | | | |
年齢等	目安量	耐容上限量	目安量	耐容上限量	目安量	耐容上限量	目安量	耐容上限量	推定平均必要量	推奨量	目安量	耐容上限量	推定平均必要量	推奨量	目安量	耐容上限量
0〜5（月）	0.01	—	0.01	—	0.8	—	0.8	—	—	—	2.5	—	—	—	2.5	—
6〜11（月）	0.5	—	0.5	—	1.0	—	1.0	—	—	—	3.0	—	—	—	3.0	—
1〜2（歳）	1.5	—	1.5	—	—	—	—	—	10	10	—	—	10	10	—	—
3〜5（歳）	2.0	—	2.0	—	—	—	—	—	10	10	—	—	10	10	—	—
6〜7（歳）	2.0	—	2.0	—	—	—	—	—	10	15	—	—	10	15	—	—
8〜9（歳）	2.5	—	2.5	—	—	—	—	—	15	20	—	—	15	15	—	—
10〜11（歳）	3.0	—	3.0	—	—	—	—	—	15	20	—	—	15	20	—	—
12〜14（歳）	3.5	—	3.0	—	—	—	—	—	20	25	—	—	20	25	—	—
15〜17（歳）	3.5	—	3.0	—	—	—	—	—	25	30	—	—	20	25	—	—
18〜29（歳）	3.5	11	3.0	11	10	500	10	500	20	30	—	600	20	25	—	500
30〜49（歳）	3.5	11	3.0	11	10	500	10	500	25	30	—	600	20	25	—	500
50〜64（歳）	3.5	11	3.0	11	10	500	10	500	25	30	—	600	20	25	—	500
65〜74（歳）	3.5	11	3.0	11	10	500	10	500	20	30	—	600	20	25	—	500
75以上（歳）	3.5	11	3.0	11	10	500	10	500	20	25	—	600	20	25	—	500
妊婦			3.0	—			10	—					+0	+0	—	—
授乳婦			3.0	—			10	—					+2.5	+3.5	—	—